周術期の全身管理

すごく役立つ

Gakken

監修者・執筆者一覧 [敬称略・掲載項目順]

監修
道又元裕	国際医療福祉大学成田病院 看護部長

編集
濱本実也	公立陶生病院　集中ケア認定看護師
露木菜緒	国際医療福祉大学成田病院　集中ケア認定看護師

執筆

術前・術後管理

山口 円	学校法人兵庫医科大学 医療人育成研修センター　手術看護認定看護師
濱本実也	（前掲）
畑 貴美子	公益社団法人地域医療振興協会 横須賀市立うわまち病院 集中治療室主任看護師　集中ケア認定看護師
菅 広信	秋田大学医学部附属病院 集中治療室　集中ケア認定看護師
片山雪子	日本海総合病院 ICU 看護師長　集中ケア認定看護師
片山美樹	弘前大学医学部附属病院 集中治療部　集中ケア認定看護師
露木菜緒	（前掲）
平敷好史	地方独立行政法人 那覇市立病院 集中治療室 主任　集中ケア認定看護師
西村祐枝	川崎医療福祉大学 医療福祉学部 保健看護学科 講師　集中ケア認定看護師/急性・重症患者看護専門看護師
石井はるみ	山口大学医学部付属病院 副看護師長　集中ケア認定看護師
普天間 誠	地方独立行政法人 那覇市立病院 集中治療室 主任　集中ケア認定看護師
荒木田真子	東京女子医科大学病院　手術看護認定看護師
前田 浩	公益財団法人日本心臓血圧研究振興会附属 榊原記念病院 手術室師長　手術看護認定看護師
高山優美	杏林大学医学部付属病院 手術部　手術看護認定看護師
小島和明	名古屋大学医学部附属病院　手術看護認定看護師
飯塚真理子	富山大学附属病院　手術看護認定看護師
石田恵充佳	武蔵野赤十字病院 救命救急センター ICU　集中ケア認定看護師
上北真理	旭川医科大学病院 9階東ナースステーション 副看護師長　集中ケア認定看護師
十文字英雄	市立函館病院 3階南病棟 ICU　集中ケア認定看護師
山口真由美	愛知県がんセンター中央病院　集中ケア認定看護師
福田昌子	岡崎市民病院 救命救急センター　集中ケア認定看護師
東間弘美	群馬大学医学部附属病院 集中治療部　集中ケア認定看護師
佐藤慎哉	富山大学附属病院 集中治療部　集中ケア認定看護師
石川敏江	杏林大学医学部付属病院 SICU/SHCU病棟 主任補佐　感染管理認定看護師
庭山由香	杏林大学医学部付属病院 看護部 師長補佐　皮膚・排泄ケア認定看護師
鎮目祐子	総合病院土浦協同病院 EICU　集中ケア認定看護師
佐々木謙一	岩手県立中央病院　集中ケア認定看護師
丹波光子	杏林大学医学部付属病院　皮膚・排泄ケア認定看護師

尿管理

外間美和子	沖縄県立南部医療センター・こども医療センター ICU/CCU　集中ケア認定看護師	
小田利恵	医療法人愛心会 東宝塚さとう病院 ICU 臨床教育担当師長　集中ケア認定看護師	
成田寛治	上尾中央総合病院 集中治療看護科　集中ケア認定看護師	
桑原勇治	福井大学医学部附属病院 集中治療部 看護師長　集中ケア認定看護師	

便管理

柴 優子	筑波大学附属病院 ICU　集中ケア認定看護師
杉原博子	岐阜大学医学部附属病院 高度救命救急センター 看護師長　集中ケア認定看護師
戸塚美愛子	藤枝市立総合病院　感染管理認定看護師
清水孝宏	那覇市立病院　集中ケア認定看護師
志村知子	日本医科大学付属病院 看護部　急性・重症患者看護専門看護師　皮膚・排泄ケア認定看護師

体温管理

露木菜緒	（前掲）
勝 博史	東京都立小児総合医療センター 担当科長　集中ケア認定看護師
植木伸之介	東京都立多摩総合医療センター HCU主任　集中ケア認定看護師
新井朋子	東京都立小児総合医療センター PICU主任　集中ケア認定看護師
道又元裕	（前掲）

●本書は，『月刊ナーシング』2016年11月号（Vol.36 No.13，通巻478号）p.4～109「特集 今聞きたい 術前・術後ケアQ&A」，2015年3月号（Vol.35 No.3，通巻454号）p.59～73「特集 重症患者の尿管理」，2016年3月号（Vol.36 No.3，通巻468号）p.8～32「特集 いま，下痢の管理を再考する！」，2017年9月号（Vol.37 No.10，通巻489号）p.51～93「特集 今はこうする 体温管理のベスト・プラクティス」を再録・再編したものです。

編集担当：向井直人，早川恵里奈　　表紙デザイン：野村里香　　本文デザイン・DTP：児島明美
本文イラスト：坂木浩子，山内和朗，くどうのぞみ，渡辺富一郎，日本グラフィックス

はじめに

　周術期(perioperative period)または周手術期管理とは，術前，術中，術後という3段階を示す．具体的には手術を受ける患者が，入院前，入院，麻酔，手術，その後の回復までの一連のプロセスを通じて，安全に外科的医療を受けることを可能とすることを意味しています．医療を提供する側においては，手術を受ける患者に対して外科医だけではなく，麻酔科医，歯科医，看護師，薬剤師，その他必要な専門スタッフが一丸となって専門的にサポートすることです．

　近年，周術期管理は，これまでのさまざまな研究や臨床実践の成果から，その重要性が示されてきています．全国の急性期病院では，周術期管理外来やセンターなどの名称で部門が設置され，また，多くの専門家によって構成された周術期管理チームがつくられ，横断的な活動を展開しているところが急増しています．

　その背景には，手術医療を円滑に行うことで，患者が期待する結果，つまり安心・安全に手術を受け，その後の合併症をなくして，在院日数の短縮により早期離床・早期退院が求められていることがあります．これには，臨床のナースのちからが不可欠であり，重要なカギを握っているのです．実際に，専門的な研修を受けた看護師が周術期管理チームのコア・メンバーとして活躍している報告も増えています．

　さまざまな準備のもとに手術を受けた直後の患者の健康段階は，シビアな状態であることが多く，質の高い濃密なケアが求められます．さらに，クリニカルパスや麻酔の管理，感染や合併症予防など，多岐にわたるケア・管理を実践する必要があり，患者の全身を総合的にみることが重要です．

　そこで本書では，術後急性期にある患者の全身管理を目標に，まずは術前・術後ケアの基本とQ&Aを解説します．そして，術後管理の中でも感染や合併症にかかわる尿管理と便管理，さらに患者の体温が高いときにクーリングするべきか，しないべきか，エキスパートが考える体温管理のベスト・プラクティスを提示します．本書は月刊ナーシング2016年11月号特集「今聞きたい 術前・術後ケアQ&A」，2015年3月号特集「重症患者の尿管理」，2016年3月号特集「いま，下痢の管理を再考する！」，2017年9月号特集「今はこうする 体温管理のベスト・プラクティス」を再録・再編し，周術期にかかわるナースに向けて，全身管理のポイントを示すものです．

　本書が術後患者の看護ケアに携わる読者の皆様にとって，臨床実践力を高めるためのエキスになっていただけたら嬉しいです．

2018年1月

道又元裕

周術期の全身管理

術前・術後ケアと尿・便・体温の疑問解決

すごく役立つ

1章 エビデンスに基づいた 術前・術後管理　P.9

術前・術後ケアの基本　9

- 手術療法の変遷とクリニカルパス　山口 円　10
- 麻酔と生体への影響　山口 円　12
- 呼吸・循環の手術侵襲による生体変化　濱本実也　14
- 痛み（鎮痛・鎮静）　畑 貴美子　16
- 感染　菅 広信　20
- 血糖コントロール　片山雪子　22
- ドレーン管理　片山美樹　24
- 早期離床　露木菜緒　26
- 栄養管理　平敷好史　28
- 輸液管理　露木菜緒　29
- 精神的ケア　西村祐枝　31
- 術後合併症の予防　石井はるみ　34
- 抗凝固薬の種類と休薬時期　露木菜緒　36

術前・術後管理Q&A　39

術前ケア
- Q1 術前処置はどうやるの？　普天間 誠　40
- Q2 術直前の飲水は禁止だけれど患者が口渇を訴えている．なんでだめ？　普天間 誠　41
- Q3 ふだん服用している睡眠薬は，術前日も服用してもいいの？　普天間 誠　43
- Q4 緩下剤・浣腸は必要？　普天間 誠　45
- Q5 術前訪問は，誰が，何を説明するの？　荒木田真子　46

術中管理
- Q6 術中は体温を下げないほうがいいっていうけれど，どうやるの？　前田 浩　48
- Q7 術中の皮膚トラブルは何を観察するの？　予防はどうする？　高山優美　50
- Q8 術中の輸液管理はどのように行うの？　小島和明　52
- Q9 痛みの管理は術中からしたほうがいいの？　飯塚真理子　54

術後観察
- Q10 術後の発熱には解熱薬やクーリングはしたほうがいいの？　石田恵充佳　56
- Q11 術後に尿が減るのはなぜ？　様子みていいの？　上北真理　58
- Q12 術後は血糖測定が必要なの？　上北真理　59
- Q13 術後の呼吸状態は何を観察するの？　十文字英雄　61
- Q14 術後の循環変動は何に注意するの？　十文字英雄　63

鎮痛・鎮静
- Q15 PCA 法って何？ どう使うの？　山口真由美 ··········· 65
- Q16 痛み止めを頻繁に希望する患者は，どう接すればいい？　山口真由美 ··········· 67
- Q17 痛いのに痛み止めを使いたくない患者には，希望通り我慢させたほうがいいの？　山口真由美 ··········· 70
- Q18 痛みのスケールは使ったほうがいいの？ 何のスケールがいいの？　山口真由美 ··········· 72

ドレーン管理
- Q19 ドレーンの予定外抜去はどうしたらいいの？　福田昌子 ··········· 74
- Q20 ドレーンの固定はどうしたらいいの？　福田昌子 ··········· 76
- Q21 ドレーンの排液がいっぱいになったときはどうするの？　福田昌子 ··········· 78
- Q22 ドレーンの入っている患者の移動はどうするの？　福田昌子 ··········· 80

離床
- Q23 早期離床がいいっていうけど，いつから起こしていいの？　東間弘美 ··········· 82
- Q24 早期離床がいいっていうけど，どこまで進めていいの？　東間弘美 ··········· 84

術後パス
- Q25 パスでは坐位・立位の患者が，歩行できると言っている．リハビリを進めるべき？　佐藤慎哉 ··········· 86
- Q26 バリアンスが出たら，パスはだめになるの？　佐藤慎哉 ··········· 88
- Q27 バリアンスになったら，次はどうするの？　佐藤慎哉 ··········· 89

抗菌薬・消毒
- Q28 抗菌薬は，どのタイミングで投与するの？　石川敏江 ··········· 91
- Q29 手術創が密閉ドレッシングされていても，消毒する必要があるの？　庭山由香 ··········· 93

DVT 予防
- Q30 弾性ストッキングと間欠的空気圧迫法はどう選択するの？　庭山由香 ··········· 95
- Q31 すでに下肢血栓があるときはどうすればいいの？　庭山由香 ··········· 97
- Q32 弾性ストッキングのサイズが合わないときはどうするの？　庭山由香 ··········· 98

栄養摂取
- Q33 手術の種類によって，食事開始の時期は変わるの？　鎮目祐子 ··········· 100
- Q34 排ガスを確認してから食事開始しないといけない？　鎮目祐子 ··········· 101

せん妄ケア
- Q35 せん妄はスケールを使ったほうがよいの？　佐々木謙一 ··········· 102
- Q36 せん妄で処方された薬剤は，せん妄の増強や呼吸抑制などの副作用はないの？　佐々木謙一 ··········· 105
- Q37 不眠患者はどう対応したらいいの？　佐々木謙一 ··········· 107

コラム
- Q38 NPWT ってなに？　丹波光子 ··········· 109

2章 シビアな状況を悪化させない重症患者の 尿管理 P.111

- 重症患者の「尿」評価　何をみて・どう対応するか　外間美和子 ··········· 112
- エビデンスで再チェック！　重症患者への尿路感染の影響とその対策　小田利恵 ··········· 116
- シビアな状態を悪化させない　尿道留置カテーテル管理のポイント　成田寛治 ··········· 120
- まとめておさえておきたいポイント！　重症患者に対する「尿」管理の指標とエビデンス　桑原勇治 ··········· 124

3章 クリティカルケア領域における 便管理 P.127

生体侵襲と下痢発生のメカニズム　侵襲は消化器の機能にどう影響するか　柴 優子	128
重症患者の下痢管理における看護のポイント スキンケア，感染予防，モニタリングにより合併症を予防する　杉原博子	133
重症患者の感染リスクと伝播予防のポイント　便汚染を防ぐ環境整備と具体策　戸塚美愛子	137
重症患者の経腸栄養の意義と下痢への対処法 下痢予防のポイントとガイドラインからの最新情報　清水孝宏	141
便失禁ケアシステムの有用性と使用・管理のポイント 皮膚障害や感染を予防する便失禁ケアシステムとは　志村知子	146

4章 実践力が身につくベスト・プラクティス 体温管理 P.151

侵襲と体温管理　152

1. 感染時の体温上昇のしくみ　露木菜緒 …… 152
2. 発熱のメリット・デメリット　露木菜緒 …… 154
3. クリティカルケア領域での発熱の原因　露木菜緒 …… 156
4. 発熱時の体温管理と看護　露木菜緒 …… 161

体温管理のベスト・プラクティス　164

1. 体温測定の方法　勝 博史 …… 164
2. クーリングの是非　勝 博史 …… 167
3. 解熱薬のしくみと選択　勝 博史 …… 170
4. 低体温と低体温療法　勝 博史 …… 174

実践力が身につく・事例検討　177

症例① 高齢者の発熱，クーリングするべきか？ しないべきか？　露木菜緒 …… 177
症例② 重症患者の発熱，冷やすべきか？ 温めるべきか？　露木菜緒 …… 180
症例③ 一般病棟でもよくある発熱，どうすればいい？　植木伸之介 …… 182
症例④ 小児患者の発熱，成人とは何が異なる？　新井朋子 …… 185

コラム
体温に反応する免疫細胞を応援しよう！　道又元裕 …… 188
白血球とCRP　道又元裕 …… 189

索引 …… 191

1章

エビデンスに基づいた
術前・術後管理

術前・術後ケアの基本

手術療法の変遷とクリニカルパス

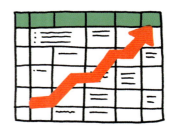

> 基本ポイント
> - 近年，低侵襲・短期滞在の手術が普及している
> - 標準的な診療・ケア計画によるチーム医療の実践のためにクリニカルパスがある
> - バリアンスはパスで設定した状態や経過から外れた個別性を意味する

　近年の手術療法は，難易度の高い手術を中心に手術点数が評価されたことと，急性期病院の入院料の算定法が改定されたことで，在院日数の短縮が要求され，手術件数が増加の一途をたどっています．とくに，ロボット支援手術，ハイブリッド手術，移植手術などの最先端手術の普及により，手術療法はめざましい進歩を遂げています．

　その背景として，麻酔法の進歩，手術器械の改良，無菌法の発展，抗菌薬の開発，周術期の管理法などの医療技術が発展したためといえます．それらの医療技術の発展により，長時間手術が可能となり，高齢者・新生児への手術，人工臓器置換術，臓器移植術などの手術適応が拡大し，さまざまな合併症を有する患者の手術が可能となってきました．

　このように，手術の適応となる疾患や手術方法の拡大とともに，生体への侵襲をいかに小さくするのかが現代の手術療法の要点となっています．また，手術療法は「病巣の除去」「損なわれた臓器の修復」だけが目的ではなく，患者の生活にも視点を置いたQOLを重視した考え方になってきました．

低侵襲の手術

　近年の，侵襲のきわめて小さな手術に代表される内視鏡を用いて行う手術は，内視鏡手術に使用する光学機器，da Vinci®を代表としたロボット支援手術などに使用する手術医療機器の開発により，普及が急速に進んできました．日本における内視鏡手術は，1990年に内視鏡下胆嚢摘出術の成功を発端に，胃，大腸，前立腺，肺，婦人科手術とさまざまな手術に対して保険適用となり，現在の手術療法の主流となっています．

　また，ロボット支援手術は1999年より臨床用機器として販売が開始され，日本においては2009年に薬事承認がなされ，2016年時点で237台のda Vinci®が導入されています[1]．ロボット支援手術は，ハイビジョン3Dでの拡大視効果や，多関節による自由度の高い特殊な鉗子などの特徴を有していることから，急速に普及しています．

日帰り手術

　近年，手術方法および麻酔診療の進歩や，短期滞在手術等基本料の算定が契機となり，各種の手術に対して日帰り手術（day surgery）が行われるようになってきました．日帰り手術は，手術後24時間未満を在院期間とする手術であることから，患者は日常生活の延長上で手術を受けられ，仕事を休む期間の短縮や経済的負担の軽減，院内感染の機会が減少するなどのメリットから普及が進んでいます．

　このように手術患者を取り巻く環境は，手術療法の発展により急激な変化を引き起こしています．さらに，良質で安全な医療の提供のために，医療の質の保証，効率化，安全性の維持・向上が求められるようになってきました．そういった医療の現状から，周術期の医療の標準化，医療の質および安全性の維持・向上，情報共有などのツールとして，クリニカルパスが導入されました．

クリニカルパス

　日本でクリニカルパス（以下，パス）の導入が開始され，約20年が経過しようとしています．近年の急性期病院における連携の強化，臨床指標の開発や治療成績のデー

術前・術後ケアと尿・便・体温の疑問解決　**すごく役立つ 周術期の全身管理**

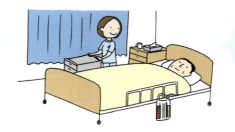

パスはチーム医療のための標準的な診療・ケア計画！

バリアンスはパスから外れた患者の個別性！

タベース化，また，記録などの電子化，患者中心医療の普及などの医療の急激な変化から，パスの必要性がいっそう高まり，多くの病院でパスの導入が進んでいます．とくに急性期病院においては，**入院期間の短縮，標準的な治療・ケアの提供，チーム医療・他職種連携に対応するためにパスの果たす役割は大きい**といえます．

パスは，患者のアウトカム（目標）が設定された標準的な診療・ケア計画へと変化し，チーム医療を実践するための重要なツールとして位置づけられています．パスの使用には，医療プロセスの標準化が重要です．標準化により手順や説明のマニュアル化が可能となり，標準的なプロセスの理解とともに，医療者間での情報共有により医療の質や安全性を高めることができます．

クリニカルパスの形式

パスの形式は，医療者用パスと患者用パスに分けられます．医療者用パスは，医療者が患者に対する医療ケアの介入計画の確認と遂行状況のチェック，目標とする患者状態の確認を行うために用いられます．医療者間の業務実施状況や患者状態などの情報を共有し，チーム医療の円滑化や安全管理に有用とされています[2)3)]．

医療者用パスの形式は，オーバービューパス，日めくりパスなどがあります．オーバービューパスは，診療・ケア計画を概観できる基本形式であり，日めくりパスは，1日分の詳細なアウトカムを1枚に表示したもので，患者の経過記録としての要素が強く，看護記録を包含することが多いです[4)]．

患者用パスは，標準的な治療ケア計画を患者や家族にとってわかりやすいよう記したインフォームド・コンセントのツールで，患者や家族が治療方法の選択や入退院準備をスムーズに進められるよう作られたものです[2)3)]．最近では，電子カルテの導入に伴い電子クリニカルパスを導入している施設もありますが，電子カルテのシステムに合わせた運用が必要であり，十分な機能が搭載されていないなど課題は多いといえます．

アウトカムとバリアンス

パスにおけるアウトカムは，望ましい成果，あるべき状態，達成すべき状態であり，これから始める治療ケアの達成目標のことをいいます[2)3)]．バリアンスは，アウトカムが達成できなかった状態と定義され，バリアンスとアウトカムはセットと考えられています．

バリアンスは，パスで設定した標準的な患者の状態や経過から外れたことであるため，個別性を意味します[5)]．パスの運用中にバリアンスが発生すると，あってはならないという負のイメージを抱いてしまいますが，あくまで個々の患者への対応が必要となるため，バリアンス対応は患者の個別性に対する医療介入といえます．

（山口 円）

基本用語

ロボット支援手術
da Vinci®（ダヴィンチ）などの手術支援ロボットを使用した手術．執刀医は三次元表示モニターを見ながら，2本のマスターコントローラーとフットスイッチを操作することによって手術を行う．

ハイブリッド手術
手術室に放射線透過装置を増設したハイブリッド手術室で，手術室と同等の清潔環境下でカテーテルによる血管内治療が可能な手術．外科的に最小限の切開をしたあと，低侵襲で手術が行える．

da Vinci®
手術支援ロボット．内視鏡カメラとロボットアームを小さな創から挿入するので，高度な内視鏡手術が可能．

オーバービューパス
診療・ケア計画を概観できるクリニカルパス．

日めくりパス
1日分の詳細なアウトカムを1枚に示したクリニカルパス．患者の経過記録の要素が強く，看護記録を包含することが多い．

患者用パス
標準的な治療ケア計画を患者や家族にとってわかりやすいよう記したインフォームド・コンセントのツールにもなるクリニカルパス．

引用・参考文献
1) 日本ロボット外科学会：da Vinci設置台数 http://j-robo.or.jp/da-vinci/nounyu.html（2017年11月閲覧）
2) 日本クリニカルパス学会編：クリニカルパス用語解説集　増補改訂版．日本クリニカルパス学会，2014．
3) 日本クリニカルパス学会学術委員会：クリニカルパス概論-基礎から学ぶ教科書として．サイエンティスト社，2015．
4) 森崎真美：わかる！できる！クリニカルパス　基本と実践　パス使用時の医療記録・看護記録．日本クリニカルパス学会誌，13(3)：201-204，2011．
5) 日本クリニカルパス学会学術委員会：基礎から学ぶクリニカルパス実践テキスト．医学書院，2014．
6) 雄西智恵美ほか編：周手術期看護論　第2版．ヌーヴェルヒロカワ，2012．
7) 数間恵子ほか：手術患者のQOLと看護．医学書院，2006．
8) 矢永勝彦ほか編：臨床外科看護総論．医学書院，2015．
9) 日本クリニカルパス学会編：クリニカルパス用語解説集　増補改訂版．日本クリニカルパス学会，2014．
10) 日本クリニカルパス学会学術委員会：クリニカルパス概論-基礎から学ぶ教科書として．サイエンティスト社，2015．
11) 日本クリニカルパス学会学術委員会：基礎から学ぶクリニカルパス実践テキスト．医学書院，2014．
12) 日本診療情報管理学会：診療情報学．第2版，医学書院，2015．
13) 日本クリニカルパス学会：クリニカルパスの普及・体制の現状と課題．日本クリニカルパス学会誌，17(1)：73-82，2015．
14) 濃沼信夫：パスの学術史．日本クリニカルパス学会誌，15(3)：153-156，2013．
15) 森崎真美：わかる！できる！クリニカルパス　基本と実践　パス使用時の医療記録・看護記録．日本クリニカルパス学会誌，13(3)：201-204，2011．

麻酔と生体への影響

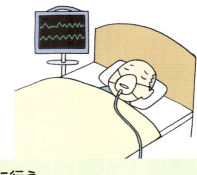

基本ポイント

- 麻酔は鎮痛，鎮静，不動化，有害反射の抑制のために行う
- 全身麻酔には，吸入麻酔と静脈麻酔がある
- 局所麻酔には，脊髄くも膜下麻酔と硬膜外麻酔がある

麻酔とは

近年の麻酔は，新しい麻酔薬の開発や麻酔法の改良，モニターの普及により急速な発展を遂げており，安全性が向上してきました．とくに静脈麻酔薬，筋弛緩薬，鎮痛薬などの麻酔薬の開発は，副作用が少なく調節性が優れていることから，複雑な手術および麻酔への対応が可能となり，複雑な疾患を有した患者でも安全な麻酔管理が可能となってきました．

①麻酔の目的

麻酔とは，手術という侵襲から患者を守り，安全に手術ができる状態にすることといえます．そのためには，痛くない「鎮痛」，意識の消失「鎮静」，動かない「不動化」，手術侵襲の抑制「有害反射の抑制」という4つの要素を満たすことが必要になります．

ここで，意識がないのに痛みを消失しなければならないという矛盾を感じますが，実際には麻酔下であっても痛み刺激が加わると，血圧，心拍が上がったり，身体が動いたりします．こうした生体にとって不利益なストレスから患者を守り，不動にすることによって手術がしやすい状況をつくるために，この4つの要素が必要となります．

しかし，実際に4要素をすべて満たす万能な麻酔薬はなく，数種類の薬剤を併用したり，2つ以上の麻酔方法を併用しています．

②麻酔方法

麻酔方法は，大きく分けて全身麻酔と局所麻酔に分類されます．麻酔方法は，予定術式や予定部位，手術時間と患者の状態や希望に応じて決定されます．

全身麻酔はどの手術で行うことも可能ですが，導入方法や気道確保の方法，筋弛緩薬の使用の有無，痛みの管理など多くの選択肢があるため，術式や患者の状態を考慮して決定されます．

全身麻酔

全身麻酔は，血流を介して麻酔薬を脳に運び，中枢神経系を抑制する方法なので，全身麻酔中の患者は意識がなくなります．全身麻酔のうち投与法による分類として，吸入麻酔薬，静脈麻酔薬があります．

①吸入麻酔

吸入麻酔は，ガス麻酔薬や揮発性吸入麻酔薬などの吸入麻酔薬を気道から吸入することにより，肺胞から血中に取り込まれ，脳に達することで麻酔作用を示す麻酔方法です．作用部位は脳であり，脳内の麻酔薬濃度を適切に保つためには，吸入濃度をコントロールする必要があります．

吸入麻酔薬は，単独またはほかの静脈麻酔薬や筋弛緩薬と組み合わせて全身麻酔に用いられます．

②静脈麻酔

静脈麻酔は，麻酔薬を静脈に注入し，脳に到達させることで麻酔作用を示す麻酔方法です．

静脈麻酔薬は吸入麻酔薬のような意識消失，鎮痛，反射抑制，筋弛緩増強などの非特異的作用を示すことができず，中枢神経に存在する特異的受容体と結合して特定の麻酔作用を有しています．そのため，吸入麻酔薬のような複数の作用を静脈麻酔薬1種類で満たすことは困難です．複数の異なる麻酔薬を用いて，患者の状態を見ながら各種麻酔薬の投与量を調節するバランス麻酔の一部として使用されます．

静脈麻酔は，心血管系に対して交感神経の抑制効果を有することから，血管拡張効果によって血圧が低下するため，**出血やイレウスなどの循環血液量が減少している患者では，極度の低血圧をきたすおそれがあるので注意が必要**です．

局所麻酔（脊髄くも膜下麻酔，硬膜外麻酔）

①脊髄くも膜下麻酔

脊髄くも膜下麻酔は，局所麻酔薬をくも膜下腔に注入し，脊髄に入る神経を一時的に遮断し，鎮痛と筋弛緩を得る麻酔方法です．脊髄腔内に直接麻酔薬を注入するため，麻酔域を強力に麻痺させます．

交感神経が最初に遮断されることで作用部位の末梢血管が拡張されます．続いて，知覚神経が遮断され，冷覚，温覚，痛覚，触覚の順に効果がみられます．その後，運動麻痺がみられ，この逆の順に回復します．

脊髄くも膜下麻酔は，下肢や下腹部の手術などに選択されますが，**持続時間が限られていること，患者が意識下にあることから，2時間までの手術が適応**とされています．

②硬膜外麻酔

硬膜外麻酔とは，局所麻酔薬の硬膜外注入によって脊髄神経の伝達を一時的，分節的に遮断する麻酔法です．麻酔薬は，硬膜を通してくも膜・脊髄に達します．

硬膜外麻酔は，硬膜外腔に投与する局所麻酔薬の濃度を調節することで知覚，痛覚や交感神経を遮断させるのですが，運動神経を遮断させないため，患者は歩くことが可能です．カテーテルを留置するため，術後の痛みの管理はもちろんのこと，最近ではペインクリニックや産科領域（無痛分娩）で使用されています．

（山口 円）

基本用語

吸入麻酔
吸入麻酔薬を気道から吸入することにより，肺胞から血中に取り込まれ，脳に達することで麻酔作用を示す麻酔方法．

静脈麻酔
麻酔薬を静脈に注入し，脳に到達させることで麻酔作用を示す麻酔方法．

脊髄くも膜下麻酔
くも膜下腔に局所麻酔薬を注入する麻酔方法．下肢や下腹部の手術に用いる．

硬膜外麻酔
硬膜外腔に局所麻酔薬を注入する麻酔方法．運動神経を遮断させないため，患者は歩くことができる．

引用・参考文献

1) 古家仁ほか編：標準麻酔科学．医学書院，2011．
2) 日本麻酔科学会・周術期管理チーム委員会編：周術期管理チームテキスト．日本麻酔科学会，2016．
3) 草柳かほるほか：ナーシング・プロフェッション・シリーズ 手術室看護 術前術後をつなげる術中看護．医歯薬出版，2011．
4) 竹内登美子編著：〈講義から実習へ〉高齢者と成人の周手術期看護2 術中/術後の生体反応と急性期看護．医歯薬出版，2012．
5) 小森万希子ほか：特集 患者説明に活かす病棟ナースのための麻酔の知識．臨床看護，36(9)：1157-1171，2010．

呼吸・循環の手術侵襲による生体変化

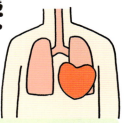

> **基本ポイント**
> - 手術侵襲で循環血液量が減少し，血圧低下が生じる
> - 出血や電解質異常などにより不整脈が発生する
> - 侵襲により酸素需要が増加し呼吸回数が増える

生体に侵襲が加わると，神経内分泌系やサイトカインの誘導を中心とした免疫系，代謝系，心血管系などが互いに影響し合いながら反応し，生体の恒常性の維持・回復に向け生体を変化させていきます．手術および侵襲による呼吸・循環への主な影響を図1にまとめます．

ただし術中・術後の変化は，「侵襲」単独でアセスメントすることはできません．**手術操作や麻酔の影響，呼吸循環の相関や代償反応など，さまざまな角度からアセスメントすることが重要**です．また，術後管理では，呼吸・循環の安定化をはかり，組織への十分な酸素供給を維持することが重要となります．

循環への影響

①循環血液量減少と血圧低下

手術の際，①手術操作による出血や不感蒸泄などの直接的な損失，②侵襲反応による体液移動（血管内の血漿成分がサードスペースへ移動）により，循環血液量は減少します．この**「循環血液量減少」が主な刺激となり，神経内分泌反応が惹起され，循環血液量や血圧を維持しようと働きます**（表1）．

周術期には，これらの生体反応を理解したうえで，循環動態の安定をはかることが重要です．

ところで，サードスペースに移動した体液は，回復期（術後数日）にリンパ系を介して血管内に戻ります（refilling）．この際，腎機能が低下した患者では排泄が十分にできず溢水状態となることがあるので，IN-OUTバランスと合わせて中心静脈圧（CVP）や頸静脈の怒張の有無，腎機能を評価します．

②不整脈

周術期に発生する不整脈の原因として，出血や循環血液量減少，電解質や酸塩基平衡の異常，低体温，そして手術侵襲によるSIRS（全身性炎症反応症候群）などが挙げられています[2]．

SIRSとは，侵襲によって全身的な炎症反応が惹起された状態を示しています．**表2**にSIRSの診断基準を示しますが，SIRSの期間が長いほど合併症や感染症の発生率が高くなるとされており，SIRSの期間は，不整脈対応も含めて厳重に管理しなければならない期間であると理解しましょう．

呼吸への影響

侵襲によって生体の酸素需要は増加し，さらに回復に向けて**酸素消費が高まるため，術後患者の呼吸回数は増加することが多い**です．ただし，呼吸回数増加の背景には，「痛み」「代謝性アシドーシス」「酸素供給量の低下（低酸素血症，貧血，心拍出量低下による）」「肺のガス交換障害」など，さまざまな要因が隠れていることがあります．また，もし回復期に循環管理が十分に行えず溢水状態となれば，肺うっ血や肺水腫により呼吸状態の悪化をまねくことになります．

このように術後管理を行う際は，呼吸と循環が互いに影響していることを理解し，原因を1つずつ確認しながら対応することが重要です．

（濱本実也）

引用・参考文献
1) 小川道雄編著：知っておきたい 新侵襲キーワード．メジカルセンス，2003．
2) 畠山登：第36回総会シンポジウム2「炎症と周術期循環管理」 5．炎症と不整脈．循環制御，37(1)：27-29，2016．

CVP：central venous pressure，中心静脈圧　　SIRS：systemic inflammatory response syndrome，全身性炎症反応症候群

周術期の全身管理

図1 手術侵襲による呼吸・循環への影響

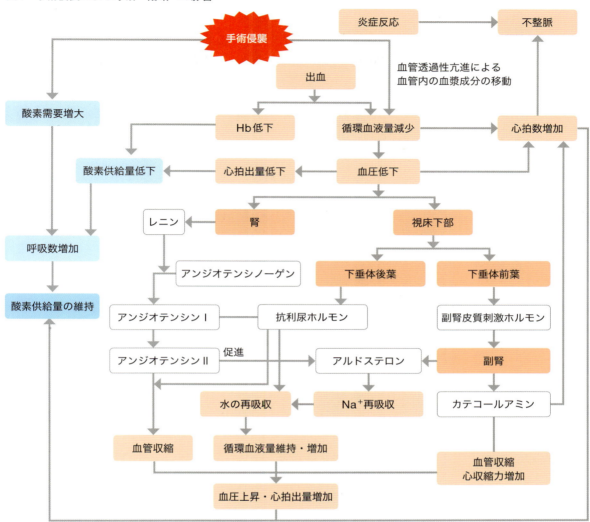

表1 主な神経内分泌反応

1	交感神経系を介し，カテコールアミンの分泌を促進，心収縮力を高める血管を収縮させて血圧を上昇させる．
2	下垂体後葉に作用しADHの分泌を亢進する．ADHは，腎の集合管細胞の水の透過性を亢進し，再吸収を促進，尿による排泄を抑え循環血液量を維持する．また，ADHは細動脈を収縮させ，血圧を維持する働きもある．
3	下垂体前葉からACTHを分泌し，アルドステロンの分泌を増加させる．アルドステロンは，腎の遠位尿細管に作用して水とナトリウムを再吸収し，体液量を増加させる．また，消化管への水分排泄も抑制する．
4	腎糸球体輸入細動脈の血圧が低下すると，傍糸球体細胞からレニンが分泌される．レニン・アンジオテンシン・アルドステロン系の作用により血圧を上昇させる．

表2 SIRS診断基準

侵襲に対する全身炎症反応で，以下の2項目以上が該当するとき，SIRSと診断する．

- 体温＞38℃，または＜36℃
- 心拍数＞90回/分
- 呼吸数＞20回/分，または$PaCO_2$＜32Torr
- 白血球数＞12,000/μL，または＜4,000/μL あるいは，未成熟細胞＞10%

基本用語

不感蒸泄
発汗以外の，皮膚や呼気からの水分損失．

refilling
利尿期，リフィリング，術後サードスペースに移動していた水分が血管内に戻ること．

CVP
central venous pressure，中心静脈圧

SIRS
systemic inflammatory response syndrome，全身性炎症反応症候群．侵襲によって全身的な炎症反応が惹起された状態．

ADH
antidiuretic hormone，抗利尿ホルモン，バソプレシン．下垂体後葉から分泌されるホルモンの一種．水の再吸収を促進する．

ACTH
adrenocorticotropic hormone，副腎皮質刺激ホルモン，コルチコトロピン．下垂体前葉で生成され，副腎皮質に作用してコルチゾールなどの副腎皮質ホルモンの合成・分泌促進を行う．

アルドステロン
副腎皮質から分泌されるステロイドホルモンの1つ．腎遠位尿細管に作用してNa再吸収，K排泄を促進する．

レニン・アンジオテンシン・アルドステロン系
腎臓および副腎による血圧調整のための一連の仕組み．

アンジオテンシン
血管収縮作用(昇圧作用)を持つポリペプチド．血圧を維持し，体液の調節を行う．

痛み（鎮痛・鎮静）

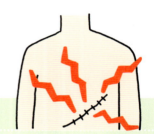

基本ポイント
- 痛みは呼吸や循環などに影響を与える
- 術後の痛みは静注オピオイドが第一選択
- 痛みの緩和ができていれば，鎮静薬を使用する必要はない

痛みとは

　手術療法を受ける患者は，皮膚を切開し，筋肉層を開き，内臓などの病変部位を切除・摘出することで，組織損傷が起き，生体内が反応して不快な感覚＝「痛み」が発生します．痛みの種類は，痛みの発生源から，図1の3種類あります．

　主に術後に起こる痛みは，手術による組織損傷から起きる侵害受容性疼痛です．しかし整形外科疾患など，術前から神経損傷があれば神経因性疼痛が起こることがありますし，術前から抱える不安や精神状態から心因性疼痛も起こることも理解しておきましょう．

侵害受容性疼痛

　侵害受容性疼痛は，図2に示すように身体の受容体が手術による刺激，炎症反応により痛みを感じている状態です．その種類は，大きく2つに分類されます(図3)．

　術後に起こる痛みは，その強弱はありますが，**必ず存在する**という認識を持ちましょう．また術後の痛みは，手術侵襲後48時間程度で治まっていきます．それ以降に新たに起きる痛みは，出血や感染など病態の変化が起きていることも考えられます．痛みの場所，強さ，発現時期，随伴症状，全身状態などから痛みの原因を検索し，医師とともに対応することも必要です．

　痛みの有無，強さは，患者の訴えを傾聴するとともに，客観的スケールを用いて評価をします(p.73参照)．

術後の痛みによる影響

　術後の痛みが緩和されずに持続することで，**呼吸・循環・消化器・内分泌系・精神面などにも与える影響があり，術後回復遅延につながる**ことを理解しましょう(表1)．

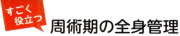

図1 痛みの種類

- **侵害受容性疼痛**: 炎症や機械的刺激により組織障害があり痛みを生じている
- **神経因性疼痛**: 末梢神経や中枢神経系の障害があり痛みを生じている
- **心因性疼痛**: 心理社会的要因が複雑に絡み、痛みを生じている

図2 侵害受容性疼痛のメカニズム

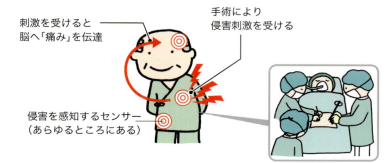

- 刺激を受けると脳へ「痛み」を伝達
- 手術により侵害刺激を受ける
- 侵害を感知するセンサー（あらゆるところにある）

図3 侵害受容性疼痛の種類

侵害受容性疼痛
- **体性痛**: 組織の侵害受容器や神経の直接的な損傷により起きる
  - **表在痛**: 皮膚・粘膜の痛み
  - **深部痛**: 筋、骨、関節など深い部位の痛み
- **内臓痛**: 内臓を支配する自律神経と一緒に走っている求心性線維によって伝達される痛み。内臓の炎症や虚血など侵害刺激により起きる

表1 術後の痛みによる影響

呼吸	・痛みがあると呼吸が浅くなる。胸部、腹部の手術であれば、呼吸運動により痛みが増強してしまうことがあるため、胸郭運動や横隔膜運動を阻害し、呼吸が浅くなってしまう。 ・全身麻酔による影響で気道分泌物が増加している時期であり、痛みにより咳嗽や深呼吸を行えず、気道分泌物の貯留、無気肺を形成し、低酸素状態となってしまう。 ・痛みは離床の遅れにもつながり、臥床期間が長くなることで呼吸器合併症を起こしやすくなる。
循環	・痛みにより交感神経が活性化され、カテコールアミンが分泌促進され、頻脈、血圧上昇、末梢血管の収縮、心筋酸素消費量の増大にもつながる。 ・痛みが持続し心臓への過剰負荷が遷延すれば、不整脈や心筋虚血などを起こす原因にもなる。
消化器	・身体的、精神的、薬剤性などのストレスにより、胃粘膜の血流低下や胃粘膜の分泌低下、胃酸分泌亢進により胃粘膜が傷害され、胃壁に発赤、びらん、潰瘍、穿孔を起こしてしまう（急性胃粘膜病変、AGML）。これは手術侵襲だけでなく、痛みも要因となる。そのため、痛みの緩和を行うとともに、予防的に消化性潰瘍治療薬を投与し胃粘膜保護を行う。 ・痛みがあり、NSAIDsを使用中も胃粘膜病変を起こしやすいので、消化性潰瘍治療薬の内服をしているか、胃痛や吐血などの症状がないかを確認する。
内分泌・代謝	・手術侵襲、痛みによりカテコールアミン、副腎皮質ホルモンの分泌亢進などにより、高血糖や体内に水分やナトリウムの貯留を起こす。
精神面	・痛みがあると、不安や恐怖を抱いたり、睡眠への影響も起こす。

薬理学的介入

術後の痛みは、痛みによる不快な感覚による辛さだけでなく、心身に弊害が起きます。痛みによる弊害を予防するためにも、薬理学的介入と非薬理学的介入（リラクゼーションや痛みの閾値を高める介入など）を行い、積極的に鎮痛を行います。ここでは、薬理学的介入について詳しく解説します。

鎮痛薬の投与方法は、経口、直腸、静脈、硬膜外投与などが選択されます（表2）。しかし、集中治療管理が必要な手術後は、消化管の吸収能が低下しています。そ

表2 術後の痛みに使用される主な鎮痛薬

	一般名（商品名）	作用・特徴
オピオイド	麻薬性鎮痛薬 ①モルヒネ塩酸塩 ②フェンタニルクエン酸塩 麻薬拮抗性鎮痛薬 ③ペンタゾシン （ソセゴン®・ペンタジン®） ④ブプレノルフィン塩酸塩 （レペタン®）	脳・脊髄の受容体に直接刺激して鎮痛効果をはかる． モルヒネ塩酸塩は肝臓と腎臓で排泄される．とくに腎臓に蓄積されてしまうため，腎機能が低下する重症患者には使用できない．フェンタニルクエン酸塩は腎機能障害があっても蓄積のリスクは低い． 麻薬拮抗性鎮痛薬は麻薬性鎮痛薬を使用していると拮抗作用があるため，双方同時に使用できない． ペンタゾシンは天井効果（投与量を増やしてもそれ以上の効果がなくなる）が現れることもあり，術後の痛みの第一選択にはならない．
NSAIDs	⑤ジクロフェナクナトリウム （ボルタレン®） ⑥フルルビプロフェン アキセチル （ロピオン®） ⑦ロキソプロフェンナトリウム （ロキソニン®） ⑧セレコキシブ （セレコックス®）	NSAIDsは，炎症反応で活性化するアラキドン酸カスケードシクロオキシゲナーゼ（COX）を阻害して抗炎症，鎮痛効果を発現する．炎症反応で誘導されるCOX-2だけを阻害せず，胃粘膜保護作用，血液凝集作用に働くCOX-1も阻害するため消化管出血を起こすことがある．セレコキシブは，COX-2のみを阻害するため胃腸障害が少ない．
アセトアミノフェン	⑨アセトアミノフェン錠 （カロナール®） ⑩アセトアミノフェン静注液 （アセリオ®）	アセリオ®は輸液製剤として投与できるアセトアミノフェン．安全性に優れ小児にも使用ができ，NSAIDsよりも副作用が少なく第一選択薬となる．

のため，J-PADガイドライン[1]では，**静注オピオイドを第一選択薬とすることを推奨**しています．また，痛みが増強するような侵襲的処置を行う前に，先に鎮痛を行うことを推奨しています．

PCA（患者調節鎮痛法），PCEA（患者調節硬膜外鎮痛法）は，患者自身が痛みを感じて鎮痛薬を使用したいときに，すぐに自分で鎮痛薬を投与できる方法です．薬液の注入器は専用のものを使用します．これにより，痛いと思ったときにすぐに鎮痛薬を投与できるので，看護師が鎮痛薬を準備する時間を待つことなく，患者の満足度にもつながります．

痛みがあるときの鎮静

基本的には，痛みがあるときに鎮痛薬を使用し，痛みの緩和ができていれば，鎮静薬を使用する必要はありません．しかし，痛みにより不穏状態になっている，酸素消費量増加，心負荷にもつながる際は，鎮静薬を使用することがあります．

術後に起きる痛みは，手術療法後の正常な回復過程でも起こるものです．しかし，強く感じる痛みを我慢すると，心身への弊害も起きるため，積極的に鎮痛を行う必要があります．

予定手術であれば，術前から患者指導を行い，痛みを我慢しないこと，痛みのスケールの使用方法，リラクゼーション法などを説明し，理解してもらい術後の痛みのコントロールにつなげることが重要です．

（畑 貴美子）

引用・参考文献
1) 野村実編：周術期管理ナビゲーション．医学書院，2014．
2) 前田幹広：ICUで必須の薬剤の知識−鎮痛薬−．ICNR，2(1)：95-102，2015．
3) 日本集中治療医学会J-PADガイドライン作成委員会：日本版・集中治療室における成人重症患者に対する痛み・不穏・せん妄管理のための臨床ガイドライン．日本集中治療医学会雑誌，21(5)：539-579，2014．
4) 高久史麿監：治療薬ハンドブック2015．じほう，2015．
5) 鎌倉やよいほか：周術期の臨床判断を磨く 手術侵襲と生体反応から導く看護．医学書院，2008．

副作用・注意点	投与量
多くのオピオイドはヒスタミン遊離作用があり，末梢血管抵抗の低下や平均動脈圧の低下を引き起こす．この作用はモルヒネ塩酸塩に比べ，フェンタニルクエン酸塩が弱い反応であるため，循環が不安定な患者ではフェンタニルクエン酸塩を使用することが多い． 呼吸抑制・傾眠・消化管運動低下を起こす．消化管運動機能の低下は，小腸の受容体を刺激して消化運動を抑制している．塩酸ブプレノルフィンは他のオピオイドに比較して，消化管抑制作用が少ない．ペンタゾシンは薬剤依存の可能性もあるため，使用量，投与間隔に注意する．	①静注・皮下：5〜10mg/回 ②静注：1〜2μg/kgを緩徐に静注後，1〜2μg/kg/時で点滴静注 　硬膜外投与，持続注入法：25〜100μg/時で投与 ③筋注・皮下注：15mg/回 　必要に応じて3〜4時間毎に反復 ④筋注：1回0.2〜0.3mg 　必要に応じて6〜8時間毎に反復 　坐薬：1回0.4mg 　8〜12時間毎に反復
消化管出血を起こすおそれがある．COX-2阻害により，心筋梗塞，脳卒中などの心血管系の合併症を起こすリスクがある．腎障害のリスクも高く，腎機能障害患者には注意が必要．	⑤内服：1日75〜100mgを3回に分けて内服 　坐薬：1回25〜50mg　1日1〜2回 ⑥静脈注射：1回50mgを1分以上かけて投与 ⑦内服：1回60mgを1日3回 ⑧内服：初回400mg，2回目以降200mgを1日2回
高用量になると肝障害を起こすため，アセトアミノフェン含有薬剤との併用に注意する．	⑨内服：1回300〜1,000mg，投与間隔4〜6時間以上 ⑩静注：1回300〜1,000mg（成人）を15分かけて投与，投与間隔4〜6時間以上

基本用語

J-PADガイドライン
集中治療室における成人重症患者に対する痛み・不穏・せん妄管理のための臨床ガイドライン．

PCA
patient controlled analgesia，患者調節鎮痛法．設定されたオピオイド量を，患者のタイミングで投与できる薬剤投与法．

PCEA
patient controlled epidural analgesia，患者調節硬膜外鎮痛法

AGML
acute gastric mucosal lesions，急性胃粘膜病変

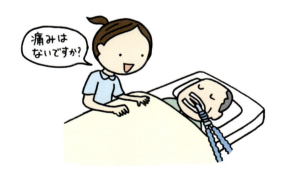

感染

基本ポイント
- セカンドアタックが起こると，生命の危機に陥ることもある
- 高齢者は免疫機能が低下しており，より感染に注意が必要
- 最も重要な対策は予防であり，とくに手指衛生が重要となる

　感染とは，病原微生物が身体のある部位で増殖することで，感染症とは感染によって引き起こされる症状のことを示します．では，感染が起きている宿主が（この場合は術前後の人）すべて感染症を引き起こすかといえば，そうではありません．この違いは，人体が自然に持っている抵抗力によるものが大きいです．

ファーストアタックとセカンドアタック

　人体は何かしらのストレスが与えられると（今回は手術）ダメージを受けた部位よりサイトカインが放出され（ファーストアタック），人体の正義の味方である好中球がダメージを受けた部分に集まり，抵抗力が増強されます．ここまでならば，人体が持つ抵抗力が構築される素晴らしいしくみですが，ここからが問題です．

　人体は，初回のストレスに対してはサイトカインの放出と好中球が集まることによって，乗り切ることができます．しかし，その状況で別のストレスが人体に与えられた場合は，非常に脆いことがわかっています．理由としては，再度のストレスによるサイトカインの放出（セカンドアタック）の際は正義の味方であったはずの好中球が豹変し，ところかまわず自分の身体を攻撃，破壊しはじめることが挙げられます．

　つまり，**手術でファーストアタックに耐えるしくみを構築したとしても，感染によりセカンドアタックを起こすと，人体は耐えることができず，敗血症など生命の危機に陥る**ことも考えられるのです．

高齢者は感染しやすい

　さらに高齢者が年々増加している昨今では，リスクが増加しているのは間違いありません．高齢者は免疫系の機能が低下しています．とくにT細胞の機能低下が認められます．

　免疫には生まれつき持っている自然免疫と，成長するうえで獲得する獲得免疫があります．獲得免疫において，T細胞は重要な司令塔的役割を果たすため，T細胞の劣化は免疫システムの破綻を示し，感染症に対し戦うことがむずかしくなります．また，戦いが始まっても機能が低下しているために戦いが長引きやすく，炎症の遷延化をまねき，ただでさえ弱っている身体への侵襲も遷延し，さらに身体にダメージを与えることが予測されます．

　よって，**手術でファーストアタックが起きている身体には，セカンドアタックを引き起こすような感染をなんとしても予防しなくてはなりません．**

　高齢のほかにも感染しやすい要因（**表1**）があり，意識して観察することが求められます．また，クリニカルパスに活かすことのできる観察項目をまとめます（**表2**）．

感染への対策

　感染への対策はいろいろありますが，その中でもいちばん**重要なことは予防であり，スタンダードプリコーション（標準予防策）という考え方が重要**です（**図1**）．感染を引き起こす病原体は，目に見えなくても存在すると考え，スタンダードプリコーションはすべての患者に対して行い，患者の血液，汗を除く体液・分泌物・排泄物，損傷のある皮膚，粘膜を通じて感染源となりうる可能性を考え対策します．

　とくに**重要なのは，手洗いを含めた手指衛生**です．基本的で簡単にできるように思われがちですが，手指衛生を行うタイミングや，洗い残しをなくすなど，注意することは多数あります．簡単にできることであるため，消毒液を測定するなどの質の管理をしていないと，綻びも出やすい手技ともいえます．感染を予防する基本的で重要なことは，まさしく医療者の手にゆだねられています．

（菅 広信）

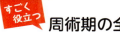

表1 感染症発症のリスク要因

医療行為	長時間の手術 手術部位が消化管など菌が多いこと 過度の手術侵襲 CVC，ドレーン類などの異物の貯留が多いこと 術前に化学療法・放射線療法を行っている 出血量が多い 抗菌薬の長期投与
患者背景	高齢であること（高齢でも適応が拡大している） 術前からの脱水・低栄養・貧血 免疫不全状態 糖尿病などの既往歴 悪性腫瘍

引用・参考文献
1) 尾野敏明：イラストでわかる！ICUナースの生体侵襲ノート．日総研出版，p.112-119，2015．
2) 有馬陽一：術後感染症．消化器外科NURSING，15(6)：34-42，2010．

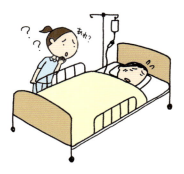

表2 感染に気がつくことができる観察項目

全身状態	SIRS症状の遷延化（3日を過ぎても2項目以上あるときは疑う） ①体温＞38℃，あるいは＜36℃ ②脈拍90回/分以上 ③呼吸数＞20回/分あるいは$PaCO_2$＜32Torr ④WBC＜12,000/μLか，＜4,000/μL，あるいは＞10％幼若球
局所の異常	創部の発赤・腫脹，圧痛，排膿，ドレーンの性状 発熱，湿性の咳，色のついた痰 膀胱留置カテーテル内の尿の混濁，尿の培養結果 CVC挿入中で明らかに他の感染徴候がなく高熱と平熱が交互にみられる場合 下げ止まるCRP，プロカルシトニンの異常値（腹腔内の膿瘍などを疑う目が必要）

図1 スタンダードプリコーションの1つ，個人防護具

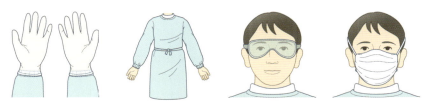

手袋，ガウン，ゴーグル，マスクなどの個人防護具を身につけ，血液など感染性物質から健常な皮膚や粘膜を保護するために着用する．

基本用語

サイトカイン
さまざまな細胞にはたらきかける糖タンパク液性因子．

セカンドアタック
初回の侵襲時では多臓器不全に至らないが，2回目の侵襲が加わることによって多臓器不全を呈すること．

自然免疫
マクロファージや樹状細胞が病原体や異物を貪食する免疫．

獲得免疫
マクロファージや樹状細胞が提示した抗原をもとに，キラーT細胞が傷害を受けた細胞を殺傷する細胞性免疫と，ヘルパーT細胞やB細胞が抗体を産生し，抗原抗体反応により病原体・異物を破壊する体液性免疫がある．

スタンダードプリコーション
標準予防策．手指衛生，個人防護具（手袋・ガウン・マスク・ゴーグルなど），環境に対する注意，安全な注射処置などを行う．

血糖コントロール

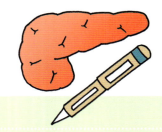

> **基本ポイント**
> - 術後は非糖尿病患者でも高血糖状態になる
> - 重症患者ではスライディングスケールを使用
> - 血糖値が変動するタイミングを予測して管理

　術後は，糖尿病の有無にかかわらず高血糖の状態になります．血糖値が高い状態が続いた場合，白血球の遊走性の低下から，創傷治癒の遅延による縫合不全や周術期感染症が起こるリスクが高まります．

　そのため，術後は血糖測定を行い，インスリンを用いた血糖コントロールが必要です．多くの施設でクリニカルパスに組み込み，目標血糖値を設定した血糖コントロールをしています．

術後高血糖

　大手術や外傷，感染症など侵襲が加わったときには，非糖尿病患者でも高血糖になります．この状態を外科的糖尿病(surgical diabetes)とよびます．

　侵襲下では，血糖値を下げる唯一のホルモンであるインスリンの分泌低下，インスリン抵抗性の増大が起こります．一方，血糖を上げるグルカゴン，カテコールアミン，コルチゾール，成長ホルモンなどの分泌が亢進します．この結果，身体は高血糖にさらされやすくなります．

術後血糖コントロールの意味

①高血糖状態では

　高血糖の状態は，身体に①術後の創傷治癒遅延，②免疫が低下し感染リスクが増大，③浸透圧利尿による循環血液量の低下，などの影響を及ぼします．術後の生体反応による高血糖を放置せず，厳密な血糖コントロールを行うことは，感染リスクを減少させます．

　血糖コントロールの重要性は，2001年にVan den Bergheら[1)2)]が強化インスリン療法(IIT)の論文を発表し，血糖コントロールが術後管理のトピックとなりました．その後NICE-SUGARスタディ[3)]などの検証が行われ，目標血糖値が低すぎる場合の低血糖が総死亡率を増加させる弊害が明らかになりました．

②目標血糖値

　現在では，**目標血糖値を140～180mg/dL**とする施設が多くなっています．日本版敗血症診療ガイドライン[4)]では「180mg/dL以上の高血糖に対してインスリンプロトコールを開始する」ことと，「血糖値を80～110mg/dLに維持する強化インスリン療法は行わない」ことが推奨されています．

　実際のコントロール値は患者背景により異なるため，ケースごとに医師の指示のもと行います．

血糖コントロール法

　術後の血糖コントロールは，輸液にインスリンを添加する方法や皮下注射もあります．**重症者では，インスリン投与量をコントロールしやすいスライディングスケールを使用した静脈内持続投与**で行う方法を選択します．

　食事が開始になると皮下注射のスライディングスケール法を用いて包括指示として行う施設が多いようです．しかし，いまだ明確なコントロールの基準はなく，現状では各施設において多様な管理がなされています．

血糖の変動に注意

　臨床における**血糖コントロールのポイントは，血糖値が変動するタイミングをおさえる**ことです．

　通常，手術当日は絶食であり，輸液もグルコースが少ないものが投与されています．手術翌日の輸液の変更や状態安定後の食事開始など，投与カロリーが変化するときは，血糖値が変動しやすいため注意が必要です．

　ほかにも，開心術後の数時間，高カロリー輸液への変更，ステロイド使用などのタイミングで変動が大きくなります．食事摂取量や輸液カロリーの変化を考えず測定値だけで血糖管理を行っていると，思わぬ低血糖や高

血糖に陥ってしまう場合があります．漫然と行わず，予測しながら行うことが大切です．

（片山雪子）

引用・参考文献
1) van den Berghe G, et al.：Intensive insulin therapy in critically ill patients. N Engl J Med, 345(19)：1359-1367, 2001.
2) Van den Berghe G, et al.：Intensive insulin therapy in the medical ICU. N Engl J Med, 354(5)：449-461, 2006.
3) NICE-SUGAR Study Investigators, Finfer S, et al.：Intensive versus conventional glucose control in critically ill patients. N Engl J Med, 360(13)：1283-1297, 2009．
4) 日本集中治療医学会Sepsis Registry委員会：日本版敗血症診療ガイドライン．日本集中治療医学会雑誌，20：124-173，2013．http://www.jsicm.org/pdf/20_124.pdf（2016年8月閲覧）

基本用語

浸透圧利尿
浸透圧により尿細管内の浸透圧が上昇し，浸透圧を等張に保つためにナトリウムと水の再吸収が減少するという利尿作用．

強化インスリン療法
本稿で取り上げた，周術期に厳密な血糖コントロールを行うIIT（intensive insulin therapy）と，糖尿病治療の中で食前に速効型インスリンを用いて生理的分泌に近いものにする治療法がある．まったく同じ用語が使用されているため，どちらの意味で使われているか確認が必要である．

スライディングスケール
術後や感染症などで血糖が日々変化する場合，一時的に血糖に応じてインスリン注射を決定する方法．血糖値が高くなるにつれてインスリン量を増やしていく．

ここも注意

インスリン投与による低カリウム血症
インスリンはカリウムを細胞内に移動させるため，インスリン投与量が増えると低カリウム血症になります．血糖コントロール中は，カリウム値の変動にも注意が必要です．

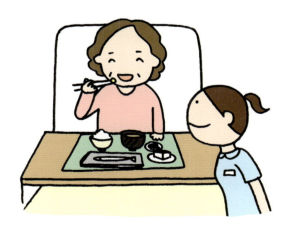

ドレーン管理

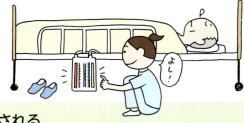

> **基本ポイント**
> - 治療，感染予防，創部の情報観察のために留置される
> - 排液の性状や量の変化を観察し，感染徴候などに注意する
> - 固定の仕方を工夫し計画外抜去などされないようにする

ドレーンは体に留置される管のことであり，ドレーンを挿入して体内に貯留した血液や体液，膿などを排出することをドレナージといいます．手術後の患者に多く実施されているドレナージですが，目的はさまざまあり（図1），手術後のみならず，治療方法の1つとして使用されます．

ドレナージの目的

①治療的ドレナージ

気胸で虚脱した肺を拡張させるための胸腔ドレナージ，感染や炎症によって体内に貯留した膿や血液，体液などを排出させるためのドレナージなど，疾患に対する治療を目的に留置されます．

②予防的ドレナージ

術後，体内に貯留する血液や消化液，滲出液などを排出して，感染を予防するために留置されます．胸腔，腹腔（ダグラス窩，レトウス腔など），皮下，頸部など，手術によってさまざまな場所に留置されます．

③インフォメーション（情報）ドレナージ

出血や縫合不全，感染などについて，排液から創部や体内の情報を観察するために留置されます．

このほかに，頭蓋内圧のコントロールを目的として脳室や脳槽に留置されるドレーンや，下行大動脈手術患者の対麻痺予防などを目的に留置されるスパイナルドレナージなどがあります．

ドレーンの方法

閉鎖式ドレーンは，体内に留置されたドレーンと排液をためるバッグをチューブなどで接続する方法です（図2，3）．

外界との交通が少なく，陰圧を発生させて持続的に吸引する陰圧式ドレナージの場合，逆行性感染の予防にもなります．陰圧を発生させずに自然流出させる方法の場合，バッグの位置により排液が逆行する可能性もあります．

開放式ドレーンは，ペンローズドレーンなど，留置されたドレーンの出口が開放された状態のものであり，排液はガーゼなどで吸収します．排液の性状がわかりやすいですが，感染のリスクが高くなります．

ドレーン挿入中の注意点

ドレーンは，体内に貯留した体液を排出するのが目的なので，**その性状や量の変化を常に観察し，アセスメントする必要があります**．たとえば，淡々血性であった胸腔ドレーンの排液が急に血性になった場合は出血が疑われ，漿液性であった横隔膜下ドレーンの排液が便汁様になった場合は縫合不全や感染が疑われることになり，緊急手術の適応となる可能性もあります．

また，**ドレーン挿入部の発赤や熱感，腫脹などの異常にも注意**しなければなりません．異常を認める場合は感染の可能性が高く，ドレーン排液の性状変化や血液データなどと合わせて観察する必要があります．

体動の多い患者であれば，ドレーン挿入部の痛みの増強や，ドレーンの計画外抜去の危険性もあります．**引っぱられないような位置にドレーンを固定する，固定のテープを増やしたりテープの種類を変えたりして強化するなどの工夫が必要**となります．さらに，体動によりドレーンが屈曲したり，ベッドの隙間などにドレーンが挟まれたりする可能性もあるため，患者が動いたあとやヘッドアップしたあとは，ドレーンチューブの位置を確認することが大切です．

（片山美樹）

引用・参考文献
1）道又元裕監：はじめてでもすぐできる・すぐ動ける ドレーン管理デビュー．p.10-13, 学研メディカル秀潤社，2015.

図1 ドレナージの目的

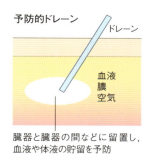
予防的ドレーン
臓器と臓器の間などに留置し、血液や体液の貯留を予防

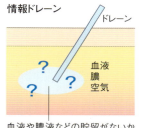
情報ドレーン
血液や膿液などの貯留がないかの情報を得る

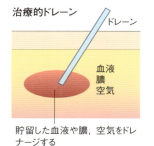
治療的ドレーン
貯留した血液や膿、空気をドレナージする

図2 チェスト・ドレーン・バック（持続吸引）

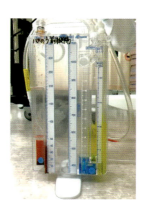

図3 排液バッグ（自然圧）

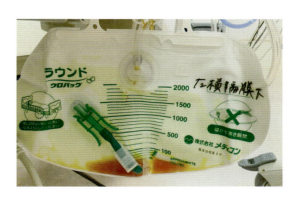

基本用語

ダグラス窩
直腸と子宮の間にある腹膜腔．

レチウス腔
膀胱の前部にある脂肪・結合組織で満たされた腔．恥骨後腔．

対麻痺
両側下肢の麻痺．

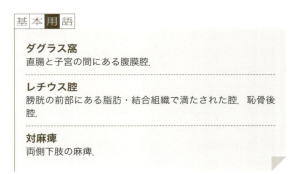
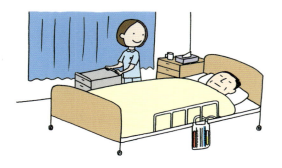

早期離床

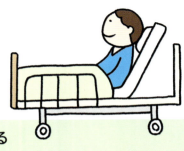

 基本ポイント
- 安静による回復遅延を避け，術当日から早期離床を考える
- 病態・リスクを評価し離床可能かどうか常に評価する
- 離床のメリットの説明や介助の工夫で患者から協力を得る

早期離床のメリット

術後患者の安静は，術部の安静による治癒の促進や呼吸循環仕事量の減少など，身体の負担を軽減します．しかし**安静は，呼吸機能の低下やせん妄の発症，廃用症候群の合併など回復を遅延させるため，術後早期から離床することが重要です**．では，早期とはいつから行うのでしょうか．

通常は術後第1病日から始めますが，術後回復力を強化するためのプログラムERASでは，結腸開腹切除術において，手術当日に2時間，術翌日以降に6時間の離床を推奨しています[1]．このように，早期離床の早期とは，術翌日ではなく，術当日から考える時代になってきているのです．

安全管理

一方，手術侵襲は身体防御反応により，呼吸循環動態が変動しやすいため，患者の病態・リスクを評価し安全に離床を行う必要があります．早期離床の基準として，血圧，脈拍，不整脈などのバイタルサインを中心とした，アンダーソン改訂基準（土肥による）（**表1**）があります．そもそも，積極的な離床を行うことができるのかを，現病歴やバイタルサインをはじめ，意識状態，鎮静の有無，投与薬剤，栄養状態なども評価したうえで，離床可能か判断します．

また，離床の途中でも患者の状態は変化します．**離床を中止するべきか，いったん中止するが回復を待って再開するべきかなど常に評価が必要**です．

実施可能と判断しても，急激な離床は起立性低血圧をきたしてしまいます．予防のため，受動坐位→端坐位→立位→歩行と段階的に実施します．さらに，受動坐位時は，徐々に頭部を挙上する角度を上げ，その角度にすこしずつ慣らしていくことも重要です．

パスに乗らない場合

しかし実際には，術後パスに乗らない，患者の協力が得られない場合もあります．そんなときは，まずは原因を考えます．

たとえば貧血がある場合，SpO$_2$は正常でも組織は酸素不足で低酸素症の状態になるため，呼吸困難感や倦怠感を自覚し，「離床したくない」と感じます．また，痛みがある場合は「じっとしていれば痛くないから動きたくない」「鎮痛薬は使いたくない」という患者もいます．その際は，**痛みが生体にとって悪影響であること，鎮痛薬を使用しても離床するメリットを納得していただく必要があります**．

そのほか，整形外科患者では，患側荷重禁止の指示のとき，健側だけで立位をしなくてはいけない場合など，患者の不安は計りしれません．**健側だけでの立位方法を事前に説明したり，術前から練習したり，さらに患側の足先だけでなく全体を支え，患者の股関節の柔軟性に合わせた挙上角度にするなど，介助のしかた1つで不安が軽減し離床が可能になるかもしれません**．

また，ICU入室患者など手術侵襲の大きな場合は，翌日以降まで鎮静している場合もあり，当然早期離床はむずかしくなります．その際は，他動的関節可動域訓練が主体となり，覚醒してから自動的な運動やベッド上坐位を行います．さらに，離床に向けてポジショニングや気道クリアランス，頸頭部・胸部の可動域維持などの呼吸リハビリテーションやせん妄予防ケア，また栄養管理が重要になります．

＊

早期離床は，患者が安心して「起きる」と自発的に思えるようなかかわりが必要であり，逆に患者が「起きたい」と言っても状態によってはストップをかけることも必要です．そのためには，モニタリング，アセスメント，

表1　訓練可否判定：アンダーソン改訂基準（土肥による）

Ⅰ　運動を行わないほうがよい場合
・安静時脈拍数120/分以上　　・拡張期血圧120mmHg以上　　・収縮期血圧200mmHg以上 ・労作性狭心症を現在有するもの　　・新鮮心筋梗塞1か月以内のもの　　・うっ血性心不全の所見の明らかなもの ・心房細動以外の著しい不整脈　　・運動前，安静時に既に動悸，息切れのあるもの

Ⅱ　途中で運動を中止する場合
・中等度の呼吸困難，めまい，嘔気，狭心痛などの出現　　・脈拍数が140/分を超えたとき ・不整脈（期外収縮）が1分間10回以上出現　　・頻脈性不整脈　　・徐脈の出現 ・収縮期血圧40mmHg以上　または拡張期血圧が20mmHg以上上昇したとき

Ⅲ　運動を一時中止し，回復を待って再開する場合
・脈拍数が運動前の30％以上増加したとき．ただし　2分間の安静で10％以下にもどらぬ場合は中止するか，きわめて軽労作のものにきりかえる ・脈拍数が120/分を超えたとき　　・1分間に10回以下の不整脈（期外収縮）出現　　・軽い動悸，息切れの出現

土肥豊：片麻痺における心疾患の合併と治療上のリスク．理学療法と作業療法，5(6)：441，1971．より転載

合併症の予測，開始と中止および過程の評価など他職種で協働することが最も重要といえます．

（露木菜緒）

引用・参考文献
1) 若林秀隆：術後リハビリテーションの実際ーICU．総合リハビリテーション，41(5)：431-437，2013.

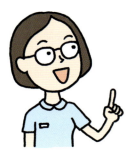

術後パスに乗らないときは，原因を考えてみましょう．痛みなのか，不安なのか，鎮静によるものなのか，原因に沿ったアプローチを行います．

基本用語

廃用症候群
安静や活動性低下により，筋萎縮，関節拘縮，心機能低下などが生じた状態．

ERAS
enhanced recovery after surgery，術後回復強化プログラム．

他動的関節可動域
自己以外の力によって関節を動かせる範囲．

気道クリアランス
気道内に貯留する痰などの異物を移動・排出させる能力．

呼吸リハビリテーション
呼吸障害患者を対象に症状軽減などを目的とした包括的な医療介入．体位管理，気道クリアランス法，呼吸練習，早期離床，運動療法，患者教育など．

栄養管理

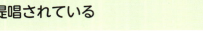

 基本ポイント

- 侵襲による異化亢進で誰でも栄養障害の危険性がある
- 侵襲が少ない場合は，術後24時間以内の流動食の早期経口摂取
- 経口摂取が行えなくても，早期の経腸栄養が提唱されている

術後患者の栄養障害が，創傷治癒の遅れや免疫能低下による感染性合併症を引き起こし，入院期間の延長や死亡率の増加をまねくことは古くから知られています．しかし現実には，入院中の約30〜40％程度の患者がなんらかの栄養障害を抱えているという報告もあり，病院における栄養障害はいまだ未解決の問題といえます．

とくに高齢者や慢性疾患の合併，化学療法後の術後患者の場合には，術前よりすでに栄養障害を抱えていることも多くあり，問題解決をさらに困難にしています．

手術による侵襲と栄養の関係

実は，侵襲と栄養はとても密接に関係しています．侵襲による異化亢進は，本来，侵襲によって食事が摂取できない状況下でも生命を維持するために生体が獲得した生きる術であるため，炎症や感染が終息しなければ異化も亢進し続けます．そして筋タンパクや脂肪組織など内因性エネルギーを作り出す材料がなくなれば，やがては生命の維持が困難となります．

このような状況で外部から栄養を摂取しても，栄養分は内因性エネルギーの産生へ回されずに，異化亢進を止めることができません．そればかりか，外部からの過剰な栄養投与は，高血糖や炭酸ガス産生増大など栄養ストレスとよばれる悪影響を及ぼします．

このように侵襲が加わる術後患者は，常に栄養障害が発生してしまう危険性をはらんでおり，術前からの栄養障害がある場合や大手術による過大な炎症が加われば，さらに危険性が高まります．しかし，現時点では侵襲を定量化する方法がなく，どの程度の異化亢進や内因性エネルギー産生が行われているのかは把握できないため，術後の栄養管理をさらに困難なものとしています．

術後の栄養管理の問題点と方法

①重症度や侵襲が少ない場合

単一臓器の手術などの比較的重症度や手術侵襲が少ない場合は，**術後24時間以内の脂肪や食物繊維を含まない流動食の早期経口摂取**が提唱されており，とくに結腸切除術でのERASプロトコル[1]が普及しています．術後にしばしば問題となる麻痺性イレウスに対しても，早期の経口摂取自体が有効な治療の1つとして考えられており，その後の通常食への移行を促進できます．

近年の術後栄養管理の基本コンセプトは絶食にしないということであり，ERASは周術期栄養管理方法として注目され，上部消化管手術やその他の手術でもその有効性が報告されています[2]．

②重症度や侵襲が大きい場合

緊急手術や複数臓器手術での重症度が高い場合など，**経口摂取が行えない場合でも，術後の循環動態が安定すれば，24〜48時間を目標に早期の経腸栄養**が提唱されています[3]．とくに腸管は，人体最大の免疫臓器であると考えられており，早期経腸栄養自体が感染制御にとって有益に働くと考えられています．

しかし重症病態の場合，内因性エネルギー産生増大の問題があり，目標エネルギーの早期到達は過剰栄養となる可能性もあることから，**入院初期の1週間は48〜72時間で目標エネルギーの80％の投与**が推奨されています[3]．

必要エネルギー量の算出方法は，間接熱量計での測定結果や推算式による算出などさまざまな方法があります．基本的には25kcal/kg（理想体重）/日程度として調整すればよいとされていますが，栄養障害やリスクを評価する信頼性の高い評価指標がまだないというのが実情です．

（平敷好史）

ERAS：enhanced recovery after surgery，術後回復強化

引用・参考文献
1) Fearon KC, et al.: Enhanced recovery after surgery: a consensus review of clinical care for patients undergoing colonic resection. Clin Nutr, 24(3): 466-477, 2005.
2) Elia M, et al.: Enteral (oral or tube administration) nutritional support and eicosapentaenoic acid in patients with cancer: a systematic review. Int J Oncol, 28(1): 5-23, 2006.
3) McClave SA, et al.: Society of Critical Care Medicine; American Society for Parenteral and Enteral Nutrition. Guidelines for the Provision and Assessment of Nutrition Support Therapy in the Adult Critically Ill Patient: Society of Critical Care Medicine (SCCM) and American Society for Parenteral and Enteral Nutrition (A.S.P.E.N.). JPEN J Parenter Enteral Nutr, 40(2): 159-211, 2016.

> **基本用語**
>
> **侵襲**
> 侵襲とは，人間の内部環境の恒常性を乱す刺激であり，具体的には，手術や炎症，感染などが挙げられる．

輸液管理

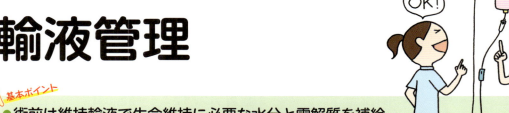

基本ポイント
- 術前は維持輸液で生命維持に必要な水分と電解質を補給
- 術中は細胞外液製剤で循環血液量を増やす
- 術後も細胞外液製剤が中心だが，利尿期を考慮して輸液量を調整する

　手術侵襲は，出血や体液の喪失だけでなく，水・電解質バランスも変動し，エネルギー代謝も変化します．さらに，周術期の輸液管理は，呼吸・循環動態とも直結するため，輸液管理はきわめて重要です（**表1**）．

術前輸液

　術前輸液は，経口摂取制限に対して行われる維持輸液であり，生命維持に最低限必要な水分と電解質の補給のために行われ，脱水に陥りやすい小児や高齢者ではとくに重要です．

　通常は，**細胞内液に近く，糖を含んだ維持輸液製剤を，術当日朝より**施行します．投与量は，4-2-1ルール（**表2**）による計算方法が一般的です．なお，長期間経口摂取が不可能な患者や低栄養の患者は，術前から中心静脈栄養による栄養状態の改善や電解質異常の補正が必要となります．

　また，**術中は体位やドレープなどにより，点滴刺入部の観察ができず，閉塞などのルートトラブルに気づくのが遅れる可能性があります．**そのため，術直前に刺入部の固定や滴下状況を確認しましょう．また，複数の薬剤を間違えないように，あらかじめ投与ルートに薬剤名を貼るなどの工夫も必要です．

表1　周術期の輸液管理の目的

1	体液バランスの維持
2	脱水・電解質・アシドーシスの補正
3	出血などによる循環血液量喪失の補正
4	薬剤の投与経路
5	栄養補給

長谷川隆一：輸液・輸血．クリティカルケア実践の根拠，照林社，p.264，2014．より引用

術中輸液

　手術侵襲により，抗利尿ホルモンの分泌が促進し，尿量減少，水分貯留が起こります．さらに，組織・臓器の浮腫，微小循環障害が生じ，非機能的細胞外液（サードスペース）に水分が移動し，循環血液量の減少が起こります．したがって，**術中は細胞外液に近い成分で，Naを多く含み，循環血液量を増やす効果が比較的高い**

表2 4-2-1ルール

全体重の10kgまで　　4mL・kg^{-1}・時$^{-1}$
10〜20kg　　　　　　2mL・kg^{-1}・時$^{-1}$
20kg以上　　　　　　1mL・kg^{-1}・時$^{-1}$

例：体重60kgの成人では
[10kg×4mL]＋[(20-10)kg×2mL]＋[(60-20)kg×1mL]＝100mL/時
＜1時間に必要な維持輸液量は100mL＞

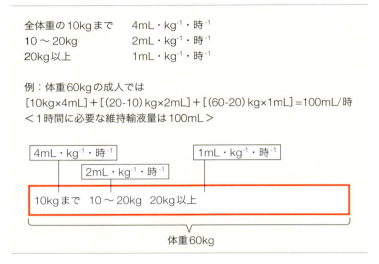

表3　手術部位とサードスペースへの移行量

単位：mL・kg^{-1}・時$^{-1}$

脳外科手術	2〜5
顔面・表在性手術	0〜5
開胸手術	5〜10
開腹手術（上腹部）	10〜20
開腹手術（下腹部）	5〜15
耳鼻科・整形外科	0〜10

澤田敦史，山蔭道明：術中の輸液管理とケアはどうしたらいいの？．輸液管理とケアQ&A，総合医学社，p.151，2007．より引用

表4　術中に投与されるべき水分量

術前脱水量	4-2-1ルールで計算
維持量	4-2-1ルールで計算
血管拡張による代償水分	5〜7mL/kg
出血	出血量の3〜4倍
サードスペースへの水分移行	表3参照
不感蒸泄	1〜2mL・kg^{-1}・時$^{-1}$

これらの総和を輸液として投与する．

森永俊彦：周術期輸液管理と体液ケアを行う．急性・重症患者ケア，2(1)：232-240，2013．より引用

細胞外液製剤を用いて十分な輸液量を確保することが必要です．

　サードスペースへの移行量は，手術部位によって異なります（表3）．また，術中は不感蒸泄，術野からの蒸散，出血，麻酔による血管拡張による血管内容量の減少（代償水分）も加えて輸液量を考えます（表4）．

　そのほか，ルートが床に落ちると感染源になる，ルートを踏んで抜去の原因にもなるため，輸液ルートの管理も必要です．

術後輸液

　術後は，循環血液量を維持するため，十分な輸液量の確保が基本です．したがって，**細胞外液製剤を中心に投与**する方法が一般的に用いられています．しかし，循環血液量維持のために輸液量が過剰となりやすく，この時期の過剰輸液が，サードスペースへの水分貯留増加，呼吸・循環系への負担ともなります．

　そこで近年は，組織灌流量を保持する作用も報告されている膠質液（アルブミン製剤などコロイド輸液）を用いる方法も報告されています[1]．サードスペースへの移行は術後6〜12時間がピークで，その後利尿期を迎えます．この時期は，術直後の半量程度まで輸液を制限し，必要時は少量の利尿薬も考慮します．

　術後は，**循環動態の変動が起こりやすいため，バイタルサイン，血液検査，尿量，胸部X線，中心静脈圧などを参考に，輸液量の調整を行います．**

（露木菜緒）

引用・参考文献
1) 早瀬知ほか：周術期輸液と予後．ICUとCCU，35(4)：307-312，2011．

術前・術後ケアと尿・便・体温の疑問解決 / 周術期の全身管理

基本用語

維持輸液
水分を身体全体に分布させるために，血漿と浸透圧が等張な生理食塩水と5%ブドウ糖液を混合したもの．電解質が低張で，電解質濃度が高いほうから1号，2号，3号となる．経口摂取ができないときに身体の恒常性を維持するための必要最小限の電解質を含んでいるため，代謝に必要な水・電解質を補給するのに使用される．

4-2-1ルール
維持輸液量の計算方法．表2参照．

抗利尿ホルモン
ADH (antidiuretic hormone)，バソプレシン．尿細管に作用して水分の再吸収を促進する．

サードスペース
ファーストスペースである細胞内液，セカンドスペースである細胞外液以外のスペース．非機能的細胞外液，組織間隙とは違う隙間空間．

細胞外液製剤
生理食塩水や乳酸リンゲル液など血漿と浸透圧が等張な液．Na含有量が多いため，短時間で投与すれば循環血液量を増加させる働きもあり，さまざまなケースで第一選択となりやすい．

不感蒸泄
発汗以外の，皮膚や呼気からの水分損失．

膠質液
アルブミン，デキストラン，HESなど浸透圧の高い物質が含まれている液．浸透圧作用により血管内に水分が移動するため，急性の出血時などに使われる．

精神的ケア

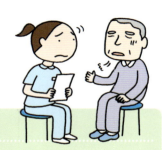

- 手術を受ける患者へは，不安を軽減させるようなケアを行う
- 強い痛みやストレスは術後せん妄を惹起させる
- 具体的には，認知の促進，情動的支援，リラクゼーションなどを行う

　手術を受ける患者は，心身ともに危機的状況となるため，双方の介入が必要となります．しかし，近年の平均在院日数短縮によって，術前の心理的準備や術後のセルフケア不足，とくに高齢者支援の困難性を生じている実情もあり[1)]，術前・術後の精神的ケアはむずかしくなっています．

　本稿では，手術を受ける患者の不安に着眼し，精神的ケアの在り方とその重要性について解説します．

手術を受ける患者に対して精神的ケアが必要なのはなぜ？

　手術を受けようと決断した患者は，病気を告知され，さまざまな苦悩や葛藤を抱えながら「完治したい」「今よりもよい状態になりたい」「生きたい」と思い，手術を受けるための意思決定の過程をたどります．つまり，再び健康である心身を取り戻すと信じて手術にのぞむ過程には，多くのストレスが存在するのです．

　ストレスの要因には，手術そのもの，手術によって生じる苦痛や機能障害，家族や社会的役割の変化など多岐にわたります（図1）．そこで看護師は，患者がそれらのストレス要因に対処できるような支援が求められます．なぜなら，手術を受ける患者の意欲は，図1に示したように術後の回復に大きく影響するからです．

　精神的ケアが不適切であった場合，患者に不安や恐怖感が増幅し，誤った認識や不適切なコーピングが生じます．その結果，患者は心理的危機に陥り，術後の痛みの増強など身体的影響を及ぼします．また，離床は進まず，術後せん妄などの合併症を誘発させ，さらには，慢性の痛みや長期臥床に伴う廃用性障害，認知機能低下など社会復帰を阻み，患者の希望から遠ざかる結果となり，QOLが著しく低下します．

図1 手術を受ける患者の不安から生じる影響

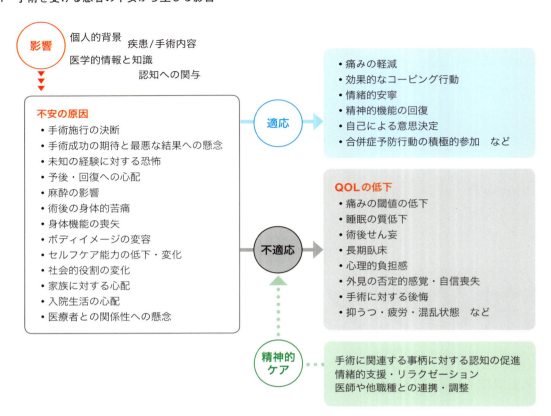

手術を受ける患者に対する精神的ケア

　精神的とは，「人間の心．心のはたらき．物事に対する心の持ち方．気構え．気力（三省堂 大辞林より）」の意味があります．言い換えると，**手術を受ける患者への精神的ケアとは，手術に関連して生じる心のさまや手術に関連した事柄すべてに対する心の持ち方をよい方向に導く介入**を示します．

　手術を受ける患者は，さまざまな要因で不安を感じ，反応を示し，心の持ち方に影響します．ここでは「不安の軽減をはかるケア」を精神的ケアとしました（表1）．とくに，表1の①と②の介入を同時に行う必要があります．理由は，情緒的安定がはかれないと正しく理解できず，患者は混乱状態に陥ります．一方で，誤った理解は情緒的に不安定になるからです．

　よって，図1で示した不安原因から患者の状況をアセスメントし，術前・術後のどの時期に関与することが患者にとって最も効果的であるかを考え，精神的ケアを実施することが望まれます．

術後せん妄予防における精神的ケアの重要性

　せん妄とは，意識の混濁や知覚のゆがみ，多動，予測不能な変化，不眠あるいは睡眠・覚醒周期の逆転，性格障害などさまざまな症状を呈する症候群です．これは，脳が機能不全をきたし，その脆弱性に加えて，種々の要因が加わることで発症すると考えられています[6]．

　発症の要因には，環境変化，心理不安，性格傾向，鎮静系薬物の離脱，中枢性抗コリン薬，睡眠・覚醒リズム障害，脳血流低下，内分泌障害，代謝障害，鎮静系薬物があるといわれています[6)7]．

　せん妄発症には痛みも関与します．図1に示したように，強度な不安は痛みの閾値を下げるため，術後の痛みの緩和をむずかしくします．さらに，脳で認知された**「痛み」は，同時に「快・不快，おそれ，怒り」などの感情も引き起こし**，痛みと情動による悪循環が生じます．

　強い痛みは，持続することで過覚醒となり，記憶の病的な亢進状態を引き起こします．また，侵襲による組織

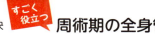

表1 手術を受ける患者への精神的ケア

介入	内容
①手術に関連した事柄に対する認知の促進	病気や手術，治療とその環境などに対する正しい理解の支援 術後合併症予防に対する正しい理解と行動の継続支援 術後の状況（離床，排泄，痛みの管理など）に対する情報提供 痛み緩和の正しい理解の支援 主体的な意思決定（治療の決定など）に対する支援 退院後の生活に対する正しい理解の支援 機能障害，喪失に対する受容の支援
②情緒的支援	混乱の程度と見きわめ，誤解の是正 術前の不安に対する傾聴，意図的なタッチング 共感的な対応，受容的・支持的な対応，温もりを感じる対応 不安や恐怖に対する対処行動の支持
③リラクゼーション	深呼吸，アロマテラピー
④医師や他職種との連携・調整	医師説明時（IC）の同席（医師とのコミュニケーション支援） 麻酔科医や手術室看護師の術前訪問 検査スケジュールへの患者参与のための医療者連携

文献2,3,4,5)をもとに作成

損傷や炎症によるストレスホルモンは，不安や不眠，記憶への影響を及ぼすことで，術後せん妄を惹起させます．

（西村祐枝）

基本用語

コーピング
ストレスへの対処法．ストレスの要因やストレスによる感情にはたらきかけて，ストレスを緩和したり除去したりすること．

IC
informed consent，インフォームド・コンセント

引用・参考文献

1) 高島尚美ほか：在院日数短縮に伴う消化器外科系病棟における周手術期看護の現状と課題―全国調査による病棟看護管理者の認識―．Journal of Japan Academy of Critical Care Nursing，5(2)：60-68，2009．
2) 村川由加理ほか：我が国における術前不安の素因と影響要因および看護援助に関する文献考察．Journal of Japan Academy of Critical Care Nursing，7(3)：43-50，2011．
3) 水野道代：周手術期にある人への看護援助 手術に対する不安・恐怖への援助．成人看護学 周手術期看護論，p.51-52，ヌーヴェルヒロカワ，2009．
4) 益田美津美：血管内手術を選択した未破裂脳動脈瘤患者が抱く 不確かさの構造と経時的変化に基づく看護支援の検討．Journal of Japan Academy of Critical Care Nursing，8(3)：1-14，2012．
5) 若崎淳子ほか：周手術期にある乳がん患者の心理的状況 ―初発乳がん患者により語られた内容の分析から―．Journal of Japan Academy of Critical Care Nursing，2(2)：62-74，2006．
6) 和田健：せん妄の臨床．p.32-41，新興医学出版社，2012．
7) 一瀬邦弘編：精神医学レビュー せん妄．ライフサイエンス，1998．

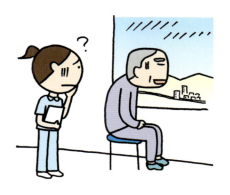

術後合併症の予防

- 術前は，禁煙指導，SSI予防，呼吸訓練を行う
- ドレーンや血圧，脈拍，尿量のチェックで出血を見逃さない
- 呼吸器合併症，SSI，VTEなどそれぞれ予防するケアを行う

　術後合併症の発生は「手術はうまくいったのに合併症で死亡した」という不幸な転帰をたどったり，術後のQOLを著しく低下させます．よってその予防は，手術そのものに匹敵するほど重要です．ここでは，術後合併症予防について概説します．

術前ケア

①禁煙指導

　喫煙者は，気道分泌物の増加，気道過敏性の増大，繊毛運動の低下による肺合併症が有意に高くなるだけでなく，ヘモグロビン濃度を上昇させ，血小板凝集を促進して血栓症発症のリスクを高めることが知られています．**手術が決定した時点から禁煙の必要性を説明し，喫煙と周術期合併症を関連づけたかかわりが重要です．**

　また，去痰薬や粘液融解薬入りのネブライザーを術前から行い，気道の痰量を減少させ，気管支の炎症を抑制して術後の痰量を減少させる気道のクリーニングを行うこともあります．

②手術部位感染（SSI）予防

　SSIは，在院日数や死亡率，医療費を増大させるとして，CDCが1999年に発表したSSI防止ガイドライン[1]に基づいた予防策がとられています．術前管理の概略を表1に示します．

③呼吸訓練

　呼吸機能低下が予測される患者には，術前から腹式呼吸練習，インセンティブスパイロメトリー（コーチ2®など）を用いた呼吸機能訓練が行われます．肺胞そのものをよくすることはできませんが，呼吸筋の増強や呼吸のしかたを訓練することにより，肺活量や1秒量を増やすことができます．

　呼吸機能が悪い患者では，呼吸筋のストレッチや運動訓練などの呼吸リハビリテーションが必要になる場合もあります．

術後ケア

①術後出血

　再手術が必要となることもある重篤な合併症の1つです．

　ドレーンからの排液量を経時的に観察して見きわめます．ドレーンの閉塞や排液できない部位からの出血を見逃してしまう可能性があり，注意します．

血圧低下，脈拍上昇や尿量低下が認められるときは，顔色や眼球結膜の色調，血液検査のデータも合わせてチェックします．

②呼吸器合併症

　無気肺や肺炎が，術後早期に最も注意すべき合併症です．

　痰を喀出することや体の向きを変えることができないと，喀痰や流れ込んだ血液などが気管支腔を閉塞し，約12時間で肺内の空気が吸収されて無気肺が完成されます．そして病原微生物が増殖すると，肺炎を発症します．

　術後の痛みのコントロールを十分に行い，排痰と気道への流れ込みを防止する体位を工夫します．

③手術部位感染（SSI）予防

　創部の縫合創には，湿潤や保温など治癒に適した環境を維持するため，ドレッシング材で被覆したままとします．術後48時間経過すると創部は上皮化され細菌の侵入はなくなるので，ドレッシング材の除去やシャワー浴が可能となります．

　ドレーン管理では，ドレーンを屈曲させないことやずれないように固定することが大切です．ドレーン挿入部の消毒は必要ありませんが，菌が繁殖しないよう体液汚染時には交換します．

表1　SSI防止ガイドライン[1]の主な術前管理の要点

1	術前の除毛は行わない．除毛の必要がある場合は，術直前にクリッパー（専用のバリカン）を用いて行う．カミソリは使用しない．
2	少なくとも手術前の夜には，石鹸や消毒薬を用いたシャワー，または入浴を行う．
3	術前から糖尿病（血糖値）をコントロールする．
4	遅くとも手術予定日の30日前からタバコ，葉巻などのタバコ類を中止するように指導する．
5	患者の術前処置が可能な限り，術前の入院期間を短縮する．
6	手術予定日前に遠隔部位感染を明らかにして治療を行う．感染が治癒するまで手術を延期する．

④静脈血栓塞栓症（VTE）

　VTEとは静脈系閉塞のことで，下肢の深部静脈血栓症（DVT）および肺血栓塞栓症（PE）が含まれます．手術そのものによる血液凝固能の亢進に加え，長時間手術や術後の安静で末梢の血流停滞があり，血栓症が生じやすくなります．予防としては，脱水状態の改善，術中からの弾性ストッキング装着や間欠的空気圧迫法，早期離床，積極的運動などが行われています．

　血栓形成のリスクが高い場合は，未分画ヘパリン，低分子ヘパリンなどの薬物療法を積極的に行います．

（石井はるみ）

引用・参考文献

1) CDC：Guideline for Prevention of Surgical Site Infection, 1999. Infect Control Hosp Epidemiol, 20(4)：247-278, 1999.
2) 西野卓編：周術期の呼吸管理．p.214-215，克誠堂出版，2007.
3) 日本外科感染症学会編：周術期感染管理テキスト．p.111-126，診断と治療社，2012.
4) 中村真潮：静脈血栓塞栓症予防のガイドライン．EBnursing，7(3)：34-41　2007.

基本用語

SSI
surgical site infection，手術部位感染

CDC
Centers for Disease Control and Prevention，米国疾病管理予防センター

インセンティブスパイロメトリー
持続的に吸気を行うことで最大呼気能力を増加させ，肺胞の開存を目的とした呼吸機能訓練器具の総称．

1秒量
最大吸気位から1秒間に最大努力で呼出させた呼気量．

VTE
venous thromboembolism，静脈血栓塞栓症：下肢の深部静脈に生じた血栓が肺動脈に達して閉塞を起こす疾患．

DVT
deep venous thrombosis，深部静脈血栓症．身体の深部に位置する静脈に血栓ができ，血栓部より先端に発赤，痛み，色素沈着，腫脹を認める疾患．

PE
pulmonary embolism，肺血栓塞栓症．肺動脈に血栓や空気などが詰まり，肺血管系の循環障害を起こした状態．

間欠的空気圧迫法
末梢の静脈血の還流促進効果のために，弾性ストッキングなどと同じように下肢に装着し，深部静脈血栓塞栓症を予防する物理的方法の1つ．

抗凝固薬の種類と休薬時期

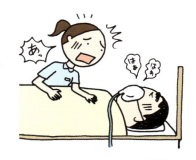

> 基本ポイント
> - 昨今は効果発現や休薬での効果消失期間が短いNOACが主流
> - 血栓・塞栓症リスクの高い症例ではヘパリン置換を推奨
> - 抗凝固薬の休薬時期は，薬剤の持続時間により異なる

抗凝固療法は，血栓塞栓症のリスクを有する心房細動患者や，深部静脈血栓症など血液のうっ滞が原因となって発生する血栓の形成を予防するために行われます．抗凝固薬を内服している患者が手術を行う場合は，出血性合併症のリスクを下げるために，抗凝固薬を中止して効果が切れたころに手術を行う必要があります．

抗凝固薬は休薬する？

これまで，経口抗凝固薬はワルファリンカリウム1種類でしたが，2011年頃から，**凝固能のモニタリングを行わなくても一定の抗凝固効果が得られる新規経口抗凝固薬（NOAC）が発売され，NOACが主流になってきています．**

NOACはワルファリンよりも効果発現や休薬での効果消失期間が短くてすむものが多いですが，抗凝固薬が中断されることによる血栓・塞栓症の発症のリスクはあります．そこで，**血栓・塞栓症のリスクの高い症例では，拮抗薬があり，かつ半減期の短い未分画ヘパリンへ置き換える「ヘパリン置換（ヘパリンブリッジ）」が推奨されています**[1]．

しかし，動脈血栓塞栓症の予防や大出血リスクの抑制効果のエビデンスは確立されていないため[2]，抗凝固薬を中止する際は，十分な説明と同意が必要です．そのほか，脱水の回避，輸液の検討も推奨されています．また，**抜歯，白内障手術，ペースメーカ手技，低侵襲の消化管内視鏡手技などでは，休薬せずに内服を継続**します．

種類と休薬時期

抗凝固薬は，正確には「抗凝固薬」と「抗血小板薬」の2種類あります．血液が固まるときは血小板と凝固因子が関与しますが，血小板を集まりにくくするのが抗血小板薬で，その後のフィブリン血栓を作りにくくするのが抗凝固薬です．

動脈など血流が早い血管では血小板の凝集を抑制する抗血小板薬を用い，静脈や肺動脈など血流が遅い血管では抗凝固薬を用います．**薬剤によって作用の持続時間が異なるため，それぞれ休薬時期は異なります**（表1）．

一方，緊急手術時はどう対応したらいいでしょうか．ワルファリンを内服している場合は，ビタミンKを投与しますが，ワルファリン以外は効果的な拮抗薬はありません．

そこで，**補助的治療や一時的処置を講じながら，可能な限り手術時間を遅らせ，薬物濃度を低下させます．**手術待機が困難な場合は，新鮮凍結血漿や，保険適用外ですがプロトロンビン複合体（乾燥ヒト血液凝固第IX因子複合体）を投与し[1]，出血した場合は一般的な止血処置を講じます．

（露木菜緒）

引用・参考文献
1) 循環器疾患における抗凝固・抗血小板療法に関するガイドライン（2009年改訂版）http://www.j-circ.or.jp/guideline/pdf/JCS2009_hori_h.pdf
2) Douketis JD, et al. : Perioperative Bridging Anticoagulation in Patients with Arterial Fibrillation. N Engl J Med, 373(9) : 823-833, 2015.

表1　手術前投与中止薬

	一般名	主な商品名	投与中止期間
抗凝固薬	ヘパリン	ヘパリンナトリウム，ヘパリンNa	プロタミン投与により中和
	ワルファリン	ワーファリン，ワルファリンK	5日前（緊急時はビタミンK投与）
	ダビガトラン	プラザキサ	2日前
	リバーロキサバン	イグザレルト	1日前
	アピキサバン	エリキュース	2日前
	エドキサバン	リクシアナ	1日前
抗血小板薬	チクロピジン	パナルジン，チクロピジン塩酸塩	10〜14日前
	クロピドグレル	プラビックス	14日前
	シロスタゾール	プレタール，シロスタゾール	2〜4日前
	イコサペント酸	エパデール	7〜10日前
	ベラプロスト	ドルナー	1〜2日前
		ケアロードLA	1日前
	サルポグレラート	アンプラーグ	1日前
	アスピリン	バイアスピリン	7〜10日前
	ジピリダモール	ペルサンチン	1〜1.5日前

浦部晶夫ほか編：今日の治療薬．南江堂，2016．を参考にして作成

基本用語

ヘパリン置換
ヘパリンブリッジ．抗凝固薬使用中に手術する際，事前にヘパリンに切り換え，術後に内服に戻す手法．ヘパリン化では，静脈注射のためすみやかに調節でき，中止期間がより短く，拮抗薬が存在するメリットがある．

フィブリン
難溶性の線維素．フィブリン安定化因子の作用でタンパク線維塊となり血栓を形成する．

新鮮凍結血漿
生体の血漿とほぼ同様の凝固因子活性が含まれるため，複合的凝固因子の補充のために用いられる．

プロトロンビン複合体
乾燥ヒト血液凝固第IX因子複合体．凝固因子製剤の1つ．

ここも注意

NOAC

novel oral anti-coagulant または non-vitamin K antagonist oral anti-coagulant．ワルファリンはビタミンK拮抗薬であるのに対し，NOACであるダビガトラン（プラザキサ®）やリバーロキサバン（イグザレルト®），エドキサバン（リクシアナ®）などは，ビタミンKと関係なく効果を発揮します．ワルファリンは納豆やクロレラなど相互作用する食品が多く，定期的にPT-INRを確認する必要があるのに対し，NOACは食事制限も必要なく，定期的な採血による凝固能のモニタリングも必要ありません．ただし，ワルファリンより薬価が高く，血液検査で効果を測定できないというデメリットがあります．

1章

エビデンスに基づいた
術前・術後管理

術前・術後管理 Q&A

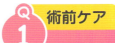

術前処置はどうやるの？

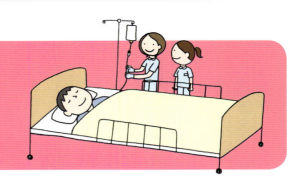

A 現在，手術部位や周辺の体毛については，手術を妨げない限り原則除毛は行う必要はないとされています．

ただし，除毛が必要な場合には，剃毛（カミソリ）ではなく電気クリッパーや除毛クリームを使用して術直前に行います．

剃毛する理由とは？

術野の除毛は，20世紀初頭には術前処置として確立されています[1]．その理由として，①術野に体毛があると手術操作に支障をきたすこと，②頭髪や体毛が細菌学的な汚染源と考えられ創感染のリスクを高めること，などの認識が確立され，実施されていました．

その方法は，カミソリを用いて術野の体毛を広範囲に取り除いて行われていました．

術前剃毛とSSIの関係

近年，剃毛は原則行わないことが推奨されています．その理由として，カミソリによる手術部位の剃毛は手術部位感染（SSI）の発生率を上昇させることが明らかとなっているためです．

カミソリで剃毛を行うと，必ず皮膚に微細な切創が生じてしまいます．微細な切創は，細菌の繁殖と密接に関連しており細菌増殖の原因となります．その結果，SSIの発生率が上昇すると考えられています．

SSIは，手術30日以内に手術操作の直接及ぶ部位に発生する感染症と定義されています．SSIが発生すると，合併症と死亡率の増加だけではなく，入院期間が延長すると報告されています．そのため，SSIの発生率が上昇するカミソリによる剃毛は推奨されていません．

除毛はどうすればいい？

手術の支障にならない限り，原則除毛は行いません．除毛が必要な場合のみ，創ができにくい電気クリッパーを使用して行います．また，除毛クリームも創ができにくく有効な手段となります．しかし，皮膚過敏反応を起こす可能性があり注意が必要です．

また，除毛から手術開始までの時間が長くなればなるほど，SSIの発生率が高くなる可能性があります．そのため，除毛は術直前または2時間以内に行うことが推奨されています[2]．

臍処置とシャワー浴や入浴

臍部のくぼみにたまった垢には，常在菌が多く存在し，臍部創におけるSSI発生の一因となる可能性があります．そのため，臍近くに切開線がかかる手術や腹腔鏡下大腸手術などの場合，臍処置が行われます．オリーブ油などを用いて臍垢を柔らかくし，臍部を傷つけず垢が残らないよう注意します．

また，皮膚切開部の消毒効果を高めるために，洗浄により可能な限り異物を除去し物理的にきれいにすることが重要です．生体消毒薬などを用いてのシャワー浴・入浴は，皮膚常在菌数を減少させる可能性があり皮膚を清潔にすることができると考えられています[3]．そのため，手術前夜や当日のシャワー浴・入浴が勧められています．

とくに高齢者や糖尿病患者，感染に対する抵抗力低下など，感染が懸念される患者の場合には有効と考えられています．

（普天間 誠）

SSI：surgical site infection，手術部位感染

引用・参考文献
1) Edlich, RF. et al.：A Scientific basis for selecting hair removal techniques. http://www.liveabled.com/manual/clipintro.cfm
2) 世界保健機関：WHO 安全な手術のためのガイドライン 2009. 日本麻酔科学会, p.39-56, 2015.
3) 針原康：手術部位感染防止. 手術医療の実践ガイドライン（改訂版）. 日本手術医学会誌, 35（Suppl）：s59-s60 2013.
4) 藤井昭：こんなに変わった！術前の体毛処理. 消化器外科NURSING, 12(4)：10-15, 2007.

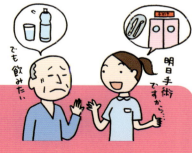

Q2 術前ケア
術直前の飲水は禁止だけれど患者が口渇を訴えている．なんでだめ？

絶飲食は，麻酔導入時の胃内容物逆流による嘔吐や誤嚥を防ぐために行われます．
しかし近年，術前絶飲食時間の短縮が推奨されています．

術直前に絶飲食する理由とは？

　術直前の患者に対する絶飲食は，麻酔導入時の胃内容物逆流による嘔吐や誤嚥を防ぐために行われます．胃内容物の嘔吐に伴う誤嚥は，ARDSなど重篤な肺合併症をきたす可能性があり，胃内容物による誤嚥を防ぐ必要があるので，術直前の絶飲食が必要となります．

　しかし近年，術前絶飲食時間の短縮が推奨されています．1つは，長時間の絶飲食は水分と電解質が喪失し脱水傾向を引き起こす可能性があるためです．一般的に，全身麻酔では導入時に血管が拡張し心臓への静脈還流量が減少して血圧が低下します．これに術前の長時間絶飲食による循環血液量減少が加わると，麻酔によりさらなる血圧低下が起こる可能性があります．

　また，長時間の絶飲食は，エネルギー不足をきたし周術期の合併症を増やす可能性も考えられています．そのほか，患者に対し口渇感や空腹感などの苦痛を与えてしまいます．そのためわが国でも，術前絶飲食時間について見直され，術前絶飲食時間の短縮が推奨されてきています．

術前の何時間前まで飲水が可能？

　日本麻酔科学会の「術前絶飲食ガイドライン」では，乳児から成人までの手術患者において，清澄水の摂取は麻酔導入2～3時間までに安全であるとしています．清澄水とは，水，茶，アップルあるいはオレンジジュース（果肉を含まない果物ジュース），コーヒー（ミルクを含まない）などが該当します．

　清澄水摂取と絶飲食を比較した研究報告では，胃内容液量は不変[2]あるいは減少[3,4]し，胃内容液pHはすべての研究において変わらないと報告されています．そのため，麻酔導入2～3時間前に清澄水摂取しても，胃内容液量と胃内容液pHの所見から，誤嚥の危険性は増加

ARDS：acute respiratory distress syndrome，急性呼吸窮迫症候群

表1　術前絶飲食について

	術前絶飲食時間
適応患者	消化管狭窄患者，消化管機能障害患者，気道確保困難が予想される患者，緊急手術患者，およびリスクの高い妊婦は適応外
術前絶飲食（飲水）	2時間前までが適当．水，お茶，果肉を含まないジュース，ブラックコーヒー
術前絶飲食（母乳）	4時間以上空けることが適当
術前絶飲食（人工乳）	麻酔導入6時間前までが適当
術前絶飲食（固形物）	・軽食摂取は麻酔導入まで6時間以上空けることが適当 ・揚げ物，脂質を多く含む食物，肉の場合は8時間以上空けることが適当

摂取物	絶飲食時間(h)
清澄水	2
母乳	4
人工乳・牛乳	6

しないと考えられています．また，患者の口渇感や空腹感などが減少し快適度が増すなどの利点も考えられています．

一方，熱量や浸透圧が高い飲料，アミノ酸含有飲料は胃排泄時間が遅くなる可能性があるので，注意が必要となります．また，食物繊維含有飲料や脂肪含有飲料，アルコールは推奨されていません．

母乳・人工乳・牛乳の摂取

母乳の摂取に関して，米国麻酔科学会では，母乳の摂取から少なくとも4時間以上空けることが推奨されています．また，新生児・乳児・小児は，人工乳・牛乳の摂取は麻酔導入6時間前まで安全であるとされています．

固形食の摂取

日本麻酔科学会では，固形食の摂取について明確な絶食時間を示していません．理由として，液体に比べて固形食に関するエビデンスが不十分であること，固形食の定義が明確でなく，含まれている栄養素もさまざまであることが挙げられます．

一方，欧米のガイドラインでは，固形食のうち軽食摂取から麻酔導入まで6時間以上空ける[5]とされています．軽食とは「トーストを食べ清澄水を飲む程度の食事」とされています．揚げ物，脂質を多く含む食物，肉の場合は8時間以上空けることが必要とされています[6]．

（普天間　誠）

引用・参考文献
1) 日本麻酔科学会：日本麻酔科学会術前絶飲食ガイドライン．p.1-6, 2012.
2) McGrady EM, et al.：Effect of the preoperative administration of water on gastric volume and pH. Br J Anaesth, 60(7)：803-805, 1988.
3) Maltby JR, et al.：Preoperative oral fluids: is a five-hour fast justified prior to elective surgery? Anesth Analg, 65(11)：1112-1116, 1986.
4) Sutherland AD, et al.：The effect of preoperative oral fluid and ranitidine on gastric fluid volume and pH. Can J Anaesth, 34(2)：117-121, 1987.
5) Smith I, et al.; European Society of Anaesthesiology：Perioperative fasting in adults and children: guidelines from the European Society of Anaesthesiology. Eur J Anaesthesiol, 28(8)：556-569, 2011.
6) American Society of Anesthesiologists Committee：Practice guidelines for preoperative fasting and the use of pharmacologic agents to reduce the risk of pulmonary aspiration: application to healthy patients undergoing elective procedures: an updated report by the American Society of Anesthesiologists Committee on Standards and Practice Parameters. Anesthesiology, 114(3)：495-511, 2011.
7) 伊藤健二：術前絶飲食ガイドラインの考え方．日本臨床麻酔学会誌, 35(2)：266-271, 2015.

術前・術後ケアと尿・便・体温の疑問解決　**周術期の全身管理**

Q3 術前ケア
ふだん服用している睡眠薬は，術前日も服用してもいいの？

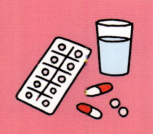

A ふだん服用している睡眠薬がある場合は，術前夜も同一薬剤を服用することが望ましいです．

患者が長期間睡眠薬を連用している場合，急な服薬の中止により不眠や不安定な睡眠状態（反跳性不眠）を起こす可能性があり注意が必要です．

術前夜の睡眠薬の目的とは？

手術を翌日に控えた患者の多くが，不安を持っていると考えられています．この不安には，漠然とした不安，手術や術後経過への不安などさまざまだと考えられます．

ある研究報告では，術前夜の睡眠が日常に比べて入眠状態，熟眠度において有意に劣っていると報告しています[3]．これは，手術に対する不安などが術前夜の睡眠を妨げる大きな因子になっていることを示唆しています．

このような術前の不安や不眠は，自律神経の不均衡をまねき，麻酔および手術の経過に悪影響を及ぼします．そのため，術前の不安や不眠を除去する必要があります．この術前夜の不安除去や不眠への対策は前投薬の主な目的の1つとなります（表1）．

睡眠薬の種類と効果

術前夜の睡眠薬の種類には，①ベンゾジアゼピン系，②バルビツール酸系，③その他が用いられます（表2）．ベンゾジアゼピン系は，抗不安作用・抗緊張作用を有しています．また，他薬に比してREM睡眠の抑制が少なく副作用も少ないため，術前夜の睡眠薬として頻用されています．

REM睡眠：rapid eye movement sleep，レム睡眠

作用持続は，超短時間型（6時間以内），短時間型（12時間以内），中時間型（24時間前後），長時間型（30時間以上）に分類されます．術前夜の睡眠薬や前投薬は，作用時間の長い睡眠薬・鎮静薬は使用せず超短時間・短時間型が第一選択となります．

睡眠薬の副作用

ベンゾジアゼピン系の副作用として，舌根沈下を伴う呼吸抑制や昏睡，血圧低下などがあり注意が必要です．

また，睡眠薬の副作用で長期使用の際の問題点も忘れてはいけません．長期間睡眠薬を連用している患者が，急に服薬を中断すると反跳性不眠を起こす可能性があります．反跳性不眠とは，内服以前よりも重篤な不眠が出現することです．不眠以外に不安・焦燥感など新たな症状まで併発する場合もあります．そのため，ふだんから睡眠薬を服用している患者は，術前夜も同一薬剤を服用することが望ましいと考えます．

睡眠薬による効果と副作用を考え，患者ごとに綿密な評価を行うことが重要です．そうすることで，患者の不安や不眠をすこしでも除去し，QOLを考慮した周手術期ケアにつながると考えます．

（普天間 誠）

表1　前投薬の主な役割

不安の除去	術前不安が大きいほど，術後の痛みが強く，術後の回復への影響も大きいと考えられている．また，術前の不安除去は麻酔の導入を行ううえでも重要となる．
健忘	手術に対する恐怖心や痛みなどの記憶を薄めるために行う．
口腔，気道分泌物抑制	喫煙者など気道分泌物の多い患者に対し，抗コリン薬の前投与を行う場合がある．
誤嚥の予防（胃液量減少，胃酸濃度上昇）	胃液の誤嚥は，重症な肺炎を発症することがある．そのため，胃液量を減少させ胃酸濃度を上昇させるためにH_2ブロッカーを投与することがある．
鎮静，鎮痛	

表2　ベンゾジアゼピン系催眠鎮静薬の種類

一般名	商品名	用量	最高血中濃度到達時間（h）	半減期（h）
超短時間型				
トリアゾラム	ハルシオン	0.125〜0.25mg	1.4	2.3
ミダゾラム	ドルミカム	1〜2mg筋注射	0.3	2.5
ゾピクロン	アモバン	7.5〜10mg	0.8	4
ゾルピデム	マイスリー	5〜10mg	0.8	2
短時間型				
エチゾラム	デパス	0.5〜3mg	3	6
ブロチゾラム	レンドルミン	0.25mg	1.5	7
リルマザホン	リスミー	1〜2mg	3	8
ロルメタゼパム	エバミール	1〜2mg	1.5	10
中時間型				
ブロマゼパム	セニラン	5mg	2	12
フルニトラゼパム	ロヒプノール	0.5〜2mg	1.3	15
エスタゾラム	ユーロジン	1〜4mg	5	24
ニトラゼパム	ベンザリン	5〜10mg	2	25
ニメタゼパム	エリミン	3〜5mg	2.5	20
長時間型				
フルラゼパム	ダルメート	10〜30mg	1	12
ハロキサゾラム	ソメリン	5〜10mg	6	100
クアゼパム	ドラール	20mg	3	37
ジアゼパム	ホリゾン	1, 2, 3, 5, 10mg	2	35

引用・参考文献

1) Krueger JM, et al.：Sleep as a host defense: its regulation by microbial products and cytokines. Clin Immunol Immunopathol, 57(2)：188-199, 1990.
2) Irwin M, et al.：Partial night sleep deprivation reduces natural killer and immune responses in humans. FASEB J, 10(5)：643-653, 1996.
3) 橘直矢ほか：手術前の不安に対する薬物について．治療, 54(12)：2359, 1972.
4) 太城力良：高齢者への術前眠剤投与は綿密な配慮が重要である！治療, 85(増刊号)：1375-1378, 2003.
5) 川原玲子ほか：手術重症度と手術前夜睡眠薬の効果に関する検討〜アクチグラフを用いた手首活動量測定による睡眠時間評価の試み〜．麻酔, 54(11)：1263-1267, 2005.

Q4 術前ケア 緩下剤・浣腸は必要？

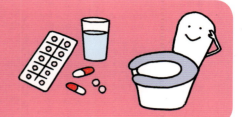

A 術前の緩下剤・浣腸の機械的腸管前処置は，必ずしも必要ではありません．
また，脱水および電解質異常や腸管穿孔などの合併症をきたす可能性もあり注意が必要です．

緩下剤・浣腸の目的とは？

これまで，消化管外科領域の患者に対し，機械的腸管前処置が慣習的に行われていました．機械的腸管前処置とは，緩下剤や術当日に浣腸を行い，腸管に機械的な清掃を加える処置です．その主な目的は，手技上の利点や感染対策など表1の①～⑤が考えられています．

緩下剤・浣腸は必要か？

現在，機械的腸管前処置の目的でもある手術部位感染率低下については，臨床的な根拠は得られていません．また，不十分な腸管処置は便を水様化させ，固形便よりも術野汚染への対処が困難となりむしろ汚染の原因となります．さらに，縫合不全が起こった際には創感染のリスクも増加させる可能性があると指摘もされています．

そのほか，術前で絶飲食中に機械的腸管前処置を行うことで，体内の水・電解質バランスの異常，脱水や腹痛などを引き起こす可能性もあります．とくに高齢者の場合，より脱水傾向を生じやすくなるため注意が必要です．

また，まれではありますが腸管穿孔の危険性も報告されています[1]．さらに，大量の緩下剤などの内服はバクテリアルトランスロケーション（腸管内に常在する細菌が腸管粘膜の防御力の破綻や腸管細菌の異常増殖などの理由により，腸管壁を通過して腸管以外の臓器に移行し感染を引き起こす状態）を引き起こす可能性も報告されています[2]．このようなことから，欧米では下部消化管手術においては必ずしも機械的腸管前処置は必要ではな

ERAS：enhanced recovery after surgery，術後回復強化

表1 機械的腸管前処置の主な目的

①大腸内の便をなくすことで術野の汚染を減らし，手術部位感染率低下をはかる
②吻合部で残存する便が通過することによる縫合不全を予防する
③腸管内の便を除くことで，術中の大腸操作を容易にする
④腹腔鏡手術で腸管を虚脱させて術中の視野確保に有効となる
⑤術後，全身麻酔による影響で腸管の蠕動が低下し便秘になることを防ぐ

いと報告されています[3]．

ERAS

近年，enhanced recovery after surgery（ERAS）の考えが普及しつつあります．ERASとは，術後回復強化という意味です．術後に，患者の早期回復につながると医学的に有効性が証明された手法を，総合的に取り入れた計画的で包括的な管理方法です．そこでも，結腸切除術患者の経口腸管前処置については，必ずしも行う必要はないとされています．その理由として，脱水および電解質異常をもたらす可能性があるとされています．術前の機械的腸管前処置については，患者自身への負担や合併症をきたす可能性があり注意が必要です．

（普天間 誠）

引用・参考文献
1) Beck DE：Mechanical bowel cleasing for surgery. Perspect Colon Rectal Surg, 7：97-114, 1994.
2) Kale TI, et al.：Aggressive bowel preparation does not enhance bacterial translocation, provided the mucosal barrier is not disrupted: a prospective, randomized study. Dis Colon Rectum, 41(5)：636-641, 1998.
3) Bucher P, et al.：Randomized clinical trial of mechanical bowel preparation versus no preparation before elective left-sided colorectal surgery. Br J Surg, 92(4)：409-414, 2005.
4) 後藤裕信ほか：胃癌手術における機械的腸管前処置の省略に関する検討. 日本臨床外科学会雑誌, 72(9)：2183-2187, 2011.
5) 大毛宏喜ほか：結腸・直腸手術における機械的腸管前処置の北米の現状と問題点. 日本外科感染症学会雑誌, 2(1)：39-43, 2005.

Q5 術前ケア 術前訪問は，誰が，何を説明するの？

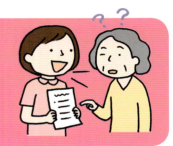

A 術前訪問は，手術室看護師によって行われる「手術を受ける患者」が受ける術前ケアの1つです．

主な目的は，①手術を受ける患者の不安を軽減し，安心して手術が受けられるように支援すること，②面接を通して，患者の全体像を把握し，手術に必要な情報収集を行うこと，③患者との信頼関係を構築し，患者のニーズに基づいた支援を行えることです．

手術の一連の流れを説明する

①理解力に応じた説明

手術は，新生児から高齢者まで幅広い方が対象です．術前訪問では，患者の認知発達や年齢，理解力に応じた説明を行います．さらに疾患に応じて（眼疾患などは目が見えにくい，脳疾患であれば記憶力や認知能力などを），イラストや写真，動画など，視聴覚資料などを用いた説明方法を選択します．

場面に応じて手術室入室時から退出までの一連の流れを説明することで，具体的なイメージとなり漠然としていた不安が疑問として明らかになることもあります．またその説明は医師から行われたインフォームド・コンセントの補助的役割となり，手術に対する理解を深め，精神的不安の軽減などにつながることも期待できます．

②必要としている情報を提供

ここで大切なことは，一方的に説明をすることではなく，日常の過ごし方や手術に対する思いや訴えを聞き取りながら患者の理解力に応じた内容，方法で行うことです．看護師側の必要な情報提供だけにならないように，相手の反応に応じて，必要としている情報の提供を行います．

たとえば，かつらや入れ歯など家族にも話していない場合もあるため，一方的に「手術のときは外してきてください」と伝えるのではなく，取り外す場所やタイミングなど医療者間で確認，共有することで，調整できることを説明することも必要と考えます（表1）．

表1 手術を受ける患者に行われる説明内容の例

手術室に入るまで	手術室入室から麻酔導入	手術中	手術終了から
・手術室までの移動方法 ・手術に必要な確認 ＊患者確認，手術内容（手術部位），麻酔，輸血など同意書を用いた確認，アレルギー，装飾品の除去など ・装飾品などの除去物（ヘアピン，コンタクト，入れ歯） ・アレルギーの有無（薬剤，食物，テープ，消毒薬，ラテックスなど） ・視覚障害（眼鏡の必要性の有無） ・喫煙者は禁煙状況の確認 ・弾性ストッキングの着用方法（しわがなく，正しい位置で装着できること） ・手術における体温管理の必要性と病棟移動時からの保温の必要性 ・日常の身体活動状況について ・口腔ケアの必要性	・手術室・手術台への移動方法（患者の身体状況に合わせて） ・抑制の必要性 ・入室後のモニタリング（心電図，経皮的酸素飽和度，血圧計などモニター類） ・手術室の室温，入室前からの保温，加温の必要性 ・硬膜外麻酔時の体位方法 ・局所麻酔について，痛みなど我慢せずに伝えてほしいことなど ・点滴挿入 ・麻酔導入方法 ・尿道留置カテーテル ・普段から気になる身体部位の痛みについて，頸部の可動域について（リウマチの既往や頸部可動域制限の有無） ・痺れや麻痺などの有無（手術体位で予測される神経損傷などを考慮して意図的な確認を行う）	・手術中は全身麻酔により不動の状態であることについて ・呼吸を補助する挿管チューブについて ・手術中の抑制の必要性 ・手術中の体温管理方法 ・間欠的空気圧迫装置の使用について，術前におけるホーマンズ徴候の確認 ・手術体位（仰臥位，側臥位，腹臥位など）と起こりうる皮膚損傷と神経損傷の可能性と術前術後の変化の有無 ・手術中の体圧分散効果のある看護物品の使用について ・看護師はそばで常に看護をしていること ・局所麻酔時は意識があること，局所麻酔薬と痛みについてなど	・挿管中のコミュニケーション方法 ・挿管チューブ抜去後の咽頭の違和感 ・痛みについて ・痰の排出方法と必要性について ・PCAポンプの使用方法について ・回復室（またはICU）への移動について

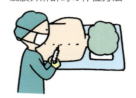

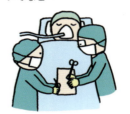

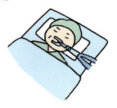

＊PCA：患者自己調節鎮痛法
痛みがあるとき，患者が自身でPCAポンプを操作して鎮痛薬を投与する方法．

＊ホーマンズ徴候
深部静脈血栓症の徴候．仰臥位で足関節を背屈させ，腓腹筋に痛みを感じると陽性．

具体的な説明

①手術体位と皮膚損傷

手術体位の説明では，身体の状態を視診，問診，触診などで確認し，次のことを説明します．挿管チューブやドレープなどのテープ貼付部位の表皮剥離や褥瘡好発部位の発赤などの皮膚損傷，神経障害の可能性があること，手術中は体圧分散効果のある看護物品を使用すること，皮膚の脆弱な患者には皮膚被膜剤を使用すること，テープ除去時にリムーバーを使用すること，それでも手術中同一体位であるため骨突出部位が赤くなりやすいことなど，患者に行われる看護実践と予測されるリスクなども説明することが大切です．

②合併症

手術における合併症を少なくするために，全身麻酔に伴う体温低下と術前から温める必要性について説明します．喫煙者には，喫煙と肺合併症のリスク，禁煙の重要性や痰の排出方法などを，また術後の痛み，PCAポンプの使い方などさまざまなことを説明指導しています．

手術を受ける患者とともに，手術を乗り切るため協力を得ることが重要となります．

③アレルギーの確認

説明のほかには，アレルギーの確認も重要です．情報収集では，具体的に薬剤や食物，テープ，消毒薬などにつ

PCA：patient controlled analgesia，患者自己調節鎮痛法

いて確認します．ラテックスアレルギーは食べ物だけでなく職業歴や生活状況なども合わせて確認することが大切です．

　　　　　　　　　　＊

　これらの面接を通して，患者の表情や訴えから理解力，反応など心理状態を把握します．行った説明や得られた情報などの術前訪問実施内容は看護記録として記載し，病棟看護師，医師と共有することで連携し，安全で安心できる手術看護を提供していきます．

（荒木田真子）

引用・参考文献
1) 中村裕美：術前訪問における手術室看護師の看護実践に関する文献研究．日本手術看護学会誌，8(1)：73-75，2012．
2) 石橋まゆみ：手術室看護師が行う術前訪問の歴史的考察—1964〜2012年文献より．日本手術看護学会誌，12(1)，2016．
3) 日本手術看護学会編：手術看護基準　改訂2版，メディカ出版，2005．

Q6 術中管理

術中は体温を下げないほうがいいっていうけれど，どうやるの？

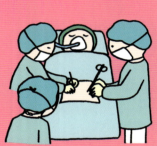

A 「保温」と「加温」により体温低下を防止します．

毛布などで体表面の露出を最小限にする「保温」，輸液・輸血や温風加温装置などで外部から熱を加える「加温」，それぞれさまざまな方法があります．

　術中の体温低下を防止する方法は，「保温」と「加温」があり，ともにさまざまな方法があります（**表1**）．

　手術中の体温低下は，さまざまな要因によって起こります（**表2**）．また，熱の喪失は「放射」「伝導」「対流」「蒸散」に分けられます（**図1**）．これらを予防することが，体温を維持することにつながります．

保温

　「保温」とは，熱の喪失を防ぐことを意味します．手術の状況に応じた室温調整を行うことで，対流（空気の温度の違いによって生じる空気の流れ）による熱の喪失を防ぐことができます．

　また，手術中は術野の確保で皮膚の露出が多くなるため，皮膚からの熱喪失により体温低下が起こります．そのため，体表面の露出を最小限にし，毛布やタオルケッ

表1　手術中の保温・加温方法とその特徴

保温方法	特徴
環境の調整	室温の調整(麻酔導入前は26〜28℃，麻酔安定後は22〜26℃，麻酔覚醒後は26〜28℃に保つ)．ベッド用マットの保温．
掛け物の使用	皮膚の露出を最小限にし，毛布やバスタオルで皮膚を覆うことで，表面からの熱の放散量を減らすことができる．

加温方法	特徴
輸液・輸血の加温	加温器を使用し，輸液・輸血を加温する方法．大量かつ急速に投与する必要がある場合に有効．
循環式温冷水マット	水を加温冷却・循環させ，体温の冷却および加温を行う方法．患者の身体とマットの接触面積が小さい手術体位では，効果に限界がある．
温風加温装置	患者の下に敷いた専用のマットを介して，身体表面に温風を吹きつけることにより，身体表面に30〜50Wの熱を与え，加温を行っている．
アミノ酸輸液	異化の亢進を防ぎ，熱産生を促す．

表2　体温低下の要因

- 麻酔による再分布性低体温
- 術野からの熱の蒸散
- 室温
- 冷たい輸液，輸血，洗浄液
- 冷たいベッド

図1　熱喪失の4つのパターン

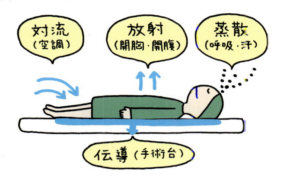

トで皮膚を覆うことで，対流や蒸散による熱の喪失を防止することができます．

加温

「加温」とは，外部から熱を加えることを意味します．

まず，輸液・輸血による加温ですが，1Lの加温されていない輸液で，平均0.25度低下します．大量出血時などの急速に輸液や輸血を投与する場合は，加温器を使用することが効果的です(能動的加温)．

次に，患者の表面から熱を加えることができる，循環式温冷水マットと温風加温装置です．循環式温冷水マットは，専用のマットに温冷水を流すことで，加温と冷却ができます．皮膚との接触により加温しますが，マットと患者の接触面積が少ない側臥位の手術などでは，効果的に加温が行えません．

一方，温風加温装置は，専用のブランケットに温風を送風し加温します．ブランケットの種類が多く，さまざまな手術体位で使用が可能です．

そのほか，アミノ酸輸液も加温に効果的です．アミノ酸の摂取量の約30％に相当する熱発生が数時間に渡り起こり，体内で内部熱源として働きます．

＊

これらの「保温」「加温」のさまざまな方法を組み合わせることで，より効果的に体温低下を防止できます．

（前田 浩）

引用・参考文献

1) 早瀬知：加温・保温装置．周術期の体温管理(山蔭道明編)，p.105-115，克誠堂出版，2011．
2) 根岸千春：術中の体温の保持：患者には暖かく術者には涼しく．体温のバイオロジー　体温はなぜ37℃なのか(山蔭道明監)，LiSA増刊，p.153-160，メディカル サイエンス・インターナショナル，2005．

Q7 術中管理

術中の皮膚トラブルは何を観察するの？予防はどうする？

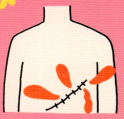

A 褥瘡だけでなく，医療関連機器圧迫創傷や化学熱傷などにも注意します．

手術体位や，機器の使用方法，テープ固定などを工夫し，適宜観察して皮膚トラブルを予防しましょう．

手術を受ける患者は，全身麻酔による鎮静・鎮痛・不動化のため，術中に自分の不快（たとえば「手がしびれている」や「圧迫されているところが痛い，かゆい」など）を訴えることができません．また，麻酔薬の使用や出血による循環動態の変動，低体温，皮膚の透過性の亢進，機械的圧迫などにより，術中の皮膚トラブルが発生しやすい状況です．

皮膚トラブル発生は，患者に身体的・精神的苦痛を与えるのみならず，入院期間の延長，医療費の増大に影響を及ぼすため，予防が重要となります．

①褥瘡，医療関連機器圧迫創傷

褥瘡発生の危険因子を把握し，患者に適した除圧・ずれ予防物品を選択する必要があります（表1）．

術後は深部損傷褥瘡疑い（DTI）が発生する可能性もあるため，どのような体位固定を行ったのかを病棟看護師に伝達することと，手術室看護師以外が見ても理解できる記録をします．

手術用体位固定器具（手台，支持板など）や医療用弾性ストッキングにより，医療関連機器圧迫創傷（MDRPU）が発生する可能性があります．手術用体位固定器具は，正しい使用と圧迫部位の除圧・減圧，直接的な圧迫がないことの確認が必要です．また，手術体位の受圧部位は，病棟看護師も理解していると術後の観察に役立ちます．医療用弾性ストッキングは，術前後の皮膚状態の観察，ストッキングのしわ・たるみがないこと，縁の食い込みがないことなどを観察し，必要時サイズの確認・選択をします．

②化学熱傷

術野の皮膚消毒薬として使用するポビドンヨードが大量かつ長時間皮膚と接触していることで，接触皮膚炎，皮膚変色といった化学熱傷を生じることがあります．そのため，ポビドンヨードが手術時に体の下にたまった状態や，ガーゼ・シーツなどにしみ込んだままの状態を避ける必要があります．皮膚消毒後は拭きとるか乾燥させる，吸水シーツを消毒前に体の下に敷き，消毒後に消毒範囲が不潔にならないよう抜きとるなどします．

体の下や手術用体位固定器具などで圧迫されている部位に，消毒薬が垂れ込まないような工夫が必要です．たとえば，腹部の手術の場合，側腹部に防水性のテープ付きドレープ（未滅菌）を貼付し，背部への薬液の垂れ込みを防止する方法もあります．テープと皮膚の隙間にポビドンヨードが垂れ込まないよう，貼り方にも注意します．

③電気メスによる熱傷

電気メス使用時には，対極板（電気メスから発生する高周波を回収して電気的ループを形成する）を貼付しま

DTI：deep tissue injury．深部組織損傷．皮膚に発赤がない，あるいは軽度の褥瘡に見えても，すでに深部で損傷が起こっている状態．
MDRPU：medical device related pressure ulcers，医療関連機器圧迫創傷．医療機器による圧迫でできた創傷．

表1　褥瘡予防

①同一体位による持続的な圧迫，るい瘦・関節拘縮・円背による骨突出などに対しては，体圧分散用具を使用する．術中に可能な範囲で一時的な圧迫解除を行う．術中の大量出血などによる循環動態の変動がある場合は，褥瘡の可能性を予測した褥瘡好発部位の術後の観察が必要．低体温による末梢循環不全を予防するため，術前から加温を行う．

②皮膚のずれ・摩擦・湿潤状態に対しては，摩擦の少ない素材のリネンを選択，しわを伸ばす，愛護的な体位変換，ずれの少ない体位固定器具・固定帯の活用をする．しわを伸ばす場合は皮膚にずれが生じるため，体位に合わせた背抜きや置き直しが必要となる．

③皮膚保護に対しては，湿潤防止のため吸水シーツの活用，乾燥している場合は術前からの保湿が必要．骨突出部位の褥瘡予防を目的にポリウレタンフィルムなどを貼ることを推奨．しかし，皮膚が弱い患者の場合は皮膚トラブルにつながる可能性があるため，アセスメントが必要．体位によって褥瘡好発部位は異なるため，術前・中・後に綿密な観察が必要．

表2　電気メスの対極板で注意すること

①傷跡・瘢痕・炎症などの障害を起こしていない皮膚，凹凸の少ない皮膚，血流豊富な筋肉がたくさんある部位に貼付．

②金属製インプラントを術野と対極板で挟まない．

③体液・薬液・水などが貯留する部位は避ける．

④圧迫帯の末梢側，体重がかかる部位，毛深い部位は避ける．

⑤対極板を貼ることができる面積を有しない部位には貼付しない．

⑥対極板を装着するとき，対極板を切ったり，縁が触れて重なり合ったりしないようにする．

す．熱傷予防のために，対極板は表2のことに注意します．

対極板を剥がす際は，皮膚トラブルを起こさないよう，180度裏返すように愛護的に剥がし，術前後の皮膚の観察を行います．また，術中に誤って電気メスのボタンを押してしまい，術野ではない部位で電気メスが作動し熱傷してしまうこともあります．そのため，電気メスの保管方法に注意する必要があります．

④テープ類による皮膚損傷

患者の中には皮膚が弱い人もいます．また，余分な消毒薬や洗浄液，血液，汗などにより皮膚が浸軟し，皮膚損傷を起こしやすくなります．テープ類を使用する前に皮膚被膜剤を使用する方法もあります．剥がす際は剥離剤の使用や，皮膚に手を添えて，皮膚が引っぱられないようにゆっくり愛護的に剥がします．

皮膚被膜剤や剥離剤にはアルコール含有の商品もあるため，患者にアルコールの禁忌がある場合は使用できません．皮膚刺激性の弱いテープ類もあるため，使用の検討をしてみてください．

⑤機械的負荷

手術に使用する開創器や鉗子類によって，皮膚を圧迫したり挟んだりしてしまうことや，吸引で皮膚を吸引してしまうことで皮膚トラブルを起こすことがありま

す．ドレープで覆われているので観察しにくいことや医師の腕や器械などで見えにくいこともありますが，器械出し看護師や医師とコミュニケーションをとって適宜観察をし，皮膚トラブルを予防しましょう．

（高山優美）

引用・参考文献

1) 荒木田真子：手術ポジショニングにおけるリスク発生のエビデンスと予防の視点・感性の磨き方．手術看護エキスパート，9(4)：2-8，2015．
2) 第3回（平成24年度）日本褥瘡学会実態調査報告：療養場所別医療関連機器圧迫創傷の有病率，部位，重症度（深さ），有病者の特徴，発生関連機器．日本褥瘡学会誌，17(2)：141-158，2015．
3) エルベ社製ディスポーザブル対極板（添付文書）
4) 倉橋順子ほか：はじめての手術看護－カラービジュアルで見てわかる！．p.76-90，メディカ出版，2013．
5) 日本皮膚科学会ガイドライン：創傷・熱傷ガイドライン委員会報告-2：褥瘡診療ガイドライン．日本皮膚科学会雑誌，121(9)：1791-1839，2011．
6) シオノギ製薬ホームページ：製品情報一覧．https://www.shionogi.co.jp/med/download.php?h=4960a4b5a889cc7efd6d20015054f31e（2017年11月閲覧）
7) 徳山薫：周術期ケア向上のコツ⑧皮膚・神経障害を予防するために．Nursing Today，28(1)：48-51，2013．

Q8 術中管理

術中の輸液管理はどのように行うの？

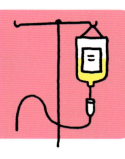

A 維持輸液，水分欠乏の補充，出血への対応の3つに分けて輸液量を決めます．

　術中の輸液は多すぎても少なすぎても周術期合併症の発生率を上昇させてしまいます．

維持輸液

　生体の恒常性（ホメオスタシス）を維持するために必要な水分，電解質などを補充することを目的とした輸液を維持輸液とよびます．術中の維持輸液速度は，4-2-1ルール（体重が増加するにつれて体重あたりの維持輸液量増加分が$4mL・kg^{-1}・h^{-1}$，$2mL・kg^{-1}・h^{-1}$，$1mL・kg^{-1}・h^{-1}$と変化する輸液の指標）で水分必要量を推定できます（p.30参照）．

麻酔および外科侵襲に由来する水分欠乏の補充

　手術侵襲によりACTH（副腎皮質刺激ホルモン），ADH，レニン，アルドステロンなどの分泌が起こり，水分とNaが体内に貯留します．さらに，侵襲によって血管透過性が亢進するため，水分ならびにNaはともに血管外へ移動します．

　血管外に移動した水分は循環血液量に関与せず，細胞内でも細胞外でもないサードスペースに集まります．また手術侵襲の大きさに関連して，術野や皮膚からの不感蒸泄も加えた結果，尿比重が上昇し，尿量は減少するため，不足した細胞外液の補充を行います．

　細胞外液の補充には晶質液が用いられ，0.9％生理食塩液（図1）と乳酸加リンゲル液（図2），酢酸加リンゲル液（図3），重炭酸加リンゲル液（図4）などが代表的です．

出血への対応

　厚生労働省の血液製剤の使用指針によると，循環血液量の20％程度までの出血は，出血量の3倍程度を晶質液で補充し，それ以上の出血をきたした場合，人工膠質液，等張アルブミンという順序での投与が推奨されています．人工膠質液はヒドロキシエチルデンプン（HES，図5）製剤が代表的であり，等張アルブミン製剤（図6）は血漿中の濃度と同じ4.4％と5％に調整されています．

術中の輸液の目的は？

　人体の水分は体重の約60％であり，細胞内液，細胞外液に大別され，細胞外液はさらに間質液と血漿に分けられます．そのうち，細胞内液は40％，細胞外液は20％で，さらに細胞外液は15％の間質液と5％の血漿から構成されています（図7）．

　術中の輸液の目的は，①術前の脱水に対する補液，②術中の維持輸液，③出血による血管内容量の変化に対する補液，④サードスペースへの移行や，麻酔による血管拡張に伴う循環血液量不足，⑤不感蒸泄に対する補液です．

　適切な輸液を行い，循環血液量を維持することが，組織への酸素供給を保ち，臓器不全の予防につながります．術中の輸液は多すぎても少なすぎても周術期合併症の発生率を上昇させてしまいます．

ACTH：adrenocorticotropic hormone，副腎皮質刺激ホルモン，コルチコトロピン．下垂体前葉で生成され，副腎皮質に作用してコルチゾールなどの副腎皮質ホルモンの合成・分泌促進を行う．　　ADH：antidiurenic hormone，抗利尿ホルモン，バソプレシン．下垂体後葉から分泌されるホルモンの一種．尿凝縮作用を持つ．　　HES：hydroxyethyl starch，ヒドロキシエチルデンプン

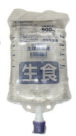
図1
生理食塩液
生理食塩液®

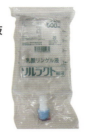
図2
乳酸加リンゲル液
ソルラクト®

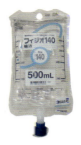
図3
酢酸加リンゲル液
フィジオ®

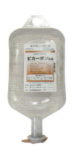
図4
重炭酸加
リンゲル液
ビカーボン®

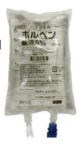
図5
ヒドロキシエチル
デンプン（HES）製剤
ボルベン®

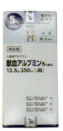
図6
等張アルブミン製剤
献血アルブミン5％静
注12.5g/250mL「JB」

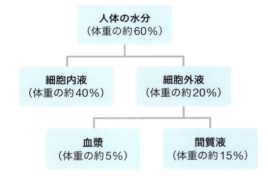
図7　体液区分

ここも注意

目標指向型輸液

最近の研究では，手術侵襲に伴って間質液はむしろ増加すると考えられており，サードスペースの概念および細胞外液による補充の妥当性が疑問視もされています．

代わって一回拍出量や心拍出量などの血行動態モニタの測定値を目標として膠質液の負荷を繰り返す，目標指向型輸液管理を推奨する意見が主流になりつつあります．

術中の輸液の合併症は？

輸液は強制的に血管内に水分・電解質を投与するため，投与速度が速ければ，循環器系への過剰負荷が起こるため，500mL/hを超えないようにします．とくに高齢者や，呼吸・循環障害のある患者では，容易にうっ血性心不全・肺水腫を起こすおそれがあるので，投与速度を抑えなければなりません．投与速度に関しては，水分だけでなく，Kにも注意します．

　　　　　　　　　　＊

実際の輸液にあたっては，血圧，心拍数，尿量，パルスオキシメータの脈波波形も参考にします．尿量の目安は少なくとも0.5〜1mL・kg^{-1}・h^{-1}であり，色などの性状も観察します．このように，術中の輸液管理は患者をよく観察し，手術操作における出血量など患者のIN-OUTバランスを計算しながら，総合的に判断することが必要です．

（小島和明）

引用・参考文献

1) 日本麻酔科学会・周術期管理チーム委員会編：周術期管理チームテキスト．第3版，p.542-546，公益社団法人日本麻酔科学会，2016．
2) 日本麻酔科学会・周術期管理チームプロジェクト編：周術期管理チームテキスト第2版，p.354-356，公益社団法人日本麻酔科学会，2011．
3) 野村実：周術期管理ナビゲーション．p.64-71，医学書院，2014．
4) 矢永勝彦ほか編：系統看護学講座　別巻　臨床外科看護総論．p.90-97，医学書院，2015．
5) 厚生労働省：血液製剤の使用指針（改訂版）．
http://www.mhlw.go.jp/new-info/kobetu/iyaku/kenketsugo/yuketuchiryou07/dl/yuketuchiryou07b.pdf
（2016年8月閲覧）．

Q9 術中管理

痛みの管理は術中から したほうがいいの？

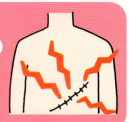

A 術中は患者が痛みを訴えられないため，術中から痛みの管理をする必要があります．

痛みがもたらす生体への悪影響は，術後患者の回復を阻害し，人工呼吸管理期間の延長や入院日数の延長をきたし，予後に悪影響を及ぼす危険性があります．

周術期の痛みの管理に関して，今までは術後の鎮痛を中心に考えられてきました．最近では，術中鎮痛の重要性が認識されるようになっています．

なぜ痛みのコントロールが必要？

手術中は意識を消失しているのに，痛みを感じることがあるのだろうか？と思うかもしれません．しかし，全身麻酔で意識を消失している場合でも，患者は痛みを感じています．

意識がある状態では痛みを訴えることができても，手術中は意識がないため訴えることができません．しかし，手術侵襲による痛みが増強した場合，鎮静が十分でないと手術の途中で覚醒したり，痛みにより交感神経が亢進し，血圧や心拍数の上昇などの循環動態に変化が現れます．

外見上は十分な麻酔状態にあっても，痛みは覚醒を促し，覚醒することで患者はさらに痛みを感じて悪循環に陥ります．手術中は，手術の進行とともに患者に加わる侵襲の程度をみながら，鎮静薬や鎮痛薬，さらには筋弛緩薬の投与量をコントロールします．

身体への痛みによる影響

そもそも痛みが生体に与える影響とはどのようなものでしょうか．痛みは，交感神経系の緊張を高めてカテコールアミン分泌を促します．その血管収縮作用により，重要臓器血流の低下や組織低酸素が生じ，臓器組織障害の危険性が増加します．

さらに，痛みに伴って異化代謝が亢進するため，高血糖，脂肪分解ならびに筋肉組織の破壊が生じます．痛みに伴う組織低酸素や異化代謝亢進は，創傷治癒機転を抑え，感染の危険性を増大させます．

痛みは，腫瘍免疫機構の主軸となるナチュラルキラー（NK）細胞活性を抑えるとともに，白血球貪食能を抑制することから，抗腫瘍免疫低下あるいは細菌感染の危険性を増大させます．このように，痛みがもたらす生体への悪影響は，術後患者の回復を阻害し，人工呼吸管理期間の延長や入院日数の延長をきたし，予後に悪影響を及ぼす危険性があるのです（図1）．

痛みの把握

術中に感じた痛み，もしくはハイケアユニットや病棟に移動する際に感じている痛みを，術後の患者は十分に訴えることができるでしょうか．全身麻酔から覚醒したばかりの患者は，意識障害や鎮静薬投与などの影響により意識が朦朧としている場合もあり，痛みのレベルを正確に評価できないことが多いです．また，ICUに入室する患者は，挿管・鎮静下である場合もあり，患者の感じている痛みを把握することは困難です．

程度の差はあるものの，ほぼすべての術後の患者は痛みに伴うストレスを受けていると指摘されています．痛みは身体への影響のみならず，精神的にも大きな負担となります．実際に，ICU患者は心的外傷後ストレス障害

図1　痛みの悪影響

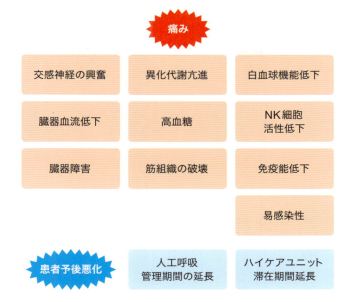

(PTSD)の頻度が一般病棟患者と比べて高く，その原因の1つに痛みの記憶があるといわれています．

　術後の患者の痛みは，正確に把握できない状況があるため見過ごされることが多く，対応が遅れることがあります．だからこそ，手術中から手術によって生じた痛みを積極的にコントロールし，患者が激しい痛みを感じないようにすることが重要なのです．

（飯塚真理子）

引用・参考文献
1) 川真田樹人ほか編，森田潔監：新戦略に基づく麻酔・周術期医学　麻酔科医のための周術期の疼痛管理．中山書店，2016．

> **ここも注意**
>
> **バランス麻酔**
> 手術中は鎮静・鎮痛・筋弛緩という3つの側面を，それぞれの役割を持つ複数の薬剤をバランスよく用いて全身麻酔を行っています．これをバランス麻酔とよびます．
> 意識を消失させて鎮静を行う薬剤単体では，手術中に起こる手術侵襲（皮膚や組織を切る）により生じる痛みを十分にコントロールできないため，鎮痛薬を静脈や硬膜外から投与します．最近では，神経節に局所麻酔を投与して鎮痛をはかる神経ブロックなども行われています．

PTSD：post traumatic stress disorder，心的外傷後ストレス障害

Q10 術後観察

術後の発熱には解熱薬やクーリングはしたほうがいいの？

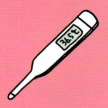

A 発熱時の解熱は利益と不利益があるため，やみくもに解熱はしません．

クーリングは患者が希望したときや，発熱，皮膚の紅潮がみられたとき，解熱薬は発熱の原因が確定しているときなど，体温のセットポイントを下げたいときに使用します．

発熱時の解熱薬投与やクーリングなどの解熱処置は，古くから行われている看護ケアの1つです．しかし，「発熱（体温上昇）＝解熱薬投与やクーリング」を習慣的に行い，やみくもに解熱することが，必ずしも患者にとってよいかどうかの明確な根拠は現段階では不明です．

術後の発熱は臨床でよく遭遇する事柄であり，患者の状態を把握するための重要なサインでもあります．また，発熱による酸素消費量の増加や代謝の亢進などの身体への影響を考慮すると，術後の典型的な熱型や，発熱時の解熱処置の利益と不利益を理解したうえで体温管理を行う必要があります．

生理的な発熱と合併症による発熱

術前からの感染症の有無，手術侵襲の大きさや手術部位にもよりますが，術後は38℃前後の発熱を一時的に認めることがあります．この発熱は回復のために必要な生理的な発熱であり，手術侵襲に伴う生体反応や術中・術後の出血や滲出液，壊死組織の吸収が関連し生じるとされています[1]．術後48時間以内の発熱のほとんどは感染症と関連がないといわれ[2]，日数の経過とともに解熱傾向となります．

しかし，術後数日経過しても解熱をしない，あるいは，いったん解熱した体温が再び上昇する場合は，術後の合併症の併発を考えなければなりません．そのため，発熱している患者では，創部の状態，ドレーンの性状やにおい・量，感染徴候，痛みなどに注意し，合併症の発生を予測して意図的に観察を行う必要があります．

体温のセットポイント

そもそも体温は，体温調節中枢のセットポイントが温度調節の基準となり，視床下部の指令により熱産生と熱放散が行われ，一定の範囲内で管理されています．しかし，なんらかの要因が身体に加わりこのバランスが保てなくなると，体温は生理的範囲を超えて上昇したり下降したりします．

体温上昇には，セットポイントを上げて生体を守ろうとする発熱（図1）と，セットポイントの上昇はないが，体温調節機構の異常による高体温（症）があります．悪性症候群や熱中症などがこれにあたります．

このように，解熱処置方法は，セットポイントの上昇の有無により異なります．たとえば，発熱によりセットポイントが上がっているときにクーリングを行うと，「体温を上昇させよう」とする生体反応に逆らうことになるので，さらに熱を上昇させようと骨格筋を収縮（シバリング）

図1 体温のセットポイント

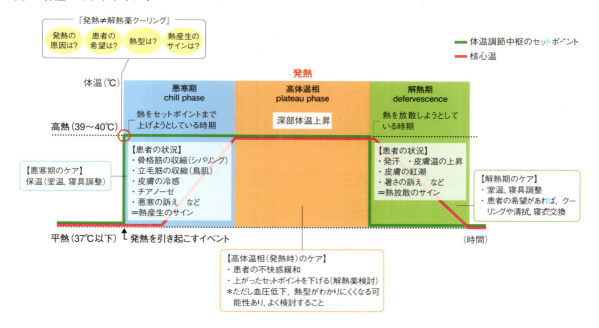

させます．このシバリングは熱産生時にみられる反応であり，酸素消費量を増大させる可能性があります．

クーリングのタイミング

発熱時のクーリングは皮膚温は下げるかもしれませんが，セットポイントは変化しないため，実際には解熱効果はほとんど期待できません．そのため，クーリングをするのであれば，「患者が希望したとき」や熱放散のサインである発汗や末梢冷感がない，皮膚の紅潮などが観察されたタイミングで判断するとよいでしょう．

解熱薬使用の検討

解熱薬はセットポイントを下げ，体表からの熱放散を増加させるため，解熱が期待できます．発熱の原因が確定しているとき，発熱による全身状態に影響を及ぼしているときや消耗が激しいときは，投与の検討をしましょう．

しかし，解熱薬使用時は血圧低下に注意することと，熱型をわからなくさせてしまう可能性があることを理解しておきましょう．

このように，術後の発熱に遭遇した際は，単に熱を下げることだけにとらわれ，安易に解熱薬の投与やクーリングを行うことは，生体防御反応の抑制や代謝の亢進を引き起こすことにもつながります（p.151・4章 体温管理参照）．そのため，①術後の典型的な経過をふまえたうえで熱の原因は何かを考え，②患者の訴えやフィジカルイグザミネーションで得た情報をもとに，③発熱の影響をアセスメントし，そして，④患者の状況に応じた解熱処置の必要性や介入のタイミングを見極める必要があります．

(石田恵充佳)

引用・参考文献

1) 山本博ほか：特集―不明熱・微熱 各科領域にみる不明熱 外科手術後不明熱の原因と対策．臨床と研究，61(12)：3861-3869，1984．
2) 中嶋一彦ほか：特集 症状が持続する感染症への最新アプローチ 遷延する熱への治療アプローチ2 術後患者の発熱．感染と抗菌薬，19(2)：138-139，2016．
3) 山田亨：特集1 今のICUでの"当たり前"は本当に妥当か？「クーリングの是非」は今の理解で十分か？敗血症患者の発熱に対するクーリングは有効か．Intensive Care Nursing Review，2(2)：58-65，2015．
4) 宇佐美知里：特集・体温管理 集中ケアにおける体温管理：看護サイドから見た体温管理．ICUとCCU，38(7)：481-490，2014．
5) 志馬伸朗：Part1 いま，解熱処置を再考する．Expert Nurse，30(3)：28-32，2014．
6) 志馬伸朗：体温管理：発熱時にはクーリングと解熱薬投与を行うべきか？．救急・集中治療，27(11・12)，2015．
7) 鈴木潤：Special edition ② バイタルサイン・応用編―治療による修飾の解釈．INFECTION CONTROL，24(6)，26-31，2015．
8) 江木盛時：特集・ICUルーチン ICUにおけるケア 体温測定・クーリング．INTENSIVIST，6(2)，2014．
9) 山中源治：part1 輸液・薬剤投与指示の根拠 発熱があって患者はつらそうなのに，医師から解熱薬投与や，クーリングの指示が出ないのは，なぜ？．月刊ナーシング，35(5)：18-19，2015．

Q11 術後観察

術後に尿が減るのはなぜ？様子みていいの？

> **A** 循環血液量減少性ショックが懸念される場合は，輸液や輸血などを考慮します．
>
> 尿量減少は，炎症反応やホルモンにより循環血液量が減少するため，尿量の減少として反映されます．

炎症反応による体液の移動

体液は，細胞内液と細胞外液に分けられます．さらに細胞外液は，血管内の血漿と，血管外に存在し細胞を取り巻く組織間液（間質液）に分類されます．

組織間液は血漿との間で行き来し，物質を交換して恒常性を維持しています．しかし，手術侵襲によって炎症反応が生じると，血管透過性が亢進して血漿が血管内から血管外に滲出し，非機能相（サードスペース）に移行します．手術侵襲が大きいほどサードスペースに貯留する水分量は増加しますが，炎症反応の回復に伴って血管内に戻るため，尿として体外に排泄されます（図1）．

ホルモンによる循環血液量の減少

侵襲による生体反応として，種々の内分泌ホルモンの分泌が変動します（表1）．分泌が亢進するホルモンには，抗利尿ホルモン（ADH）やアルドステロンがあり，水の再吸収促進やNa^+の蓄積とK^+の排泄を増加させます．ADHの水分貯留作用とアルドステロンのNa^+の蓄積に加え，組織間液が血管内に移動することで，出血や不感蒸泄などで失われた循環血液量を補おうとします．

しかし，これらの働きによっても循環血液量が維持できない場合，重要臓器への血流の維持が困難となります．循環血液量の減少は，初期には尿量の減少として反映されるため，1時間あたりの尿量をモニタする必要があります．

重要臓器への血流維持には，1時間に体重1kgあたり0.5〜1.0mLの尿量を維持することが必要です．そのため，尿量の減少が持続する場合，循環血液量減少性ショックへ進行する可能性を考慮し，血圧低下や頻脈，頻呼吸，末梢冷感の有無などを併せて観察し，細胞外液補充液や輸血，カテコールアミンなどの投与を検討する必要があります．

リフィリング

一方，炎症反応が回復すると，サードスペースから細胞外液が血管内に戻る（リフィリング）ため，循環血液量が一時的に増加して尿量が増加します．

しかし，心機能や腎機能の低下があり，尿を十分に排泄できない場合，水分過剰の状態となり心不全や肺水腫を引き起こす危険があるため，利尿薬の投与を検討する必要があります．

（上北真理）

ADH：antidiuretic hormone，抗利尿ホルモン，バソプレシン．

引用・参考文献
1) 鎌倉やよいほか：周術期の臨床判断を磨く 手術侵襲と生体反応から導く看護. 医学書院, 2011.
2) 道又元裕編著：重症患者の全身管理 生体侵襲から病態と看護ケアが見える. 日総研出版, 2011.
3) 池松裕子編著：クリティカルケア看護の基礎 生命危機状態へのアプローチ. メヂカルフレンド社, 2007.
4) 道又元裕総監：ICU3年目ナースのノート. 日総研出版, 2013.

図1 手術侵襲に伴う細胞外液の移行

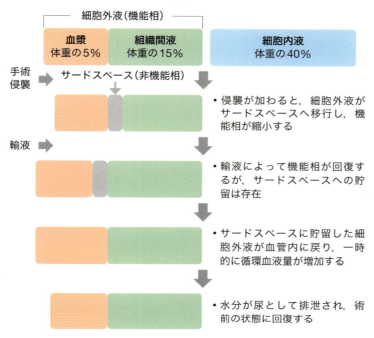

- 侵襲が加わると，細胞外液がサードスペースへ移行し，機能相が縮小する
- 輸液によって機能相が回復するが，サードスペースへの貯留は存在
- サードスペースに貯留した細胞外液が血管内に戻り，一時的に循環血液量が増加する
- 水分が尿として排泄され，術前の状態に回復する

表1 侵襲により分泌が変動する内分泌ホルモン

分泌亢進	副腎皮質刺激ホルモン（ACTH） コルチゾール アルドステロン エピネフリン ノルエピネフリン 抗利尿ホルモン（ADH） 成長ホルモン グルカゴン
分泌不変・低下	インスリン 甲状腺刺激ホルモン（TSH） 甲状腺ホルモン 副甲状腺ホルモン 性ホルモン

Q12 術後観察

術後は血糖測定が必要なの？

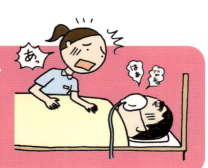

A 術後に増加するホルモンにより高血糖状態になるので，血糖測定が必要です．

高血糖は免疫機能の低下などを引き起こすため，適切な血糖管理が重要となります．

術後の血糖に影響するホルモン

手術によって生体が侵襲を受けると，恒常性を維持するためにより多くのエネルギー源が必要となります．

侵襲に対する生体反応として神経内分泌反応が生じ，インスリン拮抗ホルモンとよばれる，カテコールアミン，コルチゾール，成長ホルモン，グルカゴンなどの分泌が

表1　内分泌ホルモンとエネルギー代謝

	糖代謝	脂質代謝	タンパク代謝
カテコールアミン	グリコーゲン分解 インスリン拮抗作用	脂肪分解	
コルチゾール	糖新生 インスリン拮抗作用	脂肪分解	タンパク異化
グルカゴン	糖新生 グリコーゲン分解	脂肪分解	
抗利尿ホルモン	グリコーゲン拮抗作用		
成長ホルモン	糖新生 インスリン拮抗作用	脂肪分解	タンパク合成

表2　高血糖の弊害

- 感染率の増加
- 創傷治癒遷延
- 白血球遊走能・貪食能・殺菌能の低下

増加します．

　カテコールアミンは，糖新生とグルカゴンの分泌を促進させ，血糖を上昇する働きを持ちます．また，コルチゾールは，炎症や免疫反応を抑制する働きに加え，血糖を維持するために糖新生を促進させる働きを持ちます．グルカゴンは，糖新生と脂肪分解を促進させ，成長ホルモンはインスリンに対して拮抗的に作用し，血糖上昇に関与しています（表1）．

　一方，血糖値を下降させる作用を持つインスリンの分泌量も，増加はするものの，インスリン拮抗ホルモンの分泌増加によって，相対的に分泌不足となるため，血中のグルコースが増加し，高血糖状態となります．この状態を，外科的糖尿病，あるいはストレス性高血糖とよぶことがあります．

術後の血糖値の目標

　高血糖は，脳や主要臓器のエネルギー維持に有用ですが，高血糖状態の持続によって，貪食細胞や好中球の貪食作用，免疫機能が低下し，炎症の増悪や創傷治癒の遷延を引き起こします．そのため，適切な血糖管理が重要です（表2）．

　具体的な血糖管理はさまざまな文献で述べられていますが，「日本版敗血症診療ガイドライン」では，血糖値の目標は144〜180mg/dLとしています．高血糖の是正には，スライディングスケールやプロトコルを用いたインスリン療法が行われますが，血糖値の急激な低下に伴う脳浮腫のリスクや低血糖のリスクがあるので注意します．とくに，インスリンの持続投与中は，血糖値とインスリンの分泌が安定するまで，1〜2時間ごとに測定します．

血糖値の測定方法

　血糖値の測定では，採取する血液や測定器具によって測定値が異なることも知っておきましょう．血糖値は「動脈血＞毛細血管血＞静脈血」の順に高く測定されます．これは，動脈から静脈に流れるに従い，組織にブドウ糖を供給するためです．

　また，血糖値の測定方法には，簡易血糖測定法や血液ガス分析による測定があります．しかし，浮腫の存在や血管作動薬使用の状況により毛細血管血による簡易血糖測定法は誤差が生じやすいといわれているため，動脈血や静脈血を用いた簡易血糖測定法や，血液ガス分析による測定の実施が推奨されています．

　術後の血糖管理は，低血糖のリスクを回避し，高すぎない血糖値を維持すること，血糖値の変動を大きくしないように管理することが重要です．

（上北真理）

引用・参考文献
1) 道又元裕編：重症患者の全身管理 生体侵襲から病態と看護ケアが見える．日総研出版，2011．
2) 池松裕子編：クリティカルケア看護の基礎 生命危機状態へのアプローチ．メヂカルフレンド社，2007．
3) 工藤孝子：心臓血管外科術後，血糖管理と感染対策．重症集中ケア，9(3)：22，2010．
4) 道又元裕編：ICUケアメソッド クリティカルケア領域の治療と看護．p.259-266，学研メディカル秀潤社，2014．
5) 道又元裕編：見てできる臨床ケア図鑑 ICUビジュアルナーシング．p.251-253，学研メディカル秀潤社，2014．
6) 野中廣志：看護の「なぜ・何」QA．p.184，照林社，2015．

Q13 術後観察

術後の呼吸状態は何を観察するの？

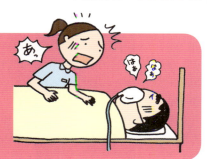

A 痛み，頻呼吸，痰の増加を確認します．

痛みがコントロールされているか，代謝性アシドーシスになっていないか，尿がきちんと排泄されているかを観察します．

咳嗽や深呼吸時に痛みをチェック

術後の侵襲が大きければ，局所の炎症による創痛の増強が予想されます．創痛が起こることで呼吸抑制が起こり，一回換気量の低下やガス交換に密接にかかわる機能的残気量（FRC）の低下が起こります．

①FRCの低下

FRCは術後24〜48時間に最も低下するとされています．とくに上部消化管の手術に関しては，50％程度も低下し，元の機能に回復するまで1〜2週間程度の時間を要します[1]．

また，手術による影響で肋間筋や腹筋群などの呼吸筋群の機能が低下し，呼吸運動も抑制され，さらに創痛は強い咳嗽による痰喀出の妨げとなり，体位変換も拒否し，同一体位が続きます．そして術後は術中の補液や輸血の影響もあり，肺うっ血傾向になることで肺の重量も増し，とくに左肺は心臓の重量が加わり，容易に無気肺になります（図1）．そのため，背側の呼吸音を必ず確認し，痛みの観察をしっかりすることが重要です．

②痛みのコントロール

咳嗽や深呼吸に伴い痛みが出現する場合は，迅速な介入が必要です．そこでBPSやNRSなどの痛みの評価スケールを活用し，チームで統一した痛みのコントロールを行い，早期離床につなげることが，無気肺の改善や予防にもつながります．

まずは咳嗽と深呼吸がしっかりできるよう，痛みのコントロールに努めます．

図1 左背側無気肺画像

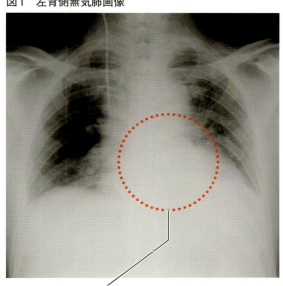

痰などの分泌物により背側無気肺となり左横隔膜や下行大動脈のラインがはっきりしない（シルエットサイン陽性）．

見逃してはいけない頻呼吸

頻呼吸の原因は多岐にわたりますが，最も術後多く観察されるのが，痛みや発熱，不穏などです．術後の頻呼吸は酸素消費量の増加につながるため，その原因を除去し，頻呼吸の改善に努める必要があります．

中でも見逃してはいけない頻呼吸は，術後出血などから循環不全が起こり，代謝性アシドーシスに陥っている場合です．代謝性アシドーシスが起こると，生体は

FRC：functional residual capacity，機能的残気量　　BPS：behavioral pain scale　　NRS：numerical rating scale，数値評価スケール

pHを7.4に維持するため，代償反応で頻呼吸になります．そのため血圧低下や頻脈，さらに尿量低下，四肢の冷感・湿潤などのショック症状がある場合は，とくに注意が必要です．

実際は，血液ガス分析にてHCO_3^-やBEが基準値より下回っている状況で，頻呼吸によるPCO_2の低下がみられます．この状態で患者への安楽を考え鎮静した場合，代償反応を行えず，代謝性アシドーシスが進行し，急変する可能性もあります．そのため，代償反応での頻呼吸であるかどうかをきちんと見分けることが重要です．呼吸回数が30回を超えている場合にはとくに注意が必要です．

痰が増えてきていないか

①リフィリング期

手術侵襲による血管透過性亢進は，術後48～72時間で治まり，サードスペースから血管内に血漿成分が戻ってきます．これがリフィリング期です．この時期は循環血液量が増加するため，循環動態は安定します．

ただし，ここで注意しなければならないことは，尿量の確認です．たとえば，腎機能が低下している患者の場合，この時期に尿がきちんと排泄されなければ，肺うっ血が起こり，痰が増える可能性があります．さらに嚥下機能の低下や痛みのコントロールがうまくできていない患者などは，痰をうまく喀出できず，痰詰まりなどによる気道閉塞を起こす可能性もあります．

侵襲が比較的少ない手術では，術後1～2日頃からリフィリングが始まることが多いため[2]，この時期から痰が増えていないか，水泡音などの副雑音が出現していないかを確認し，尿量や痛みの観察もしっかり行います．

②ヘモグロビン値なども参考に

またリフィリング期は，血液検査のヘモグロビンやヘマトクリット値を目安にすることもできます．出血の所見がないにもかかわらず，ヘモグロビンやヘマトクリットが低下してきている場合は，血漿成分が血管内に戻ってきていることで，血球成分が希釈されている可能性があります．

このような値も参考にしながら，リフィリング期は痰の増加や呼吸パターンの変化に注意し，さらに尿量の確保と痛みのコントロールができているかを常に観察することが重要です．

（十文字英雄）

引用・参考文献
1) Beecher HK : Effect of laparotomy on lung volume. Demonstration of a new type of pulmonary collapse. J Clin Invest, 12(4) : 651-658, 1933.
2) 藤野裕士ほか編：救急・集中治療アドバンス 急性呼吸不全．p.36，中山書店，2016．

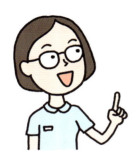

術後は，痛みや発熱，不穏などで頻呼吸が生じます．なかでも見逃してはいけないのは，術後出血などから循環不全が起こり，代謝性アシドーシスに陥っている場合です．頻呼吸には注意しましょう．

BE：base excess，過剰塩基

術前・術後ケアと尿・便・体温の疑問解決　　すごく役立つ　周術期の全身管理

Q14 術後観察

術後の循環変動は何に注意するの？

1 術前・術後管理　術前・術後管理Q&A

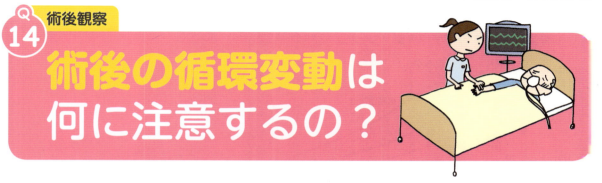

A 尿量や乳酸値をチェックし，循環血液量に注意します．

術後は血管透過性が亢進するので，組織が低還流になっていないか，せん妄が出現しないかどうか注意します．

術後は血管透過性亢進を念頭に

術後は手術による組織損傷から局所的に炎症反応が起こり，マクロファージや肥満細胞，血管内皮細胞などが活性化し，サイトカインを産生します．これらサイトカインなどの炎症性メディエーターは血管透過性亢進を引き起こし[1]，その結果，血漿成分が血管外であるサードスペース（セカンドスペースという組織間隙とは異なる隙間空間）に漏れ，循環血液量が低下することで，循環動態が不安定になります[2]．

医師から術後「まだ戻ってきていない」という言葉をよく聞くことがありますが，これは血管透過性亢進により血管内に血漿成分が保持できず，尿量が十分確保できない時期のことを示します．

血管透過性亢進の時期に関しては，よくFD. Mooreの生体反応における理論が参考にされます（図1）．とくに血管透過性亢進が起こる傷害期は，術直後から48〜72時間程度といわれています．手術侵襲の程度により傷害期の経過時間は異なりますが，<u>基本的に術後48〜72時間は循環動態の変動に注意しなければなりません</u>．

尿量チェックは重要

尿量は，腎血流量を評価する重要な指標の1つであり，十分な心拍出量があるかの指標にもなります．

FD. Mooreの傷害期では，血管透過性亢進により循環血液量が減少し，さらに腎血流量の低下から尿量も減少します．尿量が0.5mL/kg/時以下であれば腎血流量が低下している可能性が高いため，輸液により循環血液量

を増やす必要があります．

もともと慢性腎不全がある患者はあまり参考にならないこともありますが，術後に時間尿量が減少していないか観察することは非常に重要です．

また，ときどき尿が混濁し，浮遊物が多い場合は，尿道留置カテーテルの閉塞が起こる可能性があります．尿が急に減少した場合は，尿道留置カテーテルの閉塞を否定することも重要です．

乳酸値が上昇していないか
①乳酸値は組織低還流の指標

乳酸は，組織での嫌気性代謝における代謝産物であり，乳酸の上昇は組織の低還流を示し，組織が酸欠状態になっている可能性があります．乳酸は，主に骨格筋や腸管で産生され，とくに腸管虚血などにより，急激に上昇することがあります．

基準値は2mmol/L未満であり，4mmol/Lを超えると注意が必要です．ただし肝機能障害の患者は，肝臓で乳酸の処理ができず，乳酸値が上昇する場合があります．肝硬変などの肝機能障害がないにもかかわらず，<u>循環動態が不安定で乳酸値が上昇している場合は，組織の低還流を疑います</u>．

②血管内ボリュームが低下していないか

そこで低血圧や頻脈が続いていないか，動脈圧波形における呼吸性変動やフロートラックセンサーを使用している場合はSVVの上昇がないか，さらに中心静脈カテーテルが留置されている場合は中心静脈圧（CVP）の低下が

SVV：stroke volume variation，一回拍出量変化　　CVP：central venous pressure，中心静脈圧

63

図1　侵襲後の経過とエネルギー消費量

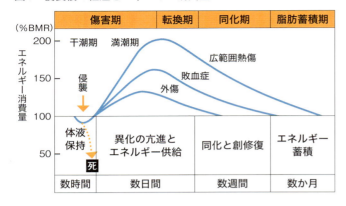

小林国男：侵襲と生体反応．標準救急医学，第3版（日本救急医学会監），p.28，医学書院，2001．より転載

ないかを観察します．明らかに血管内ボリュームの低下を示唆する所見があれば輸液や輸血を開始し，必要に応じてカテコールアミン製剤なども開始することで，循環動態の安定化をはかります．

このような時期に無理なポジショニングを行うと，血圧がさらに低下し，循環動態が崩れる可能性が高くなります．そのため看護ケアが侵襲にならないよう十分にアセスメントする必要があります．

せん妄症状の出現に注意

循環動態が不安定になり，組織が低灌流になると，脳への血流も低下し，せん妄が出現する可能性があります．また術後の創痛が加わるとせん妄が誘発されやすく，ラインやドレーンなどの自己抜去につながる可能性があるため[3]，意識レベルの変化や患者の行動に注意し，循環動態の安定化をはかるとともに，せん妄の誘発因子とされる痛みをコントロールすることが重要です．

そのためJ-PADガイドラインでも推奨されているBPSやNRSなどの痛みの評価スケールを使用し，チームで統一した痛みの管理を行っていくことが重要です．さらにCAM-ICUなどのせん妄評価スケールを使用し，とくに低活動型せん妄を発見することにより，ラインやドレーントラブルの回避につなげていきます．

（十文字英雄）

引用・参考文献
1) 三村芳和：生体反応のカラクリとタネ明かし．p.25-32，永井書店，2011．
2) 道又元裕：見る・聞く・読むで楽に学べる　道又元裕のショックと侵襲の講義　実況中継．p.123，学研メディカル秀潤社，2016．
3) 本告正明：術後看護・観察の要注意ポイント　術後せん妄．消化器外科NURSING，21(9)：56，2016．
4) 小林国男編：侵襲と生体反応．標準救急医学（日本救急医学会監），p.16-25，医学書院，1994．

BPS：behavioral pain scale　　NRS：numerical rating scale，数値評価スケール　　CAM-ICU：confusion assessment method for the ICU

術前・術後ケアと尿・便・体温の疑問解決　周術期の全身管理

Q15 鎮痛・鎮静

PCA法って何？どう使うの？

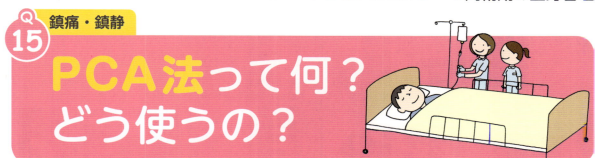

A 患者自己調節鎮痛法といい、設定されたオピオイド量を患者のタイミングで投与できる方法です．

時間経過とともに痛みを感じ始めるポイントでボタンを押せば、良好な鎮痛が得られます．

PCAの利点と種類

PCA（患者自己調節鎮痛法）は、設定されたオピオイド量を、患者のタイミングで投与できる薬剤投与法です．①患者を待たせず投与できる、②個人差のある感覚に柔軟に対応可能、③患者自身が痛みを管理できる安心感が得られるといった利点があります．

PCAは投与方法の総称であり、静脈投与はIV-PCA、硬膜外腔投与はPCEAと投与経路によってよび方も変化します．ほかに局所注入法、経鼻・吸入投与法もあります．利点・欠点（表1）をふまえて、患者に合わせて選択します．PCA装置には、機械式とディスポーザブル式があります（表2）．

PCAの仕組み

患者自らボタンを押すことで適切なタイミングで投与できますが、有効血中濃度に至っていなければ十分な鎮痛は得られません．

IV-PCAを始める際は、十分鎮痛が得られる最小の血中濃度（MEAC）に到達するようローディング・タイトレーションを行います．時間経過とともにオピオイドの血中濃度が低下し、痛みを感じ始める最初のポイント（MCP）に至った段階、つまり痛くなり始めたときにPCA装置のボタンを押せば、再びMEACまで血中濃度が上昇し、良好な鎮痛を得られることになります（図1）．

施行にあたっての注意点

①患者への教育・指導

患者教育は、効果的な鎮痛コントロールを行ううえで必要不可欠です．強い痛みを感じる前に痛くなり始めたら我慢せずPCA装置のボタンを押すこと、安全機構があるため過剰投与にはならないことを説明します．

意識レベルや認知機能低下などで説明が十分理解で

表1　PCAの利点・欠点

投与方法	IV-PCA	PCEA
長所	投与経路の確保が容易で安全． 抗凝固療法や抗血栓療法実施例も可能．	鎮痛効果が高い． 呼吸器合併症や倦怠感が少ない． 腸管蠕動運動の回復が早い．
短所	投与薬剤が麻薬単薬となるため、体動痛や交感神経亢進による痛みには限界がある． PCEAに比べると呼吸抑制しやすい．	カテーテル抜去以降の投与が不可能． 硬膜外穿刺によるトラブル（血腫・神経障害）がある． 抗凝固療法・抗血栓療法実施例には選択しにくい． 頭頸部領域の手術には不可．

文献1）より引用、一部改変

PCA：patient controlled analgesia，患者自己調節鎮痛法　　IV-PCA：intravenous patient-controlled analgesia，経静脈的患者自己調節鎮痛法
PCEA：patient controlled epidural analgesia，自己調節硬膜外疼痛法　　MEAC：minimum effective analgesic concentration，最小有効疼痛濃度

65

表2 各PCA装置の特徴

	機械式PCA装置			ディスポーザブル式PCA装置	
長所	患者に応じた流量設定・変更が可能．流量が正確．アラームによる異常検知が可能．投与履歴が保存・把握できる．	テルフュージョン®小型シリンジポンプ TE-361PCA（テルモ株式会社） CADD®-Solis PIB（スミスメディカル・ジャパン株式会社）	長所	操作が簡単．軽いため持ち運びがしやすい．電源を必要としない．駆動音やアラームがなく静か．PCAカウントリーダーがある．	クーデック®シリンジェクター® PCAセット（大研医器株式会社） 楽々フューザー®（スミスメディカル・ジャパン株式会社）
短所	電源が必要．操作がやや複雑で指導が必要．駆動音やアラーム音がうるさく感じることがある．		短所	設定を自由にできない．機械式に比べて投与量が正確でない．アラーム機能がない．投与履歴や要求回数が正確に把握できない．	

文献2）より引用，一部改変

図1 オピオイドの血中濃度と鎮痛効果

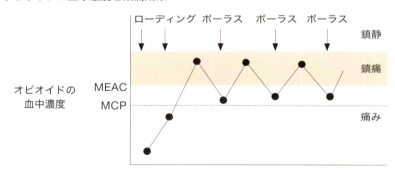

表3 PCAを行う上で把握すべき用語

ローディング	PCA開始の前に1回ボーラス投与すること．血中濃度をある程度引き上げ，PCAが効果的に働くようにする．
タイトレーション	痛みがある程度緩和されるまで，少量の鎮痛薬を繰り返し投与すること．痛みが取れ始めるか，眠気や悪心の反応が出現するまで一定間隔を置いて繰り返し投与する．
ボーラス投与量	PCAボタンを押したときに注入される鎮痛薬の量．
ロックアウト時間	ボーラス投与後，次のボーラス投与が可能になるまでの時間．この時間内にPCAボタンを押しても投与できないことで過剰投与を防止する．
最大ボーラス回数	一定時間内にボーラス投与可能な回数．これを設定することで過剰投与を防止する．ロックアウト時間外のボーラスでも，最大ボーラス回数を超えて投与することはできない．
PCA要求回数	患者がPCAボタンを押した総回数．ここからボーラス投与回数を引いた回数は無効回数となる．

文献3）より引用，一部改変

MCP：maximum concentration of opioid associated with severe pain

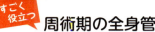

きない患者への導入は困難なため，適応患者の選定が必要です．

②副作用の観察

一般的に，オピオイド投与で起こりやすい悪心・嘔吐，傾眠，呼吸抑制などの症状が起こっていないか観察します．PCEAではしびれや筋力低下などの感覚障害や尿閉なども観察する必要があります．

加えてルートトラブルがないか，刺入部の観察やルートの屈曲・破損がないかも確認する必要があります．

（山口真由美）

引用・参考文献

1) 辛島裕士ほか：痛み治療の今　術後疼痛コントロール．臨床と研究，89(2)：208-212，2C12.
2) 新山幸俊：患者自己調節鎮痛法　よりよい術後痛管理のために．医学のあゆみ，240(4)：327-329，2012.
3) 井上荘一郎：まず行うべきは痛みの管理！重症・術後患者の痛みの評価とケア　Part4 術後患者の鎮痛　鎮痛法と鎮痛薬の種類・特徴　PCA．看護技術，61(1)：51-56，2015.
4) 小杉志都子：術後鎮痛のこれから―IVPCAを安全かつ効果的に使用するために．日本臨床麻酔学会誌，34(2)：178-184，2014.
5) 高橋正裕ほか：PCAナースバイブル～これを読めば，あなたもPCAナースになれる～．消化器外科NURSING，19(6)：623-641，2014.

Q16　鎮痛・鎮静

痛み止めを頻繁に希望する患者は，どう接すればいい？

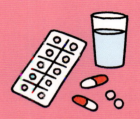

A　薬剤が適切か，投与量が十分かを評価し，痛みの閾値を低下させる因子の除去を試みます．

どんな痛みなのかにより，鎮痛薬の選択が変わります．場合によっては鎮痛薬の変更が必要かもしれません．

そもそも痛みとは？

鎮痛薬投与後も痛みを訴えたり，鎮痛薬投与をしたばかりなのに再度鎮痛薬を希望する患者に対し「本当に痛いのか？」「精神的な問題ではないか？」と医療者が疑念を持つこともあるかもしれません．

国際疼痛学会は，痛みを「実際になんらかの組織損傷が起こったとき，または組織損傷を起こす可能性があるとき，あるいはそのような損傷の際に表現される，不快な感覚や不快な情動体験」[1]と定義しています．痛みを「情動体験」でもあるとしているのは，過去の痛みの体験が今後の痛みの体験に影響を与えるということです．

痛みを受けると，過去の類似の痛みを思い出して対処するとともに，その痛みに伴う辛さ（情動）も思い出すことにより，現在の痛みの不快感や強さが決まります．患者が痛みを感じるとき，身体的な痛み（感覚）と不安・恐怖（情動）の両方が生じているため，不安や恐怖が軽減されると痛みが軽減する現象が起きます．

患者の痛みに医療者が疑念を持つことは，自分の訴

表1 痛みの分類

分類		特徴	効果のある薬剤
侵害受容性疼痛 例)術後,外傷,腫瘍,虚血,炎症	体性痛	皮膚や骨,筋肉などへの機械的刺激で生じる.痛みの箇所が明確.	NSAIDs アセトアミノフェン
	内臓痛	消化管や固形臓器の損傷や内臓への浸潤・圧迫などで生じる.痛みの箇所が明確でなく,体動による増強はない.関連痛がある.	
神経障害性疼痛 例)神経損傷,神経痛,帯状疱疹		痛みの受容器に刺激が加わらないのにもかかわらず起こる痛み.神経系の損傷や神経系疾患が原因.電撃痛やしびれ,灼熱感と表現される.	＊上記薬剤は無効 オピオイドや抗痙攣薬・抗うつ薬など(鎮痛補助薬)が有効

文献5)より引用,一部改変

えが信じてもらえないという不信感となり,痛みの増強を引き起こします.患者の訴えは必ず受け止め,気持ちに寄り添うことが必要です.

「痛い」という訴えを受け止める

頻繁に鎮痛薬を希望されると「本当に痛いのだろうか?」と思ったり,患者が希望するまま鎮痛薬を使ってよいのか迷うことがあるかもしれません.痛みは主観的な感覚のため,痛みの有無や程度は体験している患者しかわかりません.また痛みは心理的影響を受けやすく,訴えを信じてもらえないという不信感は,痛みの増強を引き起こしかねません.まず患者の「痛い」という訴えを受け止めることが必要です.

基本的に痛みの管理は,痛みをゼロに近づけることが目標です.しかし過剰に鎮痛薬を使用することは,血圧低下や呼吸抑制などの副作用出現につながりかねません.鎮痛薬の適正使用のためには,痛みの原因をアセスメントする必要があります.

がん性の痛みでは,WHO方式がん疼痛治療法に従って鎮痛薬を使用します.がん性の痛み以外の痛みは,表1の分類に沿って鎮痛薬を使い分けます.

痛み止めを頻繁に希望されたとき

頻繁に鎮痛薬の使用を求められたときは,鎮痛薬の種類や介入方法について評価する必要があります(図1).また効果が得られても,悪心・嘔吐が強く食事摂取ができない,血圧低下のため十分量が投与できず,除痛できないといったケースは臨床でもよくみかけます.副作用をコントロールしながら,十分鎮痛できる量を投与するよう評価と実施を繰り返します.

また,非薬物的アプローチも加えて行う必要があります.長時間の同一体位や緊張には,体位変換やリラクゼーションが有効な場合もあります.不安などの情動的な側面から痛みが増強することも多く,傾聴やタッチングなどにより,薬剤投与をせずに緩和できるケースも多くあります.

鎮痛薬を使用しても痛みが緩和されない場合,心血管系疾患や消化管出血・穿孔などの重篤な状況が発生している可能性があるため,全身状態のアセスメントも行う必要があります.加えて身体的な原因がわからず,どんな鎮痛薬使用も効果がない場合,心因性の痛みの可能性もあります.この場合判断が非常にむずかしく,安易に心因性の痛みであるとするのはリスクが高いと言えます.リエゾンナースや院内の緩和ケアチームなど専門家の介入も考慮して複合的に判断しましょう.

痛みの分類

痛みのケアにあたって,痛みの分類を知っておくことが,鎮痛薬選択の一助となります.

①原因による分類

原因による分類では,侵害受容性疼痛,神経障害性疼痛,心因性疼痛があります.

侵害受容性疼痛は,全身の痛みの受容器が,なんらかの原因(炎症や組織損傷,腫瘍など)により刺激され生じる痛みです.適応薬剤は,NSAIDs(もしくはCOX-2選択的阻害薬)やアセトアミノフェンとなります.

神経障害性疼痛は,受容器へ刺激が加わっていないのに起こる痛みです.神経系が損傷されたり,神経系疾患が原因となります.しびれるような感覚や電撃痛,灼熱感などの表現が特徴です.適応薬剤は,抗痙攣薬,抗うつ薬,オピオイドとなり,NSAIDsやアセトアミノフェンは無効です.

図1 痛みのアセスメントの介入の流れ

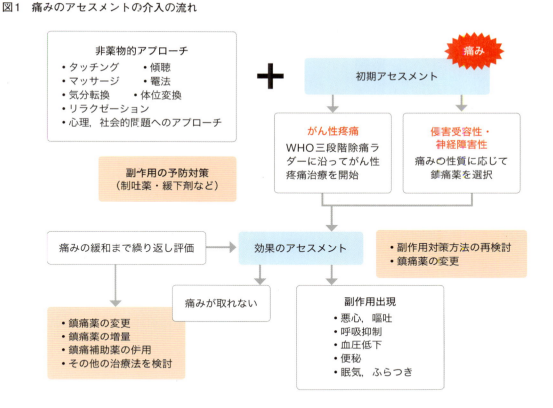

　心因性疼痛は，身体症状としての痛みの原因が不明である場合に疑われるにもかかわらず，診断は非常にむずかしいです．安易に心理的な要因からの痛みであるとせず，十分身体的所見の検索を行い，鎮痛薬の検討を行ったうえで専門家を含めて判断します．また，トータルペインとして社会的・心理的に痛みの原因がないか探っていく必要があります．

②発生部位による分類

　いずれも侵害受容性疼痛ですが，体性痛と内臓痛があります．

　体性痛は，粘膜や皮膚などの体表面的な痛み，靱帯や筋肉内部または骨転移による痛みなど比較的痛みの部位がはっきりしているものです．体を動かすなどの機械的な動きで痛みが増強します．

　一方，内臓痛は，消化管の炎症や閉塞，肝臓・腎臓などの炎症や腫瘍による圧迫，臓器被膜の急激な進展などが原因で起こる痛みです．体動による増強はなく，痛みの部位が特定しにくいのが特徴です．

＊

　痛みの訴えが頻繁な場合，使用薬剤が適切か，投与量は十分かの評価は重要です．適切な薬剤使用とともに，痛みの閾値を低下させる因子の除去（不眠・疲労・不安・怒り・悲しみ・孤独感・社会的地位の喪失など）も必要なケアです．

　鎮痛薬を使用しても効果がない場合，心血管系疾患や脳神経疾患など重篤な疾患が隠れている可能性もあり，十分な全身のアセスメントも必要です．

（山口真由美）

引用・参考文献
1) 岡田美賀子：特集 痛みへのケア 難治性疼痛に着目して痛みのケア6つの心構え．ナーシング・トゥディ，19(14)：28-31，2004．
2) 飯島哲也：特集 興奮・痛み・せん妄のコントロール 痛みのメカニズム．重症集中ケア，9(4)：4-9，2010．
3) 益田律子：『痛み』にきちっと対処する，『鎮痛薬』を正しく使う 総論ナースが知っておきたい！病棟で遭遇する"痛み"の知識．Expert Nurse，29(12)：28-35，2013．
4) 関根龍一：よく困る痛みの診かた 総論：痛みを診る際の基本 痛みのメカニズムと鎮痛薬の使い分け．レジデントノート，14(3)：2450-2460，2012．
5) 太田垣加奈子：決定版！疼痛アセスメントとケア一問一答 そのまま使えるアセスメントシートつき 痛みのアセスメントを極める．消化器外科NURSING，15(12)：17-26，2010．

Q17 鎮痛・鎮静

痛いのに痛み止めを使いたくない患者には，希望通り我慢させたほうがいいの？

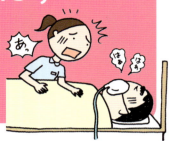

A 薬剤投与以外の介入も検討します．

なぜ鎮痛薬を使いたくないのかを把握しながら，身体的苦痛への介入だけでなく，心理的，社会的苦痛などの緩和も試みます．

　手術後発生する痛みの原因は，身体に外科的損傷を負ったことによるものがほとんどです．したがって，それを緩和するためには，やはり痛み止めの薬剤を投与することが必要な場合が多いと思います．しかし，明らかに痛みがある患者が，鎮痛薬使用を拒否することがあります．日本人は我慢強い国民性といわれ，とくに高齢者は「痛いと騒ぐことは恥」「モルヒネは死ぬ間際に使う薬」という考えを持っている方も少なくありません．また，薬の副作用や習慣性をおそれて拒否されることもあります．

　無理に薬剤投与を勧めて医療者との信頼関係を崩壊させてはいけませんが，痛みに伴う弊害（図1）もあるため，ただ我慢させることも好ましくありません．

全人的な痛み

　患者が感じる苦痛には，身体的苦痛以外に，多数の苦痛を併せ持っているという概念があります．これら4つの痛みを全人的な痛み（トータルペイン）といいます（図2）．

　痛みを訴える患者に不安や恐怖の軽減を行うことで，痛みも軽減した例も多くみられます．患者にはトータルペインがあるという視点を持つことが痛みの管理には必要です．なぜ鎮痛薬を使いたくないのか，患者の価値観・人生観を把握しながら介入を行う必要があるでしょう．

具体的な介入方法

①身体的苦痛

　身体的苦痛への介入は，薬剤投与だけではありません．

　術後患者では，創部や挿入されているカテーテル・ドレーンにテンションが加わらないよう体位を工夫します．腹部創がある場合，腹部が伸展しないよう，軽度頭部挙上と膝屈曲位とすることで創痛緩和が見込めます．咳嗽時の苦痛緩和目的で腹帯や胸帯などの使用もよいでしょう．

　同一体位による苦痛には，異常屈曲・伸展がないか，良肢位であるかを確認しながら体位変換を行います．ADL拡大が可能なら，離床により背部・腰部の苦痛を軽減できることがあります．皮膚の状態やADLを考慮してマットレスや枕の変更も考慮します．マッサージやストレッチも筋肉の緊張を取るためには有効ですが，出血・塞栓リスクがある場合は適さないため，十分なアセスメントが必要です．

　罨法も1つの方法です．冷罨法は血管を収縮させ，炎症症状には有効ですが，感覚麻痺や血流障害が起こりや

図1 痛みに伴う弊害

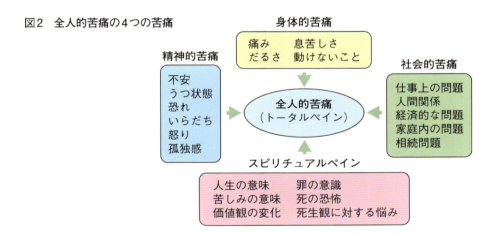

文献1)より引用　一部改変

図2 全人的苦痛の4つの苦痛

身体的苦痛
- 痛み
- 息苦しさ
- だるさ
- 動けないこと

精神的苦痛
- 不安
- うつ状態
- 恐れ
- いらだち
- 怒り
- 孤独感

社会的苦痛
- 仕事上の問題
- 人間関係
- 経済的な問題
- 家庭内の問題
- 相続問題

スピリチュアルペイン
- 人生の意味
- 罪の意識
- 苦しみの意味
- 死の恐怖
- 価値観の変化
- 死生観に対する悩み

→ 全人的苦痛（トータルペイン）

すく，鎮静中や麻痺がある患者ではとくに注意が必要です．炎症・出血所見がある場合には温罨法は禁忌のため，患者の状態から選択します．

②心理的・社会的・霊的苦痛

前述したとおり，患者は闘病生活の中で，身体的苦痛以外に心理的・社会的・霊的苦痛を体験しています．これらの苦痛は交感神経系の興奮を助長し，痛みの閾値の低下をまねくことにより痛みの増強が起こります．

不要な音や光，臭気がないよう療養環境を調整し，夜間の睡眠が得られるよう配慮が必要です．また入院時から患者の家族背景や経済状況を把握し，社会資源の活用を早期から考慮することも苦痛緩和につながります．

これらの苦痛緩和が身体的な痛みの緩和にもつながっていきます．

（山口真由美）

引用・参考文献
1) 森脇まゆみほか：早引き超図解！新人ナースに必要な消化器外科の疾患・治療・ケア　看護編　術後疼痛．消化器外科NURSING，19(5)：496-497，2014．
2) 東田かずえ：特集　興奮・痛み・せん妄のコントロール　痛みのアセスメント．重症集中ケア，9(4)：10-16，2010．
3) 濱野利江子：特集　興奮・痛み・せん妄のコントロール　薬剤を用いない疼痛コントロール法．重症集中ケア，9(4)：24-29，2010．

Q18 鎮痛・鎮静

痛みのスケールは使ったほうがいいの？何のスケールがいいの？

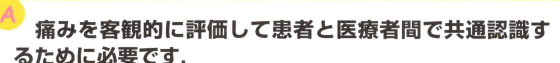

A 痛みを客観的に評価して患者と医療者間で共通認識するために必要です．

患者に痛みを表現してもらう主観的スケールと，人工呼吸器装着中など表現できない場合に使用する客観的スケールがあります．

なぜスケールを使用するのか

痛みは主観的な感覚であり，表現や感じ方にも個人差があります．また痛みの程度は体験している患者にしかわかりません．痛みを医療者が客観的にとらえ評価できれば，患者と医療者間での共通認識が可能となります．スケールを使用することで，医療者が認識していない患者の痛みに気づいたり，スケールの変化に伴って鎮痛薬使用を考慮できるなど，医療者側の行動変容を促す効果もあります．主観的な感覚を表現する方法として，スケールを使用することは有用といえます．

現在さまざまな痛みのスケールが開発されていますが，信頼性・妥当性ともに検証され，広く臨床で使用されているものはNRS，VAS，VRSといわれています[1]．現在使用されているスケールの一部を紹介します．

主観的スケール

①NRS

痛みを0〜10の11段階に分けて表示します（図1）．まったく痛みがない状態を0，考えられる最悪の痛みを10とした場合に，今感じている痛みの段階はどのあたりかを尋ねる方法です．

0〜4段階は「痛みがあっても軽度」，5〜6段階は「痛みによって動作に影響がある中等度」，7〜10段階は「強い痛み」と判断して評価します．口頭での回答で評価できる簡便性の高いスケールです．

②VAS

それぞれ両端に「痛みなし」と「最大の痛み」と表した100mmの黒い直線を患者に見せ，どのあたりの痛みなのかを患者にさし示してもらうことで評価します（図2）．視覚的にわかりやすい反面，視力障害があったり，さし示すのが困難な状況では使用できません．

③VRS

数段階の痛みの強さを表す言葉を直線上に並べ，患者に選択させる方法です（図3）．表現が限られているという限界があるのが問題点です．

④FRS

言葉の代わりに顔の表情で痛みの程度を表現するスケールです（図4）．スケールを見せながら今感じている痛みの程度に近い表情をさし示してもらいます．小児や高齢者など言葉でうまく表現ができない患者によく使用されます．また痛みだけではなく，心理的な状況や気持ちなどの判断にも用いられます．

客観的スケール

患者が人工呼吸器装着中など，痛みを表現できない場合に使用するスケールとして，BPSやCPOTなどがあ

NRS：numerical rating scale，数値評価スケール　　VAS：visual analog scale，視覚的アナログスケール
VRS：verbal rating scale，カテゴリースケール　　FRS：faces pain rating scale，フェイススケール

図1　NRS

● NRS
　（numerical rating scale，数値評価スケール）
- 「0点：痛みなし～10点：最も痛い状態」を示す
- 患者に，痛みのレベルを数字で示してもらう

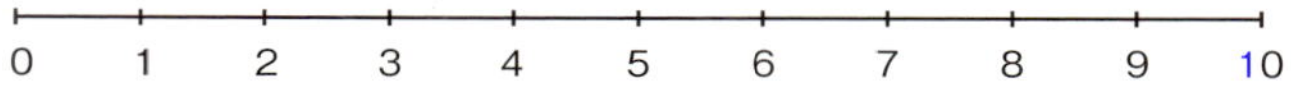

```
0　1　2　3　4　5　6　7　8　9　10
```

図2　VAS

● VAS
　（visual analog scale，視覚的アナログスケール）
- 左端が「痛みなし」，右端が「想像できる最悪の痛み」を示す
- 患者に，痛みがどの程度かを直線上にさし示してもらう

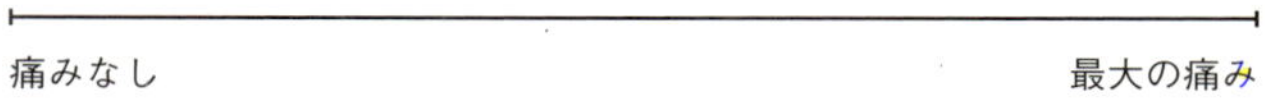

痛みなし ────────────────── 最大の痛み

図3　VRS

● VRS
　（verbal rating scale，カテゴリースケール）
- 痛みを「なし」「軽度」「中等度」「強度」「最悪」の5段階で示す
- 患者に，現在の痛みの程度を答えてもらう

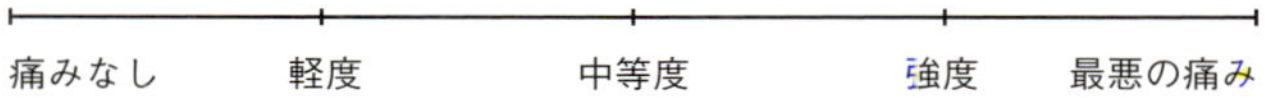

痛みなし　軽度　中等度　強度　最悪の痛み

図4　FRS

● フェイススケール
　（faces pain rating scale，フェイススケール）
- 6段階の顔の表情で痛みの程度を示す
- 患者に，今の痛みに最も当てはまる顔を答えてもらう

0　1　2　3　4　5

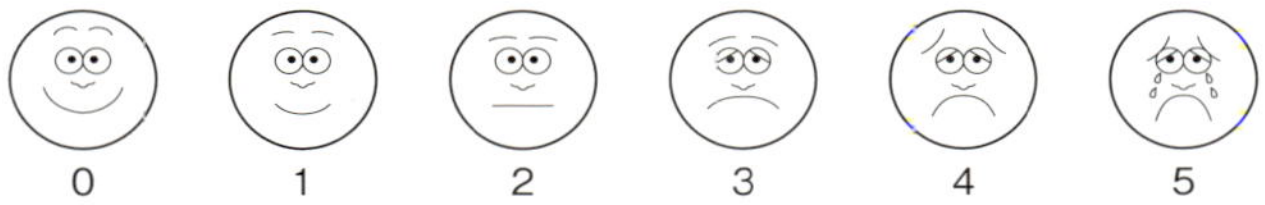

ります．

＊

　いずれのスケールも，それぞれの利点・欠点を加味して選択する必要があります．またスケール使用の際は，医療者・患者双方への教育が必要不可欠となります．
　できるだけ施設で統一したスケールを使用したほうが継続的な評価が可能なため，各施設の特徴を考慮したうえで決定されるとよいでしょう．

（山口真由美）

引用・参考文献
1) 日本緩和医療学会：がん疼痛の薬物療法に関するガイドライン2010年版．金原出版，2010．
2) 米山多美子：ここだけは知って！こうしてレベルアップ！臨床ケア技術の決め手(1)　術後疼痛をどうとるか．Expert Nurse，29(6)：100-120，2013．
3) 山中政子：緩和ケアはじめて実践マニュアル 痛み ペインスケール．プロフェッショナルがんナーシング，4(4)：385，2014．
4) 東田かずえ：興奮・痛み・せん妄のコントロール 2.痛みのアセスメント．重症集中ケア，9(4)：10-16，2010．

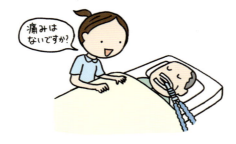

BPS：behavioral pain scale　　CPOT：critical-care pain observation tool

Q19 ドレーン管理

ドレーンの予定外抜去はどうしたらいいの？

A 患者の状態を観察し，緊急で対応が必要か，経過観察でよいのかを判断して医師に報告します．

完全に抜けてしまった場合は，抜けたドレーンの形状確認（体内残留の有無の確認）のため，医師が確認するまで破棄してはいけません．

目的から抜去により起こりうる問題を予測

外科手術におけるドレーンは，手術部位に留置して，血液，リンパ液，滲出液，膿汁，消化液などを体外に排出するチューブです．ドレナージとは，排出する行為自体のことをさします．

ドレーンは目的に応じて，情報ドレーン，予防的ドレーン，治療ドレーンに分類されます．患者に挿入されているドレーンがどのような目的で挿入されているかをしっかり理解しておくことで，抜去により起こりうる問題を予測することができます（表1）．

患者に挿入されているドレーンは，どれも必要なものです．そのため，予定外抜去（自己・事故抜去）しないよう十分注意します．

ドレーンが抜けてしまったときは，患者の状態をしっかりと観察し，緊急で対応が必要か，様子観察でよいのかを判断し，医師が判断できるように報告する必要があります．また，経過観察中は出現した異常を見逃さず，適切に対応することが求められます（表2, 3）．

（福田昌子）

表1 各ドレーンの挿入目的と，抜去により起こる問題

挿入部位	挿入目的	抜去により起こる問題
脳	髄液や血液の排出．	ドレーンからの排液が妨げられるため，頭蓋内圧が亢進してしまうおそれがある．
胸腔	貯留した液体や空気を排出することで虚脱した肺の再膨張を促す．	肺が再虚脱する可能性がある．
腹腔	診断や治療目的で，腹腔内の液体を採取・除去．	抜去前の排液が多い，または血性排液であった場合，体液の貯留に伴い腹部膨満が出現する．排膿目的で挿入されていた場合，感染徴候が増強する可能性がある．

表2 胸腔ドレーン抜去時に起こる問題とその対応

	自発呼吸時	陽圧換気時
起こる問題	・抜去部からの空気の流入による肺胞の虚脱（気胸） ・低酸素状態	・ドレーンから空気が排出されないことによる，胸腔内への空気の貯留 ・緊張性気胸 ・低酸素状態 ・ショック状態
抜去部の処置	・フィルムで覆い，外気の流入を防ぐ	・胸腔からの空気の流出を妨げないように，ガーゼで覆う．もしくは3辺テーピング法を行う
一部抜去時の対応	・ドレーンをクランプする	・ドレーンをクランプしない

※3辺テーピング法：フィルムで覆うときに，フィルムの3辺はテープ固定するが，1辺のみ固定せず排気できるようにする方法．

表3　ドレーン予定外抜去時の注意点と対応

各ドレーン共通

- バイタルサイン，本人の自覚症状，抜去部の皮膚の状態を観察し，すみやかに医師に報告をする．

【完全に抜けてしまった場合】
- 抜けたドレーンの形状を確認する（体内残留の有無の確認）．抜けたドレーンは，医師が形状確認するまで破棄しない．
- 再挿入となる場合は，各施設の基準に従い，処置の準備を行う．

【一部抜けてしまった場合】
- 医師の診察が終了するまでは体動を避け，安静を促す．
- 一部抜けてしまった場合でも，看護師が抜去してはいけない．
- 逆行性感染の原因になるため，抜けかけたドレーンを再挿入しない．

脳ドレーン：意識レベルの低下，瞳孔所見の変化を見逃さない

- 抜去部を清潔なガーゼで圧迫し，髄液の流出や出血，頭蓋内が外部と交通することによる感染，空気の流入を防ぐ．必要時抜去部を縫合する．
- 抜去直後は髄液の過剰流出により，その後は排液が妨げられ髄液・血液の貯留により頭蓋内圧の変化をきたす可能性がある．
- 意識レベル，瞳孔，四肢麻痺など神経学的所見の変化に注意する．
- 呼吸状態の悪化に注意する．
- 必要時CT等の検査を行う．
- 一部抜けてしまった場合は，カテーテルをクランプし，医師に報告する．
- その後の処置については，医師の指示に従う．

胸腔ドレーン：呼吸状態の悪化，緊張性気胸・出血によるショックの所見を見逃さない

- 抜去部を清潔なガーゼで圧迫し，皮膚を保護する．
- 患者が自発呼吸をしているのか，陽圧換気をしているのかにより起こる問題と対応が異なるため注意する（表2）．
- 陽圧換気時は，緊張性気胸をまねくおそれもあるため，とくに注意が必要となる．
- ドレーン抜去時に血管損傷を起こす可能性があり，出血量によってはショックをきたす可能性もあるため注意する．
- 血圧低下，頻脈等のショック症状の出現に注意する．
- 呼吸状態，気管の偏位，頸静脈の怒張の有無を観察する．
- 滲出液の有無，皮下気腫の出現・拡大の有無を観察する．
- 胸部X線検査を行い，再挿入が必要か検討する．
- 一部抜けてしまった場合は，カテーテルが何cm挿入されているか（体内に残存しているか）を確認し医師に報告する．
- その後の排液状況（性状，量），エアリーク有無の観察を行う．

腹腔ドレーン：血管・臓器損傷による出血性ショックの所見，SIRSの徴候を見逃さない

- 腹部症状を確認する．
- 抜去前の排液が多いまたは血性排液であった場合，体液の貯留に伴い腹部膨満が出現するため観察が重要となる．
- 排膿目的で挿入されていた場合，感染徴候が増強する可能性があるため，SIRSの徴候を見逃さないことが重要となる．
- ドレーン抜去時に血管や腸管を損傷する可能性があるため，排液に出血や腸液が混入していないかの観察や，出血量によってはショックをきたす可能性もあるため血圧低下，頻脈の出現にとくに注意する．
- 一部抜けてしまった場合は，カテーテルが何cm挿入されているか（体内に残存しているか）を確認し医師に報告する．
- ドレーンの先端位置が変わることにより排液の性状や量が変わってくる可能性が高いため，その後の排液状況（性状，量）の観察を行い，排液状況を医師に報告することが大切となる．

引用・参考文献

1) ナーシングスキル：https://nursingskills.jp/ホーム/SkillDisplay/tabid/69/sid/74023/Default.aspx
2) 小松由佳：トラブルに対応できる！ドレーン管理 part2 胸腔ドレナージ．月刊ナーシング，32(6)：58-67，2012．
3) 小松由佳：トラブルに対応できる！ドレーン管理 part2 腹腔ドレナージ．月刊ナーシング，32(6)：68-72，2012．
4) 高津咲恵子ほか：トラブルに対応できる！ドレーン管理 part2 脳室ドレナージ．月刊ナーシング，32(6)：74-82，2012．
5) 葛西陽子：胸腔ドレーンとっさのトラブル対応(Q17～20)．Expert Nurse，31(2)：48-51，2015．
6) 藤本晃治ほか：脳室・脳槽ドレナージの管理と実際．クリティカルケアアドバンス 看護実践(山勢博彰編)，p.165-173，南江堂，2013．
7) 山本小奈実ほか：胸腔ドレナージの管理と実際．クリティカルケアアドバンス 看護実践(山勢博彰編)，p.176-185，南江堂，2013．
8) 赤木高司ほか：腹腔ドレナージの管理と実際．クリティカルケアアドバンス看護実践(山勢博彰編)，p.187-196，南江堂，2013．

Q20 ドレーン管理

ドレーンの固定はどうしたらいいの？

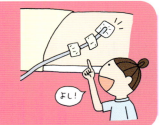

A ドレーンの種類・皮膚の状態・滲出液の量をふまえて固定方法を検討します．

より確実に固定するために，挿入部以外に1～2か所固定し，そのテープはΩ型に貼付します．

　近年，早期離床が進められ，ドレーンが挿入されている患者を離床させる機会は増えています．

　不適切なドレーンの固定は，患者の体動によりドレーン抜去の危険が高まるほか，体動によりドレーンの挿入部が動くため患者の痛みの原因にもなります．そのため，ドレーンをより安全に，そして確実に固定することが重要となります．

挿入部の観察
①滲出液の量
　閉鎖式ドレーンの場合は，滲出液の量に応じて固定方法を変更する必要があるため，滲出液の量の観察も重要です．腹部ドレーンでは，消化液が皮膚に触れることにより皮膚にびらんや発赤などの皮膚障害を起こすことがあるため注意深く観察します．

②固定糸の確認
　時間の経過とともに，皮膚が挫滅し固定糸が外れてしまったり，糸がゆるみ固定力が弱くなることもあるため，固定糸の状態も観察します．固定糸がゆるむとドレーンが抜けてしまうほか，胸腔ドレーンでは，挿入部から胸腔内へ空気が流入する危険もあります．固定糸にゆるみや外れがある場合は，医師への報告が必要です．

③ドレーンが抜けかけていないかの確認
　患者の体動などによりドレーンが抜けてきてしまうことがあるため，挿入長を観察します．挿入長の確認には，あらかじめドレーンと皮膚にマジックなどで複数箇所マーキングしておくことが有効です．マーキングがずれている場合は，ドレーンが抜けかけている可能性があります．

固定方法の工夫
①刺入部
　閉鎖式ドレーンの場合，観察が行えるようになるべく透明なフィルムドレッシング材で密封します．滲出液が少ない場合は，透明フィルムドレッシング材のみで保護できます．

　しかし，滲出液が多い場合は，保護フィルムドレッシング材が剥がれたり，皮膚が浸軟して皮膚の状態を悪化させてしまいます．そのため，滲出液がある場合は，ガーゼや吸水性のあるドレッシング材を使用します（**表1**）．

②体幹との固定
　体動時にドレーンが引っぱられない程度の長さに調節して，医療用粘着テープで確実な固定を行います．固定の位置・方法を決める際は，**表2，3**を考慮します．

　固定方法は，Ω型のテープ固定を行います（**図1**）．Ω型にすることで，テープに遊び部分ができることで潰瘍形成の予防となるほか，屈曲や外力によるテープの剥がれを防止できます．

　医療用粘着テープは粘着力が強いため，長時間の使用や剥がす際の刺激で皮膚障害の可能性があります．皮膚障害には，伸縮性テープの張力による緊張性水疱，テープの粘着剤による接触性皮膚炎，不感蒸泄が阻害される

表1 使用材料別の長所と短所

固定方法	長所	短所
透明なフィルムドレッシング材	・挿入部の観察が行いやすい． ・ガーゼを使用しないため固定が強化できる．	・滲出液が多い場合，剥がれてしまうなど固定力が低下するため，何度も貼り替えが必要になる．
医療用粘着テープ	・粘着力が強い． ・ガーゼを使用しなければ固定が強化できる．	・長時間の使用や剥がす際の刺激で皮膚障害が起こる可能性がある． ・水疱や滲出液が多い場合は十分に固定できない．
ガーゼ	・滲出液を吸収しやすい．	・挿入部が観察できない．

表2 ドレーン固定方法

①固定前の患者の観察	挿入部の状態と，ドレーンを固定する体幹の皮膚の状態を観察する
挿入部の観察 ・固定糸による固定は十分か ・滲出液の量はどれくらいか ・皮膚障害（発赤，びらんなど）はないか ・感染徴候（発赤，腫脹，熱感など）はないか	**体幹の皮膚の観察** ・損傷がないか ・浸軟がないか

②ドレーンが抜けていないか観察する	
・マーキングのずれの有無	・ドレーンに記入してある目盛りで長さを確認

③ドレーンと排液バッグの接続部の固定	接続部が直接皮膚に当たらないよう，接続部と皮膚の間にガーゼなどを置いてからテープで固定する
・ドレーン接続部が硬い素材：タイガンを使用する	・ドレーン接続部が柔らかい素材：伸縮性のあるテープを貼って補強することもある ※テープを使用する場合は接続のゆるみが発見しにくいことがあるので注意が必要

④身体への固定	
刺入部 ・滲出液がない：透明フィルムドレッシング材を使用する ・滲出液がある：吸水性のドレッシング材やガーゼを使用する ・滲出液による皮膚障害を起こす可能性があるときは，撥水性のあるスキンケア用品を使用する場合もある	**体幹とドレーンを固定** ・皮膚障害がない：サージカルテープや販売されている固定専用テープを使用 ・テープによる皮膚障害を起こす可能性があるときは，皮膚被膜剤を使用する場合もある

表3 固定位置・方法を決める際考慮すること

- 水疱や滲出液が多い場合は，十分に固定が行えないため，水疱のない場所や滲出液で汚染されにくい場所を選択する．
- 患者が坐位や立位になっても，ドレーンが屈曲したりねじれたりしないように固定位置・方法を選択する．
- 自己抜去のリスクがある患者には，手の届かない場所や手が引っかからないように固定位置・方法を選択する．
- ドレーンによっては固定の方向により排液状況に影響を与えてしまうことがあるため，ドレーンがどの場所に挿入されどの方向に固定するのが正しいのか，理解しておく．
- 低圧持続吸引の場合，ドレーンのたわみに排液がたまると吸引圧が減弱されるため，ドレーンの長さも適切に調節する．

ことによる浸軟，テープ剥離時の刺激による表皮剥離などがあります．高齢者や全身状態の悪い患者，浮腫のある患者など，皮膚が脆弱な患者には，予防目的でテープを貼付する前に皮膚被膜剤を使用したり，粘着剤がゲル系やシリコン系のものを使用することもあります

（福日昌子）

図1　Ω型テープ固定

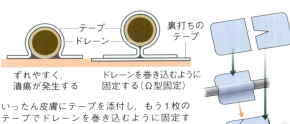

ずれやすく，潰瘍が発生する　　ドレーンを巻き込むように固定する（Ω型固定）

いったん皮膚にテープを添付し，もう1枚のテープでドレーンを巻き込むように固定する．さらに，切り込みを入れたテープで下から固定する．ドレーンが直接皮膚に接触しないため，潰瘍形成の予防もできる．

引用・参考文献
1) 石井はるみ：ドレーン管理．ICUケアメソッド（道又元裕編），p.224-239，学研メディカル秀潤社，2014．
2) 村尾直樹ほか：ドレーン固定法．消化器外科NURSING，19(4)：84-86，2014．
3) 平野利典ほか：ドレーン固定にまつわるQ&A．消化器外科NURSING，19(4)：92-96，2014．
4) 中村倫子：「胸腔ドレーン」管理 徹底理解のQ&A（Q15）．Expert Nurse，31(2)：45-46，2015．
5) 山本小奈実ほか：胸腔ドレナージの管理と実際．クリティカルケアアドバンス 看護実践（山勢博彰編），p.176-185，南江堂，2013．
6) 赤木高司ほか：腹腔ドレナージの管理と実際．クリティカルケアアドバンス 看護実践（山勢博彰編），p.187-196，南江堂，2013．

Q21 ドレーン管理

ドレーンの排液がいっぱいになったときはどうするの？

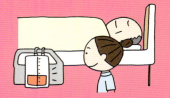

A 排液口の汚染による逆行性感染に十分注意して排液を破棄します．

感染を予防するため，破棄の回数は最小限にしましょう．

使用しているドレーンの特徴の確認が大切

　ドレーンの排液を破棄する方法は，排液バッグにたまった排液を破棄する方法と，排液ボトルごと交換する方法があります．使用しているドレーンがどの方法の排液方法であるのか，確認しておく必要があります．
　閉鎖式ドレーンは，閉鎖状態を保つことが感染予防につながるため，排液破棄の回数は最小限にとどめます．そのため，排液の破棄は，排液量が排液バッグ容量の限界に達する直前が適切です．

　排液容器の容量を超えたまま使用を続けると適切な吸引圧がかからないだけでなく，排液できなくなることで逆行性感染の原因にもなるため，適切な量で排液を破棄する必要があります．

ドレーン排液で注意したいこと

　ドレーンの排液を破棄する手順を表1に示します．ドレーンの排液を破棄する際にいちばん注意をしなければいけないのは，逆行性感染です．感染予防のために，手指消毒やPPEの着用，適切な破棄方法の順守などを

表1　ドレーン排液破棄の手順

①排液の準備	**感染予防** ・手指消毒を行う ・適切なPPEを装着する ・回収容器は交差感染を防止するためできるだけディスポーザブルとし，患者ごと，ドレーンごとに準備する	
②排液を回収する	**感染予防** ・必要時ドレーン回路をクランプする ・排液口は破棄前後にアルコール綿で清拭し，排液口が排液回収容器に触れないように注意する ・逆流を防止するため，排液バッグを挿入部位より高く持ち上げない	**排液の量と性状** 色，粘稠度，におい，浮遊物の有無を観察し把握
③ドレーン回路の確認	・クランプ解除を確実に行う ・挿入部からドレーン排液バッグまでの回路をたどって確認する	
④片付け	・ディスポーザブルでない計量カップなどを使用した場合は，1回ごとに洗浄・熱処理をすることが望ましい	
⑤排液量を評価・記録する	・水分出納を把握するため，何時に破棄をしたかわかるようにしておく ・ドレーン～排液バッグでは排液の性状が異なることが多い．ドレーン挿入部付近のチューブ内に流出した排液は，最新の患者の情報を示していると考えられ，その違いを明記しておくことは，異常の早期発見においても重要	

表2　排液を破棄する際のクランプの要否

脳ドレーン	・無菌操作 ・4点クランプした後に接続を外す（鉗子は使わない） ・接続部の消毒は不要 ・バッグ毎交換
胸腔ドレーン	・水封部より先で必ず2か所クランプする ・接続部は消毒する ・水封部に必ず適正位置まで滅菌蒸留水を入れて準備する ・バッグが倒れて水封部の水の量が変化したときはすみやかにバッグごと交換する ・水封部と排液ボトルが一体のシステムは，排液バッグ内の排液量が増えると吸引圧が低下するものがあるため，早めに交換する ・バッグ毎交換
腹腔ドレーン	・排液バッグにたまったものを排液する ・身体よりバッグを上にあげない

行います．排液口や外した接続部が周囲のものと接触するなどし，汚染しないよう注意します（**表2**）．

　ドレーンをクランプした際は，排液破棄終了時に必ずクランプが解除してあるかドレーン回路を確認するとともに，陰圧がかかっていることを確認することが重要です．

（福田昌子）

引用・参考文献

1) 中野あけみ監：腹腔ドレーン管理の見抜けるBOOK．Expert Nurse，30(2)特別付録：p.6-8，2014．
2) 藤本晃治ほか：脳室・脳槽ドレナージの管理と実際．クリティカルケアアドバンス　看護実践（山勢博彰編），p.165-173，南江堂，2013．
3) 山本小奈実ほか：胸腔ドレナージの管理と実際．クリティカルケアアドバンス　看護実践（山勢博彰編），p.176-185，南江堂，2013．
4) 赤木高司ほか：腹腔ドレナージの管理と実際．クリティカルケアアドバンス　看護実践（山勢博彰編），p.187-196，南江堂，2013．
5) 中村倫子：「胸腔ドレーン」管理徹底理解のQ&A　Q14．Expert Nurse，31(2)：44，2015．

PPE：personal protective equipment，個人用防護具

Q22 ドレーン管理

ドレーンの入っている患者の移動はどうするの？

> **A** 排液の逆流による感染や事故抜去に注意して移動します．
>
> 移動前後で，患者のバイタルサイン，自覚症状，ドレーンの排液状況（閉塞の有無，陰圧がかかっているかなども含む）に変化がないか確認が大切です．

移動時に注意すること

患者にドレーンが挿入されている場合，患者の移動によりドレナージの条件が変更され，ドレーンの排液状況が変化する可能性があります．したがって，患者の移動前後で，患者のバイタルサインや自覚症状，ドレーンの排液状況（閉塞の有無，陰圧がかかっているかなども含む）に変化がないかを確認する必要があります．

また，移動によって排液が逆流することによる感染や事故抜去にも注意する必要があります．患者が大きく動くときは，ドレーンの固定が確実に行われているか確認するとともに，ドレーンが引っぱられないようドレーンのルートの一部を患者とともに保持したり，ドレーンの排液バッグの位置をあらかじめ変えておくなどの工夫を行います（表1）．

ドレーンのクランプは必要？

①クランプが必要なドレーンと避けるべきドレーン

移動時，すべてのドレーン回路でクランプが必要なわけではありません．クランプが必要なのは，排液バッグを持ち上げざるを得ない場合（逆行性感染の予防目的）と，脳に挿入されているドレーンでドレーンの高さにより吸引圧の設定がされている場合（吸引圧の設定変更防止目的）です．

血性排液のドレーンは，クランプによりドレーンの閉塞の危険があります．気胸の治療目的でドレーンが挿入されている場合は，クランプすることにより緊張性気胸を引き起こすことがあります．扱うドレーンごとにクランプが必要か確認し，不用意なドレーンのクランプは避けなければなりません．

②脳槽・脳室ドレーンのクランプ

脳槽・脳室ドレーンの場合，ドレナージ回路の脱落，フィルターが濡れる，クランプされて機能しないなどで，条件がそろうと理論上数十cmH_2Oの高い陰圧がかかることになります．これにより過剰な髄液の排泄（オーバードレナージ）が起こり，低髄圧症候群や急性硬膜下（外）血腫・脳ヘルニアが引き起こされる危険性があります．

一時的にクランプする場合は，患者側→排液バッグ→エアフィルターの順番でクランプを行い，ドレナージ再開時にはエアフィルター→排液バッグ→患者側の順番でクランプを開放する手順を厳守することが重要です（図1）．

（福田昌子）

引用・参考文献
1) 藤本晃治ほか：脳室・脳槽ドレナージの管理と実際．クリティカルケアアドバンス 看護実践（山勢博彰編），p.165-173，南江堂，2013．

表1 ドレーンが挿入されている患者の移動時の注意点・ポイント

挿入されている ドレーン	注意点・ポイント
各ドレーン共通	・移動前後で患者のバイタルサインや自覚症状，排液の状況に変化がないか確認する． ・排液の逆流による感染防止や事故抜去の予防のため，移動や体位変換のときには，排液バッグを挿入部より持ち上げないように注意する． ・排液バッグを持ち上げざるを得ない場合はクランプする．クランプ時間は最小限にとどめる．元の位置に戻したときには必ずクランプが開放されているか，ドレーンの閉塞はないかを確認する． ・逆流防止弁がついた低圧持続吸引システムの場合はクランプする必要はない． ・移動前にドレーンの固定状況を確認する． ・ドレーンを引っぱらないようにするための工夫を行う．
脳ドレーン	・移動により大幅に設定圧が変化する可能性があるため，必ずドレーンをクランプする． ・フィルターに排液がつかないようクランプを閉じ，移動終了後には必ず開ける． ・フィルターに排液がつかないよう十分注意する（排液が無色の場合は濡れていても見た目ではわかりにくいため，濡らさないようより注意する）． ・フィルターが濡れたり汚染した場合に，回路を交換する必要があるため，医師に報告する．
胸腔ドレーン	・すべての患者の移動時にドレーンをクランプする必要はない． ・患者の病態によりドレーンをクランプするべきか否か判断する必要がある ・気胸でエアリークのある患者にクランプをすると，緊張性気胸を引き起こすことがあるため，不用意にクランプを行わず，必要時医師に確認する． ・クランプした場合は，患者の呼吸状態に十分注意する． ・ボトルの転倒に注意する．ボトルが転倒してしまったときは，ボトルの機能の破綻につながるため，新しいボトルに接続しなおす． ・ボトルを傾けすぎると，水封ボトルで大気と胸腔内が交通し，逆行性感染の原因となるため，ボトルを傾けすぎないように注意する．
腹腔ドレーン	・ドレーンカバーは，排液バッグの内容物が見えないようにするとともに，排液口が床面につくことによる汚染からの保護の目的にも有用． ・患者が歩行する際には，ドレーンカバーを肩にかけたり点滴台につるしたりして，ADLの妨げにならないように工夫する．

図1 脳槽・脳室ドレーンのクランプ

ドレナージを中断するときのクランプ閉鎖順序は，A→B→C→D
ドレナージを開始するときのクランプ開放順序は，D→C→B→A
となる．

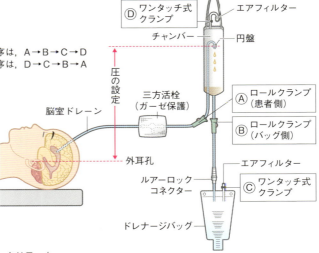

2）山本小奈実ほか：胸腔ドレナージの管理と実際．クリティカルケアアドバンス 看護実践（山勢博彰編），p.176-185，南江堂，2013．
3）小松由佳：トラブルに対応できる！ドレーン管理 胸腔ドレナージ．月刊ナーシング，32(6)：58-67，2012．
4）高津咲恵子ほか：トラブルに対応できる！ドレーン管理 脳室ドレナージ．月刊ナーシング，32(6)：74-82，2012．
5）中村倫子：「胸腔ドレーン」管理徹底理解のQ&A（Q 4）．Expert Nurse，31(2)：44，2015．
6）石井はるみ：ドレーン管理．ICUケアメソッド（道又元裕編），p.224-239，学研メディカル秀潤社，2014．

Q23 離床

早期離床がいいっていうけど，いつから起こしていいの？

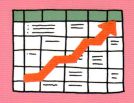

A 血行動態，低酸素血症，鎮静の深さなどをアセスメントし，個々の病態に合わせて行います．

患者の状態を的確にアセスメントし，離床のタイミングを逃さないようにしましょう．

早期離床の目的

早期離床は，患者が日常生活に必要なADLを取り戻すことが目的となります．術後の早期離床は，無気肺や肺炎などの呼吸器合併症や，血栓塞栓症，腸管麻痺などの術後合併症を予防する目的があります．早期から患者の身体を動かすということによって，廃用症候群，ICU-AWの予防，ADLの早期獲得，人工呼吸器離脱日数の短縮，ICU入室期間や，入院期間の短縮に有用であるということが明らかになっています．また，リハビリをすることにより起きている時間を設けるということは，せん妄や，PICS（集中治療後症候群）などの認知機能障害を予防します．そのため早期からの介入は，患者のQOLや予後の視点からも重要であり，臨床的に大きな影響を与えます．

ICU患者への早期離床については，2010年に発表されたABCDEバンドルや，2014年に日本集中治療医学会より発表されたJ-PADガイドラインでも位置付けられており，早期リハビリテーションの導入を推奨しています．

早期離床の根本は，「セルフケアの獲得」と，「ADLの拡大」です．患者が自らのことが自分でできるようになるということは，そこから生活の再構築が始まるということです．看護師は，患者自身の自立を支援することが重要となります．

離床のタイミングを逃さない

看護師として重要なことは，離床のタイミングを逃さないことです．患者の自立を支えるため，私たち医療者は，患者の状態を的確にアセスメントし，リハビリが可能な状態かどうかを見きわめる必要があります．

ポイントは，リハビリテーションに必要な情報をアセスメントすることです（表1）．たとえば，ICUに入室している患者の多くは，人工呼吸器に装着され，鎮静薬を持続的投与されています．人工呼吸器が装着されていても離床やリハビリテーションは可能ですが，実際の現場では，人工呼吸管理に伴う鎮静は，早期離床を阻害する要因の1つとなっています．そのため，24時間患者のそばにいる看護師は，鎮痛や鎮静の評価をスケールなどを用いて行う必要があります（表2）．

表1　リハビリに必要な情報

1	身体機能や精神機能などの心身の機能はどうか
2	基本的日常生活能力
3	バイタルサインの変動はどうか
4	患者の状態にあった鎮静レベルかどうか
5	痛みの評価
6	せん妄の評価

PICS：post intensive care syndrome，集中治療後症候群　　ABCDEバンドル：「毎日の鎮静覚醒トライアル」「自発呼吸トライアル」「せん妄の適切な評価」「早期離床」で構成されている．医原性リスク低減戦略対策を組み合わせたケアバンドル．　　PAD：pain, agitation, delirium，痛み，不穏，せん妄

周術期の全身管理

図1 リハビリテーション開始のためのスクリーニングアルゴリズム

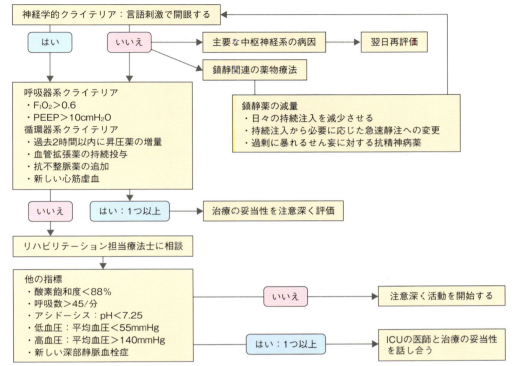

Korupolu R et al.: Early mobilization of critically ill patients: reducing neuromuscular complications after intensive care. Contemp Crit Care, 6(9):1-12, 2009. より引用

表2 痛みのアセスメント項目

① 患者の疼痛に関する訴え（痛みの存在とその程度）
② 疼痛の種類・部位・持続時間・きっかけ・時間的経過・反応（表情・態度・行動），生理的変化（発汗の有無・心拍数や血圧変動・呼吸状態），日常生活動作の支障
③ 疼痛治療の内容，薬剤の投与量とその効果・副作用
④ 患者自身の疼痛に対する思い，嗜好，文化的背景，過去の経験，不安
⑤ 家族からの情報

道又元裕：系統看護学講座 クリティカルケア看護学. p.192, 医学書院, 2012より引用

表3 安静臥床の効果

- 心仕事量の軽減
- 血圧の安定
- 循環血液量の維持，静脈還流の促進
- 酸素需要量の減少による呼吸・循環器系への負担軽減
- 損傷部の治癒促進
- 痛みの軽減

離床開始の判断ポイント

早期離床で患者の身体を起こすのは，ベッド上での呼吸リハであれば，早期から起こします．また離床であれば，段階に応じて起こします．

呼吸ケアを目的とした排痰や，ベッド上でのポジショニングであれば，患者のリスクが高い状況でも，身体への負担が小さく，比較的安全に行うことが可能です．そのため，かなり早期の介入が可能となります．

2009年に，Schweickertらが発表した，気管挿管患者の早期離床の有用性についての研究では，早期にリハビリを開始した群のほうが，通常ケア群よりも退院時のADLが向上し，せん妄期間が有意に短く，人工呼吸装着時間が短縮したと報告しています．しかし，人工呼吸管理中などの重症患者の早期離床を目的とした早期離

床の開始基準や介入時期は，各施設でさまざまです．離床の開始は，個々の患者の病態や，状態に応じて判断することが大切です．

開始可能と判断するポイントとしては，運動負荷により血行動態の不安定な状況が持続しないこと，低酸素血症の状況や，鎮静の深さなどを考慮して開始します．また，リハビリ開始のスクリーニングアルゴリズムを参考にするのも有用です（図1）．

エキスパートのアセスメント

あくまで患者主体で実施します．J-PADガイドラインにもあるように，まずは痛みの緩和です．患者に痛いと言わせないような，先行鎮痛治療の提案でもよいでしょう．適切に痛みを取り，リハビリへの参加を促し，リハビリテーションのゴールを患者とともに確認します．医療者は絶えず見守るというメッセージを発信し続けることが重要です．

早期の離床を行う際は，必ず安全に行うことが重要です．そのためには，他職種でチームとなり，モビリティプログラムを実施することが重要となります．

一度リハビリに失敗すると，呼吸仕事量の増加などが原因で呼吸筋の筋力が低下し，RSBIが低下することがあります．Greeningらの文献では，病態が改善するよりも前に早期からリハビリを行うと，むしろ予後を悪化させる可能性があると述べています．安静臥床によって得られる効果（表3）も考えながらきちんとアセスメントをし，変化を察する力を身につけましょう．

（東間弘美）

Q24 離床

早期離床がいいっていうけど，どこまで進めていいの？

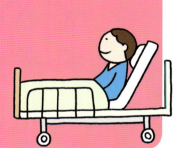

A リハビリ中止基準を参考に，呼吸や循環動態により検討します．

患者のいつものバイタルサインを把握し，基準値かどうかアセスメントしましょう．

リハビリ中止基準

現在，超急性期からできるだけ早期にリハビリを開始することが，常識となりつつあります．早期離床が注目された背景には，離床を怠った結果，ICU-AWの発症，在院日数の延長，QOLの低下など，患者に多大なる悪影響を及ぼすことがわかってきたことなどがあります．

しかし，リハビリを行う際は，中止や再開の基準も明確にしておく必要があります（表1）．ICUにおける早期離床・運動療法の禁忌，開始基準，中止基準を示す診療ガイドラインなどはなく，それぞれの基準は各施設に

RSBI：rapid shallow breathing index，浅速換気指数．呼吸数を一回換気量（L）で割った変数．浅速呼吸では値が上がる．一般的には，RSBI＞100の場合，呼吸仕事量の増大の可能性がある．　　ICU-AW：ICU-acquired weakness，ICU関連筋力低下

表1　リハビリ中止基準（一例）

心拍数	経皮的動脈血酸素飽和度（SpO$_2$）
・＞予測最大心拍数の70％ ・＞安静時心拍数の20％ ・＜40/分，＞130/分 ・新たな調律異常 ・新たな抗不整脈薬の使用 ・新たな虚血（心電図or心筋酵素）	・＞4％以下 ・＜88～90％

血圧	人工呼吸器
・収縮期血圧＞180mmHg ・収縮期/拡張期血圧の20％以上の低下 ・平均血圧＜65mmHg，＞110mmHg ・昇圧薬：新しい昇圧薬or増量	・吸入気酸素濃度（F$_i$O$_2$）＞0.6 ・呼気終末陽圧（PEEP）＞10cmH$_2$O ・患者―人工呼吸器の非同調 ・気道狭窄

呼吸数	覚醒／精神障害と症状
・＜5/分 ・＞40/分	・鎮静-昏睡：RASS＜-3 ・鎮静薬の追加または増量を必要とする患者の興奮：RASS≧2 ・過度な呼吸困難 ・患者の拒否

Adler J, Malone D.：Early Mobilization in the Intensive Care Unit: A systematic review. Cardiopulm Phys Ther J, 23（1）：5-13, 2012. より引用

より異なりますが，Morrisらが2008年に発表した研究で使用した離床プロトコルや，Anderson・土肥の基準（p.27 表1参照），日本リハビリテーション医学会が作成したリハビリテーション医療における安全基準・推進のためのガイドラインなどを参考にするとよいでしょう．

意識障害, 呼吸管理, 循環管理

意識障害がある場合は，その重症度の程度の把握のため，JCSやGCSを用いることが多くあります．国際的に用いられているGCSは，8点以下が重度に分類されますが，意識障害が重症のためリハビリが開始できないということはなく，意識障害の程度と安静度によりリハビリの内容を検討する必要があります．

また，呼吸管理は，最低限の安全が確保されている必要があります．そのため，気道管理はどのようにされているのか，酸素濃度はどのくらいなのかを確認し，リハビリの内容を設定します．

循環管理に関しても同様であり，ある程度の安全性は確保されています．しかし，心血管系のイベントが起こる可能性もあるため，モニタを含めた監視を行います．徐脈・頻脈は主治医の判断で，リハビリが開始できる状況であれば実施します．比較的安全な不整脈であれば，

リハビリを開始しても問題ないと考えられます．

安全にリハビリを行うために

安全にリハビリを実施するためには，リハビリに関連した有害事象を把握しておく必要があります．重症患者の場合には，リハビリに伴うメリットとデメリットを常に考えましょう．

基準値だけをみるのではなく，継続的に患者の数値をとらえる必要があります．たとえ一般的な基準値からの逸脱であったとしても，既往歴や病歴を考慮すると，患者にとっては基準値となっていることも少なくありません．その患者のベースとなるバイタルサインやスケールの数値を把握しておくことが重要です．

（東間弘美）

JCS：Japan coma scale，ジャパン・コーマ・スケール　　GCS：Glasgow coma scale，グラスゴー・コーマ・スケール

引用・参考文献
1) 中村俊介編：ICUから始める早期リハビリテーション．p.27-59，羊土社，2016．
2) 高田順子ほか：ICUにおけるリハビリテーション．早期離床・運動療法の有効性の検証と今後の課題．INTENSIVIST，16（2）：257-266，2014．

Q25 術後パス

パスでは坐位・立位の患者が，歩行できると言っている．リハビリを進めるべき？

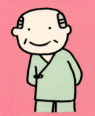

A 坐位，立位，歩行の身体への影響を考え，段階的にリハビリを進めます．

坐位や立位では血圧低下，歩行では酸素消費量増大をまねく可能性を考慮し，患者の主観に頼らず客観的に評価します．

　皆さんは，坐位や立位，歩行が身体へどのような影響を及ぼすか，ご存知でしょうか．患者の安全を確保するため，それらの知識を持ち，たとえ坐位・立位をとれたとしても，すぐに歩行へは進まず，パスに従い段階的にリハビリテーションを進めることを考慮すべきです．

坐位や立位で血圧低下に

①術後は循環動態が不安定

　術後，患者は安静臥床を強いられます．術式や患者個々の状況により異なりますが，通常，立位まで1～2日程度を要するのではないでしょうか．
　この時期は，侵襲の程度にもよりますが，FD. Mooreによる侵襲からの回復過程(p.64・図1参照)でいえば，おおよそ障害・傷害期にあたります．生体反応として，サードスペースへの水分貯留が起こるなど，循環動態が不安定な状態です．

②起立性低血圧

　坐位や立位になると，心臓と下肢との間に高低差が生じます．物理的作用により下肢に血液がたまると，心臓へ戻る循環血液量が減少し，その結果，心臓から送り出される一回心拍出量も減少して，血圧低下(起立性低血圧)をまねきます(図1)．
　この状態に対し，身体は，「圧受容器反射系」という血圧調節機構を働かせ，脳虚血を回避しています．圧受容器反射系では，伸展受容器とよばれる圧受容器が血管や心臓に存在し，それらが血圧の低下に対し反射的に反応し，心拍数の増加，心収縮力の増加，末梢血管抵抗の増加，末梢静脈の収縮を生じさせることにより，血圧の過剰な低下を抑制しています(図2)．

歩行で酸素消費は増大する

　歩行は，全身の筋肉と神経系を介した複合的な運動といえます．筋力を使うことは当然，エネルギーの消費を意味し，同時に酸素消費を高めます．坐位や立位は，酸素消費をそれ程伴いませんが，歩行は積極的な有酸素運動となり，相応の酸素消費を伴います．このため，心疾患の術後あるいは既往のある患者では，とくに慎重になる必要があります．

図1 臥位から立位へ移る際の血圧の変動

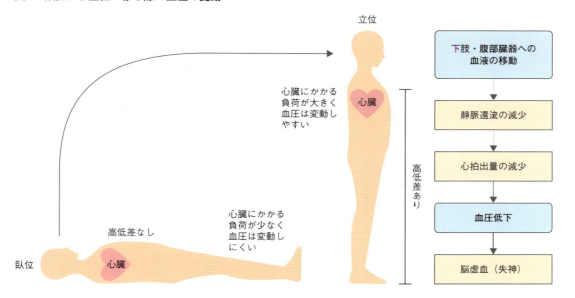

図2 圧受容器反射系

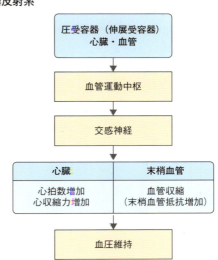

立位が確実にとれるか評価

　前段階である立位が確実にとれるかも重要です．立位でのふらつきの有無，バイタルサインの変化，患者本人の感覚をよく観察し，術前と比較することが重要です．臥床期間が長くなるほど，生理機能への影響は大きくなり，離床時の有害事象が起きやすくなります．

　適切な時期に適切なリハビリテーションを行うことが，患者の回復を早めることにつながります．そのためには，患者の状態を常にアセスメントし，患者の主観に頼らず，客観的に評価することが重要です．

（佐藤慎哉）

引用・参考文献
1) 日本循環器学会ほか：失神の診断・治療ガイドライン（2012年改訂版）．2012．http://www.j-circ.or.jp/guideline/pdf/JCS2012_inoue_h.pdf（2016年8月閲覧）
2) 高橋哲也編：重症患者ケア，3(3)，集中治療における早期リハビリテーション．2014．

Q26 術後パス

バリアンスが出たら，パスはだめになるの？

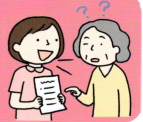

A バリアンスが発生した際，パスを終了させるかどうかは，その内容により異なります．

パスの進行が遅れる，アウトカムに影響を及ぼす，パスの継続が不可能となるバリアンスでは，なんらかの対応が必要となります．

バリアンスの分類

バリアンスは通常，①時間，②パスに及ぼす影響，③発生要因に大きく分類されます．

①時間による分類には，経過が順調でパスよりも早く退院した場合は「正のバリアンス」，逆に合併症などにより退院が遅れた場合は「負のバリアンス」とよばれるものがあります．また，③発生要因による分類は，発生要因別に「患者・家族要因」，「医療者（スタッフ）要因」，「病院（システム）要因」，「社会的要因」の4つに分けられることが多いです．

パスに及ぼす影響

ここでは，②パスに及ぼす影響による分類に焦点を当て説明します．この分類は，次の3つから成り立ちます（表1）．

1つ目は，「変動」です．これは，パスの進行やアウトカム（達成目標）に影響を及ぼさない範囲でのバリアンスをさします．2つ目は，「逸脱」です．これは，パスの進行が遅れたりアウトカムに影響を及ぼしますが，パスの継続は可能なバリアンスをさします．3つ目は，「脱落」です．これは，重大な合併症が発生するなどしてパスの継続が不可能となるバリアンスをさします（図1）．

変動のバリアンスが発生しても，とくにパスの進行に影響はありませんが，逸脱や脱落のバリアンスが発生した場合，なんらかの対応が必要となります．

たとえば，食道亜全摘術後ならば，局所的な無気肺

表1 パスに及ぼす影響によるバリアンスの分類

変動	パスの進行や日々のアウトカムに影響を及ぼさない
逸脱	パスの進行が遅れる，あるいは日々のアウトカムに変化を及ぼすが継続は可能
脱落	重大な合併症が発生するなどパスの継続が不可能

図1 パスに及ぼす影響によるバリアンスの模式図

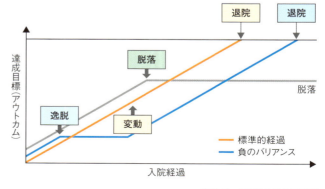

文献1）p.70 図5-7より引用

はなんらかのケアが必要となるかもしれませんが，パスの進行に影響しなければ「変動」ととらえることができます．軽度の誤嚥性肺炎であれば，パスの進行が多少遅れても肺炎治療と並行してパスを進行できれば，「逸脱」と考えることができます．しかし，肺炎が進行し，人工呼吸管理を要するような重篤な状態になれば，術後の治療に加え肺炎に対する集学的治療が必要となるため，パスの継続が不可能となり「脱落」となるでしょう．

つまり，バリアンスが発生したら，その内容をよく吟味することが重要となります．先に示したパスに及ぼす影響による分類（表1）のどの項目に該当するのかよく考え，パスを継続すべきかどうか先輩や医師と相談してみましょう．

（佐藤慎哉）

引用・参考文献
1）日本クリニカルパス学会学術委員会監：基礎から学ぶクリニカルパス実践テキスト．医学書院，2012．

Q27 術後パス
バリアンスになったら，次はどうするの？

A パスの進行やアウトカムに影響が出るかどうかで対応が変わります．

一時的にパスの除外基準に該当してパスから外れても早期に戻せる状態になったときには，インサートデイ方式を使用します．

「変動」「逸脱」「脱落」の3つのバリアンスと「インサートデイ方式」から，レベルに応じた対応方法を考えてみたいと思います．

LEVEL1 変動
パスの進行やアウトカムに影響のないバリアンス

例
乳房切除術後1日目に輸液の指示が3本出ていた．しかし，輸液2本目の途中で静脈ラインを事故抜去してしまった．

対応策
①尿比重に問題がなければ，残りの輸液は中止とする．
②経口摂取が可能であれば，経口で水分を摂取してもらう．
③尿比重に問題があり，経口摂取が困難な場合は，静脈ラインを再確保する．

LEVEL2 逸脱
パスの進行やアウトカムに影響を及ぼすが，継続は可能なバリアンス

例
胃切除術後8日目に栄養士による栄養指導の予約が

図1　インサートデイ方式

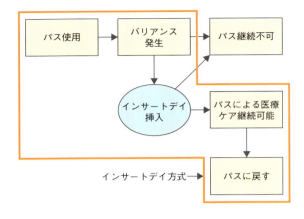

文献1) p.80図1 より引用

あったが，栄養士が忙しく実施できなかった．次回は術後11日目でないと予約がとれない．患者は，術後10日目に退院予定であり，退院を1日延期する必要が出てきた．

対応策
①栄養士に時間外勤務での栄養指導を依頼する．
②栄養士から栄養指導の情報を事前に得て，看護師が必要最低限の指導を行い，退院後の初回外来受診時に栄養士が補足の指導を行う．

LEVEL 3　脱落
パスの継続が不可能となるバリアンス

例
人工骨頭置換術後3日目に歩行を開始したが，直後に胸痛と呼吸困難が発生した．肺塞栓症と判明し，人工呼吸管理となったためパスから外した．

対応策
どのような合併症が起きたらパスから外し，どのように対応するかあらかじめ決めておく．

LEVEL 4　インサートデイ
一度パスから外れたが，再びパスに戻せる状態になった場合

例
冠動脈バイパス術後2日目に過活動型せん妄となり暴力的行為がみられ，リハビリテーションや飲水，ドレーン抜去などが困難となったためパスから外した．しかし，術後3日目の朝にせん妄は改善し，パスに戻せる状態となった．

対応策
術後2日目と3日目の間に1枚パスを挿入して，バリアンス対応をします．この方法を「インサートデイ方式」といいます（図1）．インサートデイ方式は，パスの継続が困難なバリアンスが生じた場合，いったんパスを中断し，別の指示や記録法に切り替え，バリアンスが改善した時点でパスに戻す方法です．注意点として，パスの除外基準や記録方法などをあらかじめ決めておく必要があります．また，1〜2日間程度の短い期間でパスに戻せることが期待できる場合に使用します．この方式により，急性期などの不安定な時期に起こる比較的小さなバリアンスに柔軟に対応でき，脱落症例を減少させることが期待できます．

＊

いずれの場合も，それぞれのバリアンスレベルに対し，医師・看護師間で対応方法を決めておくことが重要です．

（佐藤慎哉）

引用・参考文献
1) 阿部俊子ほか：クリニカルパスQ＆A　フローチャートですぐわかる．照林社，2003．

Q28 抗菌薬・消毒

抗菌薬は，どのタイミングで投与するの？

A 術前・術中・術後，それぞれ抗菌薬が十分効果を発揮する濃度を維持するよう投与します．
術後の発熱は，原因を判断し，感染の場合は抗菌薬を投与します．

抗菌薬について

抗菌薬とは，細菌の増殖を抑制したり，殺菌したりする薬の総称です．抗菌薬投与の目的は主に，①手術部位感染(SSI)発症の予防，②感染源や原因菌を推定して行う初期治療，③感染源や原因菌を同定して行う最適治療です．どの目的においても，薬剤の有効性・安全性を評価し，効果が最大限得られる用法・容量を考慮しなければなりません．

周術期の抗菌薬投与

周術期の抗菌薬は，手術部位感染予防目的の予防抗菌薬と，汚染・感染創に対し治療として投与する治療的抗菌薬の2つに分類されます．

抗菌薬を投与した際に効果的な血中濃度を下回っていると，菌は発育を続け抗菌薬に徐々に慣れてしまい，耐性菌を生み出す要因となってしまいます．また，同一の抗菌薬を長期にわたって投与するほど耐性菌の発生リスクを高めます．そのため，「とりあえず抗菌薬を投与し続ける」ことは回避する必要があります．

術前は，執刀時点で十分に殺菌作用を発揮する濃度になるよう，術前の投与時間を調整し，術直前に投与します．術中投与は，長時間手術の場合には一般に半減期の2倍の間隔で追加投与を行います．

術後は術後24時間以内の投与が勧告されます(SSI高リスク症例は除く)．術後抗菌薬投与のタイミングは抗菌薬の種類によって異なり，また，腎機能が低下している患者に使用する場合は腎機能に応じて投与量・間隔を調整します[1](表1)．

患者が発熱，バリアンス発生．抗菌薬はどう投与するの？

①発熱の原因が感染の場合は抗菌薬を投与

発熱がみられた場合，感染症と感染症以外の原因を考慮します．

術後は手術侵襲による生体反応として，術後2～4日間発熱や炎症データの上昇などがみられますが，通常は段階を経て順調に回復に向かいます．つまり，術後急性期において発熱＝感染とは一概にいえません．発熱の原因として，手術侵襲による生体反応・腫瘍・薬剤アレルギー・中枢神経系・膠原病などの感染以外の要因もあるためです．

発熱が持続している場合は，まず患者を観察します．周術期感染症を疑った場合は，各種検査(画像検査や培養検査)を実施し，原因を検索します．血液・組織中の菌は抗菌薬投与ですみやかに死滅・減少してしまうため，培養の検体採取は抗菌薬投与前に行います．

②de-escalation

培養検査の結果が出るまで時間を要しますが，結果

SSI：surgical site infection．手術部位感染

表1　抗菌薬投与のタイミング

カテゴリー	投与のタイミング	具体例
術前	執刀時点で，十分に殺菌作用を発揮する濃度にする．	・切開の1時間前以内に投与を開始． ・バンコマイシン(VCM)とフルオロキノロン系薬は，2時間前以内に投与を開始．
術中	長時間手術の場合，一般に半減期の2倍の間隔での追加投与．	・セファゾリン(CEZ，半減期1.2～2.2時間)を3～4時間毎追加投与．
術後	術後24時間以内の投与(SSI高リスク症例を除く)．	・セフトリアキソン(CTRX)を除くセファロスポリン系薬では，8時間(1日3回)を基本とし，初回術後投与は術前投与もしくは最終の再投与から8時間後とする．

文献1)より引用

が出てからの抗菌薬の選択と投与は，患者の状態悪化を招いてしまいます．そこで，各種培養を採取した後に，原因菌(起炎菌)をある程度推測し，経験的に抗菌薬投与を開始(追加・変更)します(初期治療)．迅速に効果的な抗菌薬投与を行うため，多くの種類の微生物に対して効果のある(広域スペクトルの)抗菌薬を投与することが一般的です．

培養結果から原因菌(起炎菌)が確定し，その菌にどの抗菌薬が効果を発揮するか(感受性)が判明したら，感受性に基づいて抗菌薬を変更し投与します(de-escalation：狭域化・最適化)．

抗菌薬の投与期間は，患者の免疫力や感染臓器，起炎菌，抗菌薬の種類など，さまざまな要因を総合して決定されます．

(石川敏江)

引用・参考文献
1) 術後感染症予防抗菌薬ガイドライン作成委員会編：術後感染予防抗菌薬適正使用のための実践ガイドライン．日本化学療法学会/日本外科感染症学会，2016．
2) 日本外科感染症学会：周術期感染管理テキスト．診断と治療社，2012．
3) 三鴨廣繁監：もう迷わない！抗菌薬Navi．南山堂，2010．
4) 戸塚恭一編：本当に使える！抗菌薬の選び方・使い方ハンドブック．羊土社，2013．

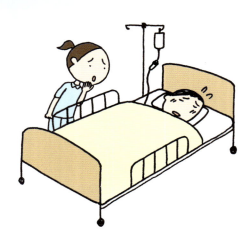

発熱が持続している場合は，患者を観察し，まずは発熱の原因を検索しましょう．

術前・術後ケアと尿・便・体温の疑問解決 周術期の全身管理

Q29 抗菌薬・消毒

手術創が密閉ドレッシングされていても，消毒する必要があるの？

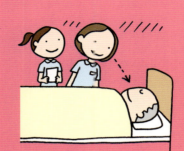

A ドレッシング材で密閉されていた縫合創（閉鎖創）の消毒はする必要はありません．

上皮化後の消毒は意味がなく，消毒薬は細胞傷害性があり創傷治癒遅延の原因にもなります．

消毒薬は創傷治癒を遅らせることも

最近まで，術後の創はポビドンヨードなどで毎日消毒し，ガーゼで滲出液を吸収し乾燥させておくことがあたりまえでした．皮膚の常在菌が手術部位感染に影響すると考えられていたからです．消毒は創部の抜糸がすむまで行われていました．

消毒液は，創やその周囲についた細菌を殺菌する目的で使用されていました．しかし，1日1〜2回の消毒では，創部を無菌に保つことはできないと考えられています．しかも，消毒薬には細胞傷害性があり，創傷治癒を遅らせる行為であることが明らかになっています．

1次縫合された手術創の上皮化は，24〜48時間で起こるといわれています．上皮細胞が創を覆ってしまえば細菌侵入は起こらないため，48時間以降は手術創を消毒しても意味がないことになります．

上皮化するまではドレッシング材で閉鎖管理

現在は上皮化が完成するまでの間，手術直後の清潔状態の創部にドレッシング材を貼付し，48時間閉鎖管理することが推奨されています．ドレッシング材は術者の好みで，ハイドロコロイド創傷被覆材や，ポリウレタンフィルム（図1）が使用されます．上皮化が完成すれば，細菌の侵入を防ぐことができるので，ドレッシング材での保護は基本的に不要となります．

ドレッシング材を剥がしたあとは，洗浄やシャワー浴などを行い清潔にします．ただし，患者が創部の露出を嫌がる場合や，服で擦れて痛がる場合は，ガーゼやドレッシング材で保護しても問題ありません．一部上皮化の遅い部分や滲出液を認める部分があれば，その部分はパッド付きフィルム材などを貼付します．

一時治癒の感染のほとんどは，術後の管理の悪さではなく，術中の汚染菌により起こります．感染が起きるとすれば手術後5〜7日目であるため，その間は毎日創部を観察します．

（庭山由香）

図1 術後創部に使用されるドレッシング材の例

カラヤヘッシブ（アルケア株式会社）

- 湿潤環境を維持し，創傷治癒を促進するハイドロコロイドドレッシング．
- 透明で創面を観察できる．
- 滲出液が多いと剥がれたり滲出液が漏れたりすることがある．

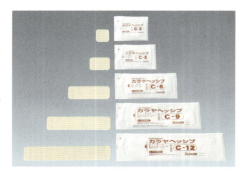

オプサイト®POST-OPビジブル（スミス アンド ネフュー株式会社）

- 水蒸気透過性はあるが，バクテリアは通さないポリウレタンフィルムドレッシング．
- 中心部には，非固着性で吸収力の高いポリウレタンフォームを縦の目状にカットしたものを組み合わせてある．
- ドレッシング材を剥がさずに創面を観察できる．

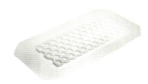

引用・参考文献

1) 道又元裕監：最新エビデンスに基づく「ここが変わった」看護ケア．p.21-26，照林社，2015．
2) 竹末芳生ほか編：術後ケアとドレーン管理のすべて．p.88-98, 109-114，照林社，2016．
3) CDC：Guideline for Prevention of Surgical Site Infection, 1999.
4) 寺嶋裕夫：第16回創傷管理とドレッシング．レジデント，3(8)：122-123，2010．

消毒薬には細胞傷害性があり，創傷治癒を遅らせてしまいます．

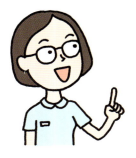

上皮化が完成するまではドレッシング材を貼付しますが，上皮化したらドレッシング材は不要です．

Q30 DVT予防

弾性ストッキングと間欠的空気圧迫法はどう選択するの？

A 弾性ストッキングは中リスクの患者に，間欠的空気圧迫法は高リスクの患者に使用します．

IPCは高リスクで出血リスクが高い場合に有用ですが，VTEがすでにある，あるいは疑われる場合には使用できません．

患者ごとに各領域の静脈血栓塞栓症のリスク（表1）と危険因子（表2）を総合してリスクレベルを評価します．リスクレベルが中リスクの患者には弾性ストッキング，中リスク〜高リスクの患者にはIPCを選択し使用します．

弾性ストッキング

中リスクの患者では静脈血栓塞栓症（VTE）の有意な予防効果を認めます．

弾性ストッキングは，末梢から中枢へと漸減的に圧を加える機能を持ち，下肢の静脈血うっ滞の軽減・予防など静脈還流の促進を目的に使用されます．一般にDVT予防用に用いられる弾性ストッキングは，足関節部の圧が16〜20mmHg（表2）で，ハイソックス（モニターホール）タイプのことが多いです．

DVT予防の圧迫圧は，高ければよいわけでなく，適正な圧迫圧が必要です．適正な圧迫圧を得るためには，正確な採寸とサイズの選定が重要です．計測部位・サイズの範囲は各メーカーにより異なるため，製品の添付資料に従って選択します．

入院中は，術前・術後だけでなくDVTのリスクが続く限り終日着用します．弾性ストッキング装着中は，圧迫による潰瘍や血流障害・神経圧迫障害などの合併症に注意し，スキンケアや局所管理を行います．

間欠的空気圧迫法（IPC）

中リスクや高リスクの患者に使用されますが，高リスクで出血リスクが高い場合に有用です．ただし，VTEがすでにある，あるいは疑われる場合には使用できません．

間欠的空気圧迫法（IPC）は，スリーブを用いて，下肢に巻いたカフに空気を間欠的に送入して下肢をマッサージし，能動的に静脈還流を促進させることにより下肢静脈うっ滞を減少させ，静脈またはリンパ灌流の促進を目的に使用されます．スリーブには，①足底用（フットポンプ），②下腿用（カーフポンプ），③下腿大腿用（カーフタイポンプ），④足底下腿用（フットカーフポンプ）があります．

スリーブのサイズ，計測部位は各メーカーにより異なるため，製品の添付資料に従って選択します．周手術期では，術前・術中より装着を開始します．

IPC装着中は，圧迫による潰瘍や総腓骨神経麻痺やコンパートメント症候群に注意しながら使用します．

（庭山由香）

IPC：intermittent pneumatic compression，間欠的空気圧迫法　　VTE：venous thromboembolism，静脈血栓塞栓症
DVT：deep venous thrombosis，深部静脈血栓症

表1　各領域の静脈血栓塞栓症のリスクの階層化

リスクレベル	一般外科・泌尿器科・婦人科手術	整形外科手術	産科領域
低リスク	60歳未満の非大手術 40歳未満の大手術	上肢の手術	正常分娩
中リスク	60歳以上，あるいは危険因子のある非大手術 40歳以上，あるいは危険因子がある大手術	腸骨からの採骨や下肢からの神経や皮膚の採取を伴う上肢手術 脊椎手術 脊椎・脊髄手術 下肢手術 大腿骨遠位部以下の単独外傷	帝王切開術（高リスク以外）
高リスク	40歳以上のがんの大手術	人工股関節置換術・人工膝関節置換術・股関節骨折手術（大腿骨骨幹部を含む） 骨盤骨切り術（キアリ骨盤骨切り術や寛骨臼回転骨切り術など） 下肢手術にVTEの付加的な危険因子が合併する場合 下肢悪性腫瘍手術 重度外傷（多発外傷）・骨盤骨折	高齢肥満妊婦の帝王切開術 静脈血栓塞栓症の既往あるいは血栓性素因の経腟分娩
最高リスク	静脈血栓塞栓症の既往あるいは血栓性素因のある大手術	「高リスク」の手術を受ける患者に静脈血栓塞栓症の既往や血栓性素因の存在がある場合	静脈血栓塞栓症の既往あるいは血栓性素因のある帝王切開術

- 総合的なリスクレベルは，予防の対象となる処置や疾患のリスクに，付加的な危険因子を加味して決定される．たとえば，強い付加的な危険因子を持つ場合にはリスクレベルを1段階上げるべきであり，弱い付加的な危険因子の場合でも複数個重なればリスクレベルを上げることを考慮する．
- リスクを高める付加的な危険因子：血栓性素因，静脈血栓塞栓症の既往，悪性疾患，がん化学療法，重症感染症，中心静脈カテーテル留置，長期臥床，下肢麻痺，下肢ギプス固定，ホルモン療法，肥満，静脈瘤など（血栓性素因：主にアンチトロンビン欠乏症，プロテインC欠乏症，プロテインS欠乏症，抗リン脂質抗体症候群を示す）
- 大手術の厳密な定義はないが，すべての腹部手術あるいはその他の45分以上要する手術を大手術の基本とし麻酔法，出血量，輸血量，手術時間などを参考として総合的に評価する．

循環器病の診断と診療に関するガイドライン（2008年度合同研究班報告）：
肺血栓塞栓症および深部静脈血栓症の診断，治療，予防に関するガイドライン（2009年改訂版）．より引用

表2　静脈血栓塞栓症の付加的な危険因子の強度

危険因子の強度	危険因子
弱い	・肥満　・エストロゲン治療　・下肢静脈瘤
中等度	・高齢　・長期臥床　・うっ血性心不全　・呼吸不全　・悪性疾患 ・中心静脈カテーテル留置　・がん化学療法　・重症感染
強い	・静脈血栓塞栓症の既往　・血栓性素因　・下肢麻痺　・ギプスによる下肢固定

「循環器病の診断と治療に関するガイドライン（2008年度合同研究班報告）：
肺血栓塞栓症および深部静脈血栓症の診断，治療，予防に関するガイドライン（2009年改訂版）．より引用

引用・参考文献

1) 循環器病の診断と治療に関するガイドライン（2008年度合同研究班報告）：肺血栓塞栓症および深部静脈血栓症の診断，治療，予防に関するガイドライン（2009年改訂版）．p.1-68，日本循環器学会，2009．http://www.j-circ.or.jp/guideline/pdf/JCS2009_andoh_h.pdf（2016年8月閲覧）
2) 木下佳子：「弾性ストッキング」「弾性包帯」「間欠的空気圧迫法」の"違い"と"使い分け方"は？．Expert Nurse，31(7)：49-50，2015．
3) 松原忍：弾性ストッキングの圧力の基準は？．Expert Nurse，31(7)：51-52，2015．
4) 小島淳夫監：静脈血栓塞栓症の予防のためのケア．ナース専科，36(6)：22-35，2016．
5) 平井正文ほか：新　弾性ストッキング・コンダクター．へるす出版，2010．
6) 竹末芳生ほか編：術後ケアとドレーン管理のすべて．p.123-133，照林社，2016．

Q31 DVT予防

すでに下肢血栓があるときはどうすればいいの？

A 血栓症の再発予防，ならびに静脈血栓症後遺症の発生や重症化を予防します．

急性期か慢性期かで治療方法は異なりますが，弾性ストッキングによる圧迫療法などを行います．

すでに下肢血栓がある状態とは

静脈血栓症後遺症とは，深部静脈血栓症患者の10〜20％に合併するといわれています．発症初期に適切な抗凝固療法が行われなかったり，圧迫治療が継続されなかったりすると，再発する頻度が高いため，注意が必要です．

静脈血栓の形成には①静脈の内皮障害，②血液の凝固亢進，③静脈の血流停滞の3つの成因があります．また発症にかかわる危険因子は多数証明されています．

下肢深部静脈血栓症の治療目標は，①血栓症の進展や再発の予防，②肺血栓塞栓症の予防，③早期，晩期後遺症の軽減となります．

急性期

下肢血栓を発症した急性期には，薬物療法（①抗凝固療法，②血栓溶解療法），カテーテル治療（血栓溶解・血栓吸引・ステント），外科的血栓摘除術などを選択して治療します．

外科的血栓摘除術を行った場合は，弾性ストッキングを着用して早期に歩行します．足関節30〜40mmHgの弾性ストッキングを着用して早期に歩行します．弾性ストッキングは，2年間着用することで，静脈血栓症後遺症の発生頻度を有意に減少することができるといわれています．

外科的血栓摘除術を行わない場合は，圧迫により血栓を遊離させ肺塞栓症（PE）のリスクが生じるといわれ

PE：pulmonary embolism，肺塞栓症

図1 弾性ストッキング

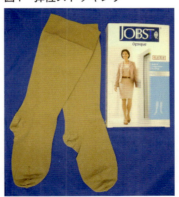

ジョブスト®オペーク（テルモ株式会社）

ています．そのため，運動療法や圧迫療法では，臨床的重症度やPEへのリスクを総合評価して決定し，注意深く観察することが必要です

亜急性期・慢性期

急性期を過ぎてからの治療は，浮腫や痛みの改善のみならず，血栓症の再発予防ならびに血栓後遺症の発生や重症化を予防することが目的となります．

静脈圧の亢進による下肢の浮腫を防ぐために，弾性ストッキング（図1）による圧迫が重要となります．DVTあるいは静脈血栓後遺症では，足関節で30mmHg台の圧迫用のストッキングが第一選択になります．浮腫の強い症例や皮膚病変の生じている症例では，40mmHg台

表1　弾性ストッキングの圧迫圧の選択

圧迫圧	病態
20mmHg未満	・深部静脈血栓症の予防（16〜20mmHg）　・静脈瘤の予防　・健常者，他疾患による浮腫
20〜30mmHg	・軽度静脈瘤　・高齢者静脈瘤
30〜40mmHg	・下肢静脈瘤　・静脈血栓後遺症（血栓後症候群）
40〜50mmHg	・高度浮腫，皮膚栄養障害のある静脈瘤・静脈血栓後遺症（血栓後症候群）　・リンパ浮腫
50mmHg以上	・高度リンパ浮腫

平井正文，岩井武尚編：新・弾性ストッキング・コンダクター．へるす出版，2010．より引用

を選択する必要があります（**表1**）．

　動脈血行障害のある症例では，圧迫による血行障害がいっそう悪化する危険があり，とくに糖尿病では，動脈疾患が潜んでいる可能性があるため注意します．

　うっ血性心不全や急性心筋梗塞では，静脈還流の増加により心不全の増悪の可能性があります．使用時にはより注意深い観察が必要です．

（庭山由香）

引用・参考文献
1) 循環器病の診断と治療に関するガイドライン（2008年度合同研究班報告）：肺血栓塞栓症および深部静脈血栓症の診断，治療，予防に関するガイドライン（2009年改訂版）．p.1-68，日本循環器学会，2009．http://www.j-circ.or.jp/guideline/pdf/JCS2009_andoh_h.pdf（2016年8月閲覧）
2) 木下佳子：「弾性ストッキング」「弾性包帯」「間欠的空気圧迫法」の"違い"と"使い分け方"は？．Expert Nurse，31(7)：49-50，2015．
3) 松原忍：弾性ストッキングの圧力の基準は？．Expert Nurse，31(7)：51-52，2015．
4) 小島淳夫監：静脈血栓塞栓症の予防のためのケア．ナース専科，36(6)：22-35，2016．
5) 平井正文ほか編：新　弾性ストッキング・コンダクター．へるす出版，2010．
6) 竹末芳生ほか編：術後ケアとドレーン管理のすべて．p.123-133，照林社，2016．

Q32　DVT予防
弾性ストッキングのサイズが合わないときはどうするの？

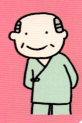

　弾性包帯（弾力包帯）を使用します．
伸縮性の小さいもので，1日数回巻き直しを行います．

弾性包帯の使用

　弾性ストッキングのサイズが合わない，変形により履けない，下肢の手術などにより弾性ストッキングを装着できない，皮膚障害などで中断したなどの場合には，

図1　弾性包帯の巻き方

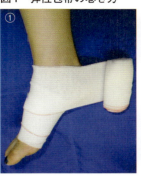
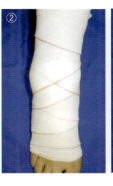
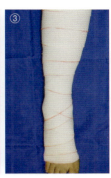

① 足関節の背屈位を保持した状態で，包帯を足先側の足趾下から巻き始め，外側から内側に向けて環行帯で巻く．
② 母趾球・小趾球の足縁から前足部の形状に沿って包帯角度を調整しながら足部と足関節部を麦穂帯で巻く．
③ 下腿筋肉を収縮した状態にしたまま足関節から連続して下腿部をらせん帯・二重巻きで巻き上げる．
④ 前脛骨部と腓骨頭部の圧上昇に注意し，膝下部を圧迫しないよう膝蓋骨下部で固定する．

弾性包帯が使用されます．

弾性包帯はどんな足の形にも使用でき，状態に合わせて圧迫法や範囲を調節することができます．正しく装着すれば弾性ストッキングと同じ効果が得られます．

ただし，巻く人の技術に依存するため，適切な圧が得られない，ゆるみによる圧の低下が起こりやすいです．そのため，包帯がずれないよう，包帯角度や包帯法を調整しながら巻き上げる工夫が必要です．

弾性包帯の種類

弾性包帯には，伸縮率の小さいものと大きいものがあります．伸縮率が小さいほど歩行時の筋収縮期と弛緩期の圧差が大きくなり，臥位では圧迫圧が低下します．そのため，伸縮性の小さい包帯を選択します．

しかし，伸縮性の小さい包帯は伸縮性の大きい包帯と比較すると時間経過に伴う圧の低下が大きいため，1日数回は巻き直しを行う必要があります．

弾性包帯の巻き方

弾性包帯は引く張力を一定にしながら包帯の重なりを一定にしながら包帯を巻きます（図1）．半分ずつ重ねて巻く二重巻き，3分の2ずつ重ねて巻く三重巻きがあります．三重巻きのほうが圧迫圧はより強くなります．

弾性包帯の上に2本の絆創膏を貼って固定すると，ゆるみによる圧の低下が少ないです．弾性包帯は耐久性がないため，一度巻いたらすぐに伸びてしまうので，連日交換が必要です．

〈庭山由香〉

引用・参考文献

1) 循環器病の診断と治療に関するガイドライン（2008年度合同研究班報告）：肺血栓塞栓症および深部静脈血栓症の診断，治療，予防に関するガイドライン（2009年改訂版）．日本循環器学会，p.1-68，2009．http://www.j-circ.or.jp/guideline/pdf/JCS2009_andoh_h.pdf（2016年8月閲覧）
2) 小島淳夫監：静脈血栓塞栓症の予防のためのケア．ナース専科，36(6)：22-35，2016．
3) 医療情報科学研究所編：看護技術がみえるVol 1 基礎看護技術．p.289-293，メデックメディア，2014．
4) 竹末芳生ほか編：術後ケアとドレーン管理のすべて．p.123-133，照林社，2016．

弾性ストッキングが合わない場合は弾性包帯を使用します．

1日に数回は巻き直して圧迫圧を保ちましょう．

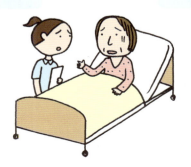

Q33 栄養摂取

手術の種類によって，食事開始の時期は変わるの？

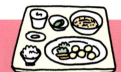

A 局所麻酔，消化管以外の手術で食事開始時期が早くなる傾向があります．

嚥下機能や悪心・嘔吐なども評価しましょう．

手術の種類により食事開始の時期が異なる

手術の種類は，大きく分けると，麻酔方法や手術部位，方法と考えることができます．

一般的に，全身麻酔より局所麻酔のほうが食事開始の時期は早くなることが多いです．手術部位では，消化管以外の手術のほうが早く食事開始となることが多く，同じ腹部の手術でも開腹手術よりも内視鏡を用いたほうが食事開始の時期が早い傾向にあります．

食道がんの手術は，手術侵襲が大きく，反回神経麻痺のリスクがあるので経口摂取開始は慎重となることが多いですが，経口摂取でなく経腸栄養などを行います．食事といっても口から摂取するものばかりではありません．

食事摂取遅延の危険因子

①嚥下機能評価

近年は平均寿命が伸び，また，医療技術も進歩したことで，手術を受ける患者も高齢化しています．加齢や合併症の影響で摂食・嚥下の機能が低下していることもあるため，嚥下機能の評価も必要となり，パス通りに進まないこともあります．

②術後の悪心・嘔吐

食事を開始しようと思っても，悪心・嘔吐により食事摂取ができずにバリアンスが発生することもあります．術後の悪心・嘔吐（PONV）には，患者因子，麻酔因子，手術因子があります（表1）．

危険因子として，オピオイド使用，術後の痛み，めまい，強制的経口摂取，低ナトリウム血症，低クロール血症などがあります．患者因子や麻酔因子について看護師が介入することはむずかしいですが，悪心・嘔吐は術後の訴えとして痛みに次いで多いため，できるだけ早期に対応するようにしましょう．

（鎮目祐子）

表1 成人におけるPONVの危険因子

患者因子	・女性　・非喫煙者　・PONV歴/動揺病歴
麻酔因子	・2時間以上の揮発性麻酔薬使用　・亜酸化窒素 ・手術中と手術後のオピオイド使用
手術因子	・手術時間（手術時間が30分増すごとにPONVのリスクを6％増加させる．） ・手術の種類（腹腔鏡，耳鼻咽喉科，脳外科，乳腺，斜視，開腹術，形成外科の各手術）

文献1）より引用

PONV：postoperative nausea and vomiting，術後の悪心・嘔吐

Q34 栄養摂取

排ガスを確認してから食事開始しないといけない？

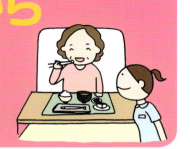

A 排ガスがなくても小腸や胃の蠕動が回復していれば，食事を開始します．

早期に食事を開始することは，入院期間の短縮につなげるだけでなく，術後の回復を促進させます．

従来，手術後の食事は，手術後に消化管の運動が回復してから，という考え方に基づき開始されており，吻合部の縫合不全防止のためにも必要とされていました．しかし，現在は術後の絶飲食期間が短縮されており，排ガスを確認しなくても経口または経腸栄養が開始されるようになりました．

その背景として，ESPENが提唱したERASプロトコル（図1）の普及があります．

ERASプロトコル

ERASプロトコルは，消化器外科（下部消化管）術後の周術期管理法です．痛みの管理や早期離床，早期経口摂取などの管理方法を集学的に実施することで術後の回復を強化することを目指しており，現在では上部消化管術後などでもプロトコルを取り入れ，早期経口・経腸栄養が開始されています．

ERASプロトコルでの栄養管理の特徴の1つに，術前後の禁食期間の短縮があります．

排ガスは大腸の動き

排ガスを確認することで腸管の動きを確認し，食事を開始することが多くありましたが，排ガスは大腸の動きを示したものです．開腹手術後に腸管運動が回復するまでの時間は，小腸で6〜12時間，胃で12〜24時間，大腸で48〜120時間と報告されており，大腸が動く前に小腸や胃の蠕動は回復しているため，排ガスを確認しなくても食事開始するようになってきています．

早期食事開始の有用性

腸管を使用しないことで腸管浮腫軽減の遅延や腸管運動回復の遅延が起こるため，絶食期間を長くするよりも，食事を開始することで腸管浮腫を軽減させ，腸管運動を回復させることを目的としています．

絶食により，人体最大のリンパ組織である腸管リンパ組織のリンパ球数は減少してしまいますが，経口摂取を再開することでリンパ球数は回復するといわれており，免疫能の回復という点でも早期経口・経腸栄養開始は有用とされています．静脈経腸栄養ガイドラインでも，術前後の絶飲食期間の短縮と術後早期経口・経腸栄養開始は，代謝亢進の抑制，タンパク質代謝の改善，免疫能の改善が得られることから，手術侵襲からの早期回復に有用とされています．

早期に食事を開始することは，入院期間の短縮につなげるだけでなく，術後の回復を促進させるための重要な要素とされています．

（鎮目祐子）

ESPEN：The European Society for Clinical Nutrition and Metabolism，欧州静脈経腸栄養学会
ERAS：enhanced recovery after surgery，術後回復強化

図1 ERASにおける複数の要素

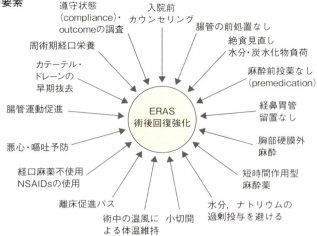

文献2)より引用

引用・参考文献
1) 日本麻酔科学会・周術期管理チームプロジェクト編：周術期管理チームテキスト第2版．公益社団法人日本麻酔科学会，2011．
2) 福島亮治：ERASプロトコールの概要．栄養−評価と治療，29(2)：120-122，2012．
3) 深柄和彦：ERASプロトコールにおける栄養管理．栄養−評価と治療，29(2)：132-134，2012．
4) 堀川昌宏：術後食はいつ開始するべきか？−消化器外科術後の食事開始時期と形態について再考する．臨床栄養，118(5)：453-457，2011．
5) 日本静脈経腸栄養学会：静脈経腸栄養ガイドライン，第3版，照林社，2013．

Q35 せん妄ケア

せん妄はスケールを使ったほうがよいの？

A スケールを用いたほうが，看護師による評価の差とせん妄の見逃しが少なくなるといえます．

とくに急性期に多い低活動型せん妄では，せん妄だと気づかない可能性も多く，スケールを活用して見逃さないことが重要です．

せん妄とは
①定義

患者が急に興奮しだした，点滴ラインを抜去した，「虫が見える！」など，これらのいわゆる「不穏症状」をせん妄だと思っていませんか？ せん妄とは，「不穏状態」以外にも，注意の障害をはじめさまざまな症状を呈する症

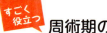

表1 せん妄の定義

A	注意の障害（すなわち，注意の方向づけ，集中，維持，転換する能力の低下）および意識の障害（環境に対する見当識の低下）．
B	その障害は短期間のうちに出現し（通常数時間～数日），もととなる注意および意識水準からの変化を示し，さらに1日の経過中で重症度が変動する傾向がある．
C	さらに認知の障害を伴う（例：記憶欠損，失見当識，言語，視空間認知，知覚）．
D	基準AおよびCに示す障害は，他の既存の，確定した，または進行中の神経認知障害ではうまく説明されないし，昏睡のような覚醒水準の著しい低下という状況下で起こるものではない．
E	病歴，身体診察，臨床検査所見から，その障害が他の医学的疾患，物質中毒または離脱（すなわち，乱用薬物や医療品によるもの），または毒物への曝露，または複数の病因による直接的な生理学的結果により引き起こされたという証拠がある．

文献1）より引用

候群です．せん妄の定義として，せん妄診断のゴールドスタンダードであるアメリカ精神医学会が作成したDSM-5のものがあります（**表1**）[1]．

②せん妄のタイプ

せん妄は3つのタイプに分けられます．1つは，興奮や幻覚による不穏行動を呈する過活動型とよばれるタイプ．次に，傾眠状態やうつ状態を呈する低活動型とよばれるタイプ．そして，過活動型と低活動型が混在した混合型があります．なかでも，術後などの急性期においては低活動型のせん妄が多いといわれています．

③せん妄のメカニズム

せん妄発症のメカニズムは，まだはっきりとわかってはいません．しかし，最近では，全身性の炎症に対するさまざまな生体反応により脳に障害が起きた状態（急性脳機能障害）がせん妄であるという考え方も出てきました．よって，術後急性期におけるせん妄の発症は，呼吸や循環の変調，代謝異常，全身炎症などの生体反応や変化がせん妄というかたちで現れる場合があるということです．

つまりせん妄を見逃すということは，患者から発せられる異常警告のサインを見逃す可能性があるということです．患者の全身状態を把握するという意味では，呼吸や循環の評価や血液データの評価と同様に，せん妄の評価は重要であるといえます．

せん妄評価スケールの使用

看護師によるせん妄の評価は個人差があったり，せん妄の見逃しが多いことがいわれています[2]．そこで，せん妄の評価にはせん妄の定義や症状を理解したうえで特定のスケールを用いることが重要になります．

せん妄を評価するスケールの内容としては，定義の中で示されている注意と意識の障害，短時間で出現し日内変動がある，認知の障害といったせん妄症状が含まれるものが妥当といえます．**表2**で主なスケールを紹介します．

①スケール活用のメリット

せん妄の評価スケールを使用するメリットとして，評価者による差が少ないことが挙げられます．共通のスケールを用いることによって，ベテラン看護師でも新人看護師でも同じ観察項目を通し客観的に評価することができます．

一般的に，過活動型のせん妄は興奮などの不穏症状が主であるため発見されやすいです．一方，低活動型のせん妄は，傾眠や活気がないなど一見すると倦怠感ととらえられてしまい，せん妄だと気づかない可能性があります．

急性期のせん妄は低活動型が多いため，スケールを用いて評価することによってせん妄の見逃しが少なくなるといえます．

②いつ評価するか

そもそも，せん妄の評価をしないということは，せん妄患者を見逃す原因となります．したがって，全身性炎症反応が続く術後数日間はスケールによるせん妄の評価が必要です．

また，短期間で出現する，日内変動があるというせん妄の特徴を考えると，最低でも自分の勤務帯に1回は評価したほうがよいでしょう．そして，せん妄のリスクが高い患者や状態に変化があった場合は，適宜評価をします．

これから新しくせん妄の評価スケールを導入する場

CAM-ICU：Confusion Assessment Method for the Intensive Care Unit　ICDSC：Intensive Care Delirium Screening Checklist
DST：Delirium Screening Tool　DRS-R-98：Delirium Rating Scale Revised-98　SQiD：Single Question in Delirium

表2 せん妄の評価に用いられる主なスケール

ツール	特徴
CAM-ICU[3]	・ICUにおいて信頼性と妥当性が高い ・「まさに今」せん妄かどうかを評価する ・患者の協力が必要であり，気管挿管患者でも評価が可能 ・慣れれば1～2分程度で評価できる
ICDSC[3]	・ICUにおいて信頼性と妥当性が高い ・意識レベルの変化や失見当識など8つの項目からなる ・一般的に4点以上でせん妄と評価する ・患者の協力を必要とせず，8時間または24時間の状況に基づいて評価する
DST[4]	・A：意識・覚醒・環境認識のレベル，B：認知の変化，C：症状の変動の3項目からなる ・観察や記録などの情報から24時間を振り返り評価する ・A→B→Cと進み3項目すべて満たせば，せん妄の可能性がある ・慣れれば1～2分程度で評価できる
DRS-R-98[5]	・重症度に関する13項目と診断に関する3項目に分けられている ・重症度の項目は0～3点まであり，総得点はせん妄の重症度を示す ・家族や面会者，同室患者からの情報など利用可能な情報はすべて使ってもよい
ニーチャム混乱・錯乱スケール[6]	・1.認知・情報処理，2.行動，3.生理学的コントロールの3つのスケールからなる ・せん妄の初期症状を把握するのに優れている ・総得点は，せん妄の重症度を反映している
SQiD[7]	・家族や友人に「(患者の名前)さんは，いつもと違いますか？」と聞くだけ！ ・家族や友人が面会に来ないと評価できない

合は，皆さんが所属している病棟の特徴をふまえながら，どのスケールを使用するか，評価のタイミングをいつにするかなど検討してみてください。

（佐々木謙一）

引用・参考文献
1) 日本精神神経医学会監：DSM-5精神疾患の分類と診断の手引. 医学書院, 2014.
2) Inouye SK, et al.：Nurses' recognition of delirium and its symptoms：comparison of nurse and researcher ratings. Arch Intern Med, 161(20)：2467-2473, 2001.
3) 日本集中治療医学会J-PADガイドライン作成委員会：日本版・集中治療室における成人重症患者に対する痛み・不穏・せん妄管理のための臨床ガイドライン. 日本集中治療医学会雑誌, 21(5)：539-579, 2014.
4) 町田いづみほか：せん妄スクリーニング・ツール（DST）の作成. 総合病院精神医学, 15(2)：150-155, 2002.
5) Trzepacz PTほか：日本語版せん妄評価尺度98年改訂版. 精神医学, 43(12)：1365-1371, 2001.
6) 綿貫成明ほか：せん妄をどのようにアセスメントするか. Expert Nurse, 17(15)：32-41, 2001.
7) Sands MB, et al.：Single Question in Delirium (SQiD)：testing its efficacy against psychiatrist interview, the Confusion Assessment Method and the Memorial Delirium Assessment Scale. Palliat Med, 24(6)：561-565, 2010.

術前・術後ケアと尿・便・体温の疑問解決　**すごく役立つ　周術期の全身管理**

Q36 せん妄ケア

せん妄で処方された薬剤は，せん妄の増強や呼吸抑制などの副作用はないの？

A 抗精神病薬では錐体外路症状に注意し，鎮静薬ではせん妄の増強や呼吸抑制に注意します．

どの薬剤を投与するにしても，使用する薬剤の作用・副作用を理解したうえで，患者の状態を観察しましょう．

せん妄とは注意や意識の障害があり，急性発症しさらに日内変動があるものです．その中でも臨床的にいちばん問題となる（治療が必要となる）のは，興奮や不穏などの症状を呈する過活動型のせん妄です．

せん妄を発症するメカニズムはまだはっきり解明されていませんが，原因の1つとしてドパミンやセロトニンといった脳内の神経伝達物質などのバランスが崩れることによるものが考えられています．そのため，治療薬としては主に神経伝達物質のバランスを整える作用を持つ抗精神病薬が用いられます．

薬物療法の種類

せん妄に対する薬物療法アルゴリズム（図1）の中の薬剤とその特徴について，表1にまとめました．

ハロペリドールは抗精神病薬のなかで唯一注射薬があり（持効型製剤は除く），経口摂取が困難な患者に適していることや，作用発現時間が早い利点があります．また，クエチアピンとオランザピンは，血糖上昇による糖尿病性ケトアシドーシスや糖尿病性昏睡が出現した例があり，糖尿病の患者や糖尿病の既往のある患者には禁忌となっています．ペロスピロンやリスペリドンも血糖上昇の副作用があるため，定期的な血糖測定等の観察が推奨されています．

副作用としての錐体外路症状

抗精神病薬では，呼吸抑制の副作用は非常に少ないといわれています．一方で，抗精神病薬の副作用として注意が必要になるのは，錐体外路症状です．

錐体外路症状とは，体性運動神経の中の錐体外路という協調運動に関係する神経系の働きが障害されることにより生じる，不随意運動などの神経学的症状です．錐体外路症状には，パーキンソン様症状（振戦，筋固縮，無動，姿勢反射障害など）やアカシジア（静座不能），ジストニア（筋緊張異常，不随意運動）などがあります．

これらの症状が出現した場合には医師へ報告し，薬剤量の調整や，違う薬剤へ変更してもらうなどの対応が必要です．

鎮静薬や睡眠薬ではせん妄悪化に注意

せん妄に対する薬物療法で注意が必要なのは，不穏に対しミダゾラム（ドルミカム）やフルニトラゼパム（ロヒプノール）などの鎮静薬や睡眠薬が投与されることです．薬剤投与により不穏行動は一時的に抑制されますが，これらの薬剤は過鎮静や，かえって興奮を生じさせ，せん妄を悪化させる原因となる可能性があります．

また，心拍数低下や血圧低下などの循環抑制や呼吸抑制の副作用が生じることがあるため，バイタルサイン

図1　せん妄に対する薬物療法アルゴリズム

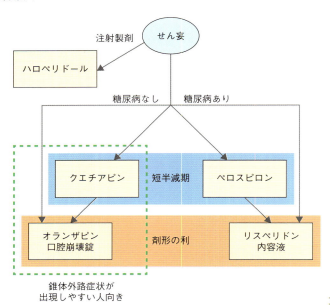

文献1）より転載，一部改変

表1　せん妄に対する治療薬とその特徴

薬剤	特徴
ハロペリドール （リントン®）（セレネース®）	・強いドパミンD_2受容体阻害作用　・抗幻覚妄想作用が強い　・呼吸抑制が少ない ・血圧低下が起きにくい　・注射薬もある
クエチアピン （セロクエル®）	・抗幻覚妄想作用は弱いが鎮静作用は強い　・錐体外路症状は生じにくい ・体重増加と血糖上昇に注意　・糖尿病の患者や糖尿病の既往のある患者には禁忌
オランザピン （ジプレキサ®）	・鎮静効果が強い　・錐体外路症状を生じにくい ・体重増加と血糖上昇に注意　・糖尿病の患者や糖尿病の既往のある患者には禁忌
ペロスピロン （ルーラン®）	・セロトニン，ドパミン遮断作用　・抗不安，抗うつ効果あり，半減期短い ・リスペリドンより錐体外路症状は少なく，弱い
リスペリドン （リスパダール®）	・鎮静作用弱いが，抗幻覚妄想作用強い　・ハロペリドールと同等の効果 ・比較的，錐体外路症状をきたしやすい　・高プロラクチン血症などの副作用

などの頻繁な観察が必要となります．

　　　　　　　　　＊

　どの薬剤を投与するにしても，使用する薬剤の作用，副作用を理解したうえで，患者の状態を観察することが重要です．　　　　　　　　　　　　　（佐々木謙一）

引用・参考文献
1）八田耕太郎：せん妄の原因，診断，治療の原則．精神科治療学，28：985-990，2013．
2）浦部晶夫ほか：今日の治療薬2016 解説と便覧．南江堂，2016．

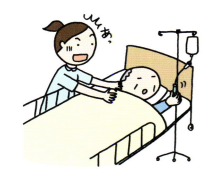

術前・術後ケアと尿・便・体温の疑問解決 **周術期の全身管理**

Q37 せん妄ケア

不眠患者はどう対応したらいいの？

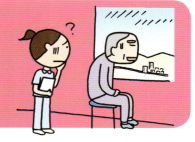

A 睡眠導入薬に頼るだけではなく，睡眠環境を整えます．

睡眠を阻害する環境因子と病態生理の因子へ介入し，睡眠を援助します．

術後患者の睡眠阻害因子

パスの指示通り，不眠には不眠時指示薬を使う，はたして本当にこれだけでよいのでしょうか？ 医師の指示通り投薬することは，何も間違いではありません．しかし，ここは看護の専門性を活かして睡眠援助に対する看護介入も考えてみましょう．

術後患者や重症患者の睡眠を阻害する因子は，大きく環境と病態生理の因子に分けることができます（図1）．なかでも本稿では，すぐに実践に活かせる環境因子の「騒音」と「看護ケア」への介入について解説します．

騒音

①看護行為による騒音

患者にとって，入院生活で耳にする多くの音は，非日常的な騒音としてとらえられます．

術後や重症患者の多くは，看護師が観察しやすいようにナースステーションに近い部屋に入室しています．ナースステーションでは，ナースコールやモニタのアラームが鳴り響きます．

ほかにも，私たちの看護行為でも騒音は生じます．表1で示すように，想像以上に大きな音が生じていることがわかります．夜間の推奨される環境音圧は30dB前後といわれているため[3]，私たちが騒音の原因とならないよう，音の発生には注意しなければなりません．たとえば，床頭台の扉やカーテンの開閉など，静かにゆっくり行うといった小さな気遣いで音の発生を抑えることができます．

②耳栓の利用

ふだん私たちも，騒音にさらされるとストレスを感じます．ストレスは交感神経の緊張につながるため入眠の妨げになります．そのため，騒音を遮断する目的で耳栓の使用が有効で，ICU患者を対象にした研究では，耳栓の使用により「よく眠れた」と感じる患者が増加したという報告があります[4]．

また，騒音を遮断するほかに，音楽療法を活用する方法もあります．患者の好きな音楽やクラシック音楽を聴かせることにより交感神経を抑制させ，入眠の促進に有効であったとの報告もあります[5]．このことから，不眠時の睡眠援助について患者の希望を取り入れながら進める必要があります．

看護ケア

私たちは看護計画に基づいて，創部の観察や褥瘡予防のための体位変換を行っています．そして急性期であればあるほど観察やケアが多くなります．

しかし，これらが患者の入眠の妨げや睡眠の中断につながる可能性があります．そのため，睡眠の維持には，患者の状態やこれまでの経過をアセスメントし，夜間は効果的にかつ最小限にケアをすることが望ましいといえます．

入眠直後はケアを控えたり，ケアの前に鎮痛薬を投与したりすることによって，睡眠時間を確保することができます．また，夜間のケアについて事前に患者と共有することも入眠援助につながります．「○時ぐらいに体の向きを変えますね」「何かいつもと違うと感じたら遠

107

図1　睡眠を阻害する因子

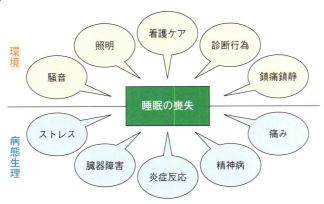

文献1）より引用，筆者訳

表1　看護行為で生じる音

音の種類	録音距離(m)	持続時間(秒)	音圧(dB)
マンシェットをはずす音	0.5	1＞	69.4
床頭台の扉を開閉する音	0.3	1	74.6
ディスポ（使い捨て）手袋の着脱の音	2.0	22	67.9
看護者の足音	1.0〜4.0	8	51.0
イスを引きずる音	1.0	3	78.5
ベッドのストッパーをはずす音	1.5	3	52.3
カーテンを開閉する音	2.0	3〜4	72.9
吸引する音	0.5	10	52.5
ナースステーションの電話のベルの音	1.0	12	49.7

文献2）より引用，一部抜粋

慮なく呼んでくださいね」などと説明しておくことにより，安心感が増大し入眠を促進します．

＊

　ヘンダーソンは「看護の基本となるもの」の中で，基本的看護の構成要素に患者の休息と睡眠を助けるとあります[6]．このことから，看護師が患者の療養環境として睡眠環境を整えることは，基本的な看護技術の1つであるといえるのではないでしょうか．

（佐々木謙一）

引用・参考文献
1) Friese RD：Sleep and recovery from critical illness and injury: a review of theory, current practice, and future directions. Crit Care Med, 36(3)：697-705, 2008.
2) 黒田裕子：看護行為で発生する音認識の調査条件と対象の違いによる相違．川崎医療福祉学会誌，11(1)：75-82，2001.
3) WHO（世界保健機構）：環境騒音のガイドライン．http://otokankyo.org/docs/WHOsummary.pdf（2016年7月閲覧）
4) Van Rompaey B, et al.：The effect of earplugs during the night on the onset of delirium and sleep perception: a randomized controlled trial in intensive care patients. Crit Care, 16(3)：R73, 2012.
5) 若村智子：環境調整から眠りをサポートする．睡眠医療，6(4)：569-573，2012.
6) ヴァージニア・ヘンダーソン著：看護の基本となるもの（湯槇ますほか訳），p.47-51，日本看護協会出版会，2011.

Q38 コラム NPWTってなに？

A 創傷を密閉して陰圧をかける物理療法です．

滲出液の多い創傷やポケットのある創傷に陰圧をかけることにより，治療を促進させます．

NPWTとは，局所陰圧閉鎖療法のことで，創傷を密閉して陰圧をかけることにより治癒を促進させる物理療法の1つです．日本では2010年4月にV.A.C.®ATS治療システムを用いたNPWTが保険収載されました．効果については多くの学会や書物などで報告されています．

適応と禁忌
①適応・禁忌
適応は，感染がなく，肉芽で覆われていて滲出液の多い創傷やポケットのある創傷で，褥瘡・下肢潰瘍・外科手術後の離開創などの慢性創傷に使用します．

禁忌は，真皮までの浅い創傷，広範囲に骨や腱が露出した創傷，感染創，虚血創，臓器が直接露出している創傷，人工物や異物を認める創傷です．

②選択
現在はNPWTの機器はさまざまです．滲出液の量，創の深さ，創傷の部位，使用場所（外来・病棟），吸引圧によって選択します．

使用上の注意点
①確認と観察
異常の早期発見のため，感染徴候，出血，虚血の有無を確認します．

陰圧負荷を確認します．適切な局所陰圧閉鎖療法が行われなければ，滲出液が貯留し，感染を引き起こします．勤務交代ごとに機械が作動しているか，指定された圧で引いているかを確認します．適切な圧でない場合は，陰圧が行われていない原因を点検し，補正または交換します．モニタ画面，キャニスターの量，接続チューブ，リークがないかどうか確認します（図1）．

凹凸がある部分では，フィルムが浮いてしまいリークが発生します．凹凸の部分を創傷被覆材やストーマ用の用手形成皮膚保護剤で補強します．

②痛みのケア
痛みは患者にとって恐怖であり，精神的にも不安定となりやすい．どんなときに痛いのかをアセスメントして対処することが必要です．

フォーム材剥離時の痛みは，交換30分前に吸引をオフにする，または創部にコンタクトレイヤー使用後にフォームを載せるなどで対処します．処置時の一時的な痛みは，処置前の痛み止めを使用します．吸引時の痛みは，虚血がある場合はNPWTを中止，それ以外は吸引圧を下げます．精神的不安から来る痛みに対しては，傾聴する場合やリエゾン看護師を活用します．

③栄養状態の改善
栄養は創傷治癒には欠かせないものです．栄養状態を主観的包括的アセスメント（SGA），客観的栄養評価（ODA）で評価します．必要エネルギーを算出し不足している分を補足するようにします．

＊

局所陰圧閉鎖療法は使用期間が限られていて，保険適用期間は3週間まで（必要と認められれば4週間）使用できます．そのため使用時は，時期を見きわめて効果的に行うことが必要です．

（丹波光子）

NPWT：negative pressure wound therapy，局所陰圧閉鎖療法
SGA：subjective global assessment，主観的包括的アセスメント
ODA：objective data assessment，客観的栄養評価

図1　陰圧負荷を確認

RENASYS GO 陰圧維持管理装置（スミス・アンド・ネフュー株式会社）

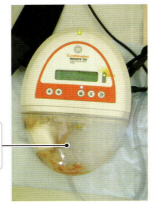

キャニスター
7〜8割で交換

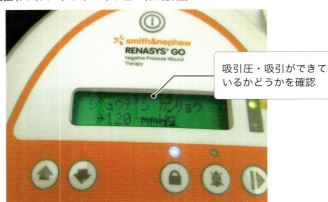

吸引圧・吸引ができているかどうかを確認

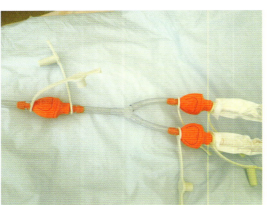

引用・参考文献
1) 水原彰浩ほか編：症例でみるよくわかる創傷の陰圧閉鎖療法．医学と看護社，2015．
2) 松崎恭一：臨床薬理学② 慢性創傷に関連した疼痛管理．ナースのためのアドバンスド創傷ケア（真田弘美編），p.99-105，照林社，2012．
3) 土屋沙緒ほか：治療後の創処置・感染予防③局所陰圧閉鎖療法（NPWT）．下肢救済のための創傷治療とケア（大浦紀彦編），p.205-208，照林社，2011．

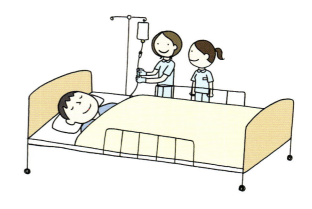

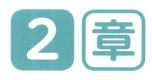

シビアな状況を悪化させない
重症患者の

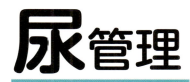

重症患者の「尿」評価
何をみて・どう対応するか

> **基本ポイント**
> - 重症患者は循環動態が不安定なことが多く，何とかそのバランスを保とうとする．腎臓は全身の体液バランスを調整し，主要臓器への血流を維持する重要な役割を担う．
> - 循環血液量や心拍出量が低下すると，腎臓は体液量を維持するため体外に排出される尿量を減らす．このように，尿を評価することは全身状態の変化を知ることにつながる．
> - 重症患者の尿の評価として，尿量のほかに色調，におい，比重・浸透圧をみる．これらの評価により，腎血流量や脱水，尿路感染症の徴候などを知ることができる．

重症患者にとっての尿は，全身状態の変化を反映しています．その変化は患者の重篤化のサインにもなりうるため，異常の早期発見，重篤化を回避するために尿の「何をみて」「どう対応するか」について解説します．

重症患者にとっての尿量は臓器血流量が適正であるかどうかの指標

腎臓は体液の恒常性を維持するために，表1のような尿生成に関する機能と内分泌機能があります．

腎臓では心拍出量の20％の血液が循環し，糸球体で血液中の老廃物が濾過され，尿細管で物質の再吸収・分泌が行われ，尿中に不要な物質を排泄しています．しかし，重症患者は循環動態が不安定なことが多く，循環血液量や心拍出量が低下すると，腎臓以外の主要臓器への血流を維持するために腎血流量が減少し，尿量が減少します．そのため，重症患者にとっての尿量は臓器血流量の低下の指標であり，見逃してはいけないサインとなります．

表1　腎臓の機能

①尿生成に関する機能	・水分・電解質の調節 ・酸塩基平衡の調節 ・代謝産物や老廃物の排泄
②内分泌機能	・血圧調節 ・ホルモン産生・調節

尿量を変化させる要因は何か

尿量を変化させる要因は，循環血液量の変化，血圧の変化，電解質バランスの崩れです．

体内では，体液量の増減・浸透圧の変化を察知すると，ホルモンの作用により水の分布や血圧が調節されます．たとえば，出血や大量の発汗などによる脱水で体内の水が減少すると，循環血液量は減少して血圧は低下します．同時に血液の浸透圧が上昇します．この変化を視床下部にある浸透圧受容器が感知すると，下垂体後葉からバソプレシン（ADH）というホルモンが分泌されます．これにより，腎臓の尿細管で水の再吸収が促進され，尿量が減少します．

一方，体液量が増加し浸透圧が低下した場合は，下垂体後葉からADHの分泌を抑制するように指令が出され，水の再吸収が抑制されるため，尿量が増加します．

このように，腎臓は体外に排泄される尿量を増減しながら浸透圧を調整し，体液バランスを正常に保つように働いています．しかし，重症患者は心不全，急性腎不全，ショックなどの病態によって体液量の調整がうまく働かなくなるため，その調節反応を把握するために尿量の観察が重要となります．

尿の評価で「何をみる」か？

重症患者の尿は，「①量」「②色調」「③におい」「④比重・浸透圧」をみて評価します．

ADH：antidiuretic hormone，抗利尿ホルモン

表2　尿量減少の要因

種　類	状　態	原　因
腎前性	腎血流量の減少により糸球体濾過量(GFR)が低下した状態	・脱水　・ショック ・出血　・心不全　など
腎　性	腎臓自体が障害され，濾過機能が低下した状態	・急性尿細管壊死　など
腎後性	腎臓から排出する尿路に閉塞を認める状態	・尿路閉塞　など

表3　尿の色と主な原因

尿の色		状　態
無色透明(希釈尿)	○	水分過剰，尿崩症，糖尿病など
淡黄色～黄色	○	正常
黄褐色(濃縮尿)	○	脱水，肝機能の異常(ビリルビン尿など)
赤色～赤褐色	○○	尿路感染症(腎盂腎炎)，ミオグロビン尿(横紋筋融解症)，ヘモグロビン尿　など
乳白色(混濁尿)	○	尿路感染症，性病　など
緑色～青紫色	○○	細菌感染(緑膿菌)，紫色採尿バッグ症候群(便秘や尿路感染症の合併)

文献1)を参考に作成

①尿量：重症患者の尿量目標は，0.5～1mL/kg/時以上を維持

全身管理において，重症患者の尿量は，0.5～1mL/kg/時以上を目標とします．しかし，さまざまな要因により腎機能に異常が生じると，1日の尿量が500mL/日以下の乏尿，100mL/日以下の無尿になる場合があります．

尿量の減少には，表2のような要因が挙げられます．尿量を把握することは，腎血流量や糸球体濾過機能などの指標となります．目標尿量が維持できなければ，輸液負荷や緊急血液透析となる場合があるため，医師への報告が必要となります．

②尿の色調

重症患者にとっての尿の色調変化は，脱水や尿路感染症などの徴候となるため，観察が必要となります(表3)．

③におい

重症患者は，尿量を観察するために，尿道留置カテーテル(経尿道的膀胱内留置カテーテル)が留置されています．尿道留置カテーテルの留置は尿路感染症の頻度が高く，尿中に細菌が検出される場合があり，尿素がアンモニアに分解されるため尿臭が強くなります．また，大腸菌由来の感染では便臭がする場合があります．

においの変化は，尿路感染症の徴候の場合もあるため，経時的な観察が必要です．

④比重・浸透圧

尿比重および尿浸透圧は，腎臓の濃縮能，希釈能を反映しています．体液を調整するため，腎臓は浸透圧および水の調整を行うことで恒常性を維持しています．

尿比重は尿中の水分と老廃物の割合を表し，基準値は1.010～1.030です．尿浸透圧の基準値は300～800mOsm/kgとされています．尿浸透圧の異常は疾患の鑑別につながる場合もあるため，データの把握が必要です(表4)．

GFR：glomerular filtration rate，糸球体濾過量

表4 尿比重の異常と主な原因

尿比重	主な原因
尿比重＜1.010 （低比重尿）	尿崩症・腎不全の利尿期 慢性腎炎
尿比重＞1.030 （高比重尿）	脱水（下痢・嘔吐、発熱など） 腎不全の乏尿期、心不全

では、重症患者の「尿」評価とはどのようにしていくのでしょうか？ 臨床でよく遭遇する、「① 人工呼吸器装着中」「② 心不全」「③ 腎不全」「④ 敗血症」時に、尿の「何をみて」「どう対応するか」について解説します。

① 人工呼吸器を使用している患者の尿量変化

静脈環流の減少 ➡ 心拍出量減少・血圧低下 ➡ 尿量低下！

人工呼吸器装着中は、陽圧換気により胸腔内圧が上昇します。上・下大静脈から右心房への静脈還流が減少するため、心拍出量の減少や血圧が低下します。心拍出量の減少に伴い、腎血流量の減少やADHの分泌により、尿量が減少します。

また、ホルモンの働きにより、尿細管での水とナトリウムの再吸収が促進され、尿量の減少や体液量が増加した状態がみられます。

ここでみるべきポイントは、経時的な尿量変化であり、原疾患と合わせて心機能・腎機能を評価する必要があります。

② 心不全患者の尿量変化

心ポンプ機能低下 ➡ 心拍出量・循環血液量減少 ➡ ナトリウム再吸収促進 ➡ 水とナトリウムの貯留 ➡ 尿量低下！

心臓のポンプ機能の低下から、心拍出量や循環血液量が減少します。腎血流量の低下からGFRが減少し、腎臓の近位尿細管でのナトリウムの再吸収を促進します。

また、ホルモンであるレニン-アンジオテンシン-アルドステロン系（RAAS）が刺激され、アルドステロンにより、ナトリウムの再吸収が促進され血液中にナトリウムが貯留します。さらに、ADHの作用により、腎臓の集合管で水の透過性が亢進し、水を貯留させます。

これらのことから、循環血液中の水とナトリウムが体内に貯留することで、体液量が増加します。

心不全の治療は、利尿薬（うっ血を取り除く、前負荷軽減の目的）、カテコールアミン（心拍出量の保持）などが使用されます。ここでみるべきポイントは、時間尿量・1日のIN-OUTバランスの把握、体重変化（1日500g〜1kg以上の変化ではないか）、浮腫などの経時的変化です。心不全の症状である呼吸困難感や血性泡沫状痰、浮腫、CVP上昇、水泡音聴取、検査データ、胸部X線などの変化をふまえ、心機能（心エコー所見など）を把握する必要があります。

③ 腎不全患者の尿量変化

腎機能低下 ➡ 水・ナトリウムの再吸収が促進 ➡ 体液増加・尿量低下！

腎機能が低下し、急性腎不全の状態に陥ると、糸球体毛細血管透過性の低下や、糸球体での濾過機能が低下します。遠位尿細管での水・ナトリウムの再吸収が促進されるため、体液量が増加し、その結果、尿量が減少した状態である乏尿や無尿がみられます。

腎機能の異常により尿量減少を呈している場合は、腎前性、腎性、腎後性なのかをアセスメントする必要があります。ここでみるべきポイントは、尿量減少を認めた場合は、まず腎後性を否定するために、尿路閉塞（尿道留置カテーテルのつまりなど）の有無を確認することです。閉塞が疑われるときには、尿道留置カテーテルの入れ替えを検討します。

次に、腎前性または腎性のどちらが原因で尿量が減少しているのかをアセスメントします（表5）。医師の指示に基づき、しばしば輸液負荷が行われますが、前者は輸液に反応し利尿がみられますが、後者は輸液に反応しないため利尿はみられません。時間尿量・1日のIN-OUTバランスの把握、体重変化、検査データなどから腎機能を把握する必要があります。

④ 敗血症患者の尿量変化

敗血症性ショック ➡ 血管透過性亢進 ➡ 循環血液量低下・血圧低下 ➡ 尿量低下！

敗血症性ショックでは、細菌の出す毒素などの侵襲に対し、サイトカインとよばれる化学伝達物質が細胞間で放出され、血管が拡張し末梢血管抵抗が低下します。さらに、血管透過性亢進により血漿成分が血管外へ漏れるため、組織間への体液の漏出・貯留による浮腫の出現、また発熱などによる脱水のため、循環血液量の減少や血圧の低下が起こります。そのため、主要臓器への血流を維持するために腎血流量が減少し、尿量は減少します。

RAAS：Renin-Angiotensin-Aldosterone System、レニン-アンジオテンシン-アルドステロン系
CVP：central venous pressure、中心静脈圧

表5 腎前性と腎性の鑑別ポイント

鑑別ポイント	腎前性	腎性
輸液負荷テスト	利尿あり	利尿なし
尿所見	軽度の尿異常	タンパク尿・血尿
尿沈渣	異常なし	円柱(上皮・顆粒)　尿細管上皮細胞
尿中Na排泄率(FENa)	＜1%（99%以上が吸収）	＞1%（吸収の低下）
尿中Na濃度(U-Na)	＜20mEq/L	＞40mEq/L
尿比重	＞1.015	＜1.015
尿浸透圧	＞500mOsm/L	250〜350mOsm/L
尿中/血清尿素窒素比	＞20	＜20
尿中/血清クレアチニン比	＞40	＜20

文献4)を参考に作成

表6 輸液管理の目標

中心静脈圧＝8〜12mmHg
平均血圧＞65mmHg
尿量＞0.5mL/kg/時
中心静脈血酸素飽和度(ScṽO$_2$)＞70%

文献5)より引用

　敗血症性ショックの場合は，Surviving Sepsis Campaign guidelines（SSCG）での初期の輸液管理目標（early goal directed therapy）に則って輸液負荷が行われます（表6）。

　ここでみるべきポイントは，大量の輸液負荷が行われるため，輸液に反応して中心静脈圧（CVP），血圧，中心静脈血酸素飽和度（ScṽO$_2$）の目標が達成できれば，循環血液量が安定し尿量＞0.5mL/kg/時が維持できるようになることです。輸液に反応しない場合は，経時的変化から心機能と前負荷（CVP上昇）をタイムリーに評価し，肺水腫の徴候（呼吸困難感，血性泡沫状痰，水泡音の聴取など）を見逃さないように観察する必要があります。

＊

　重症患者の尿量は，臓器血流量が維持されているかどうかの指標となるため，異常の早期発見，重篤化を回避するためにも，尿の評価は重要な観察ポイントとなります。

（外間美和子）

引用・参考文献

1) 医療情報科学研究所編：病気がみえる Vol.8 腎・泌尿器．第2版，メディックメディア，p.16，2014．
2) 卯野木健ほか編著：これで解消！ 人工呼吸ケアニンプレックスーしっかり身につくケアの基本から応用まで．ライフサポート社，p.23-26，2009．
3) 道又元裕監：見てできる臨床ケア図鑑 ICUビジュアルナーシング．学研メディカル秀潤社，p.106-107，2014．
4) 清水敬樹編：ICU実践ハンドブックー病態ごとの治療・管理の進め方．羊土社，p.139，2009．
5) 日本集中治療医学会Sepsis Registry委員会：日本版敗血症診療ガイドライン．日本集中治療医学会雑誌，20：124-173，2013．
http://www.jsicm.org/pdf/SepsisJapan2013.pdf（2014年11月閲覧）
6) 増田敦子監：解剖生理をおもしろく学ぶ．医学芸術新社，p.165-169，2008．
7) 池松裕子編著：クリティカルケア看護の基礎―生命危機状態へのアプローチ．メヂカルフレンド社，2003．
8) 小澤瀞司ほか編：標準生理学．第7版，医学書院，2009．
9) 後藤百万：今日からケアが変わる排尿管理の技術Q&A127 排尿のしくみと尿の性状の基礎知識―排尿管理のキホンのキ．泌尿器ケア（2010冬季増刊号），14-21，2010．
10) 道又元裕編著：重症集中ケアシリーズ① 重症患者の全身管理―生体侵襲から病態と看護ケアが見える．日総研出版，2009．

ScṽO$_2$：central venous oxygen saturation，中心静脈血酸素飽和度

エビデンスで再チェック！
重症患者への尿路感染の影響とその対策

> **基本ポイント**
> - 重症患者は免疫力低下が背景にあり，重症化しやすく，尿路感染を引き金にDICやARDSに移行することがある．
> - 尿路感染の経路と機序を知り，エビデンスに基づいたケアを実践することが重要である．
> - 尿路感染症のリスクは留置日数に比例して高まるため，適応を理解し，必要がなくなったらすぐに抜去する．

尿路である尿道から腎臓までの部位で起こった感染症を，尿路感染症といいます．尿路感染症は院内感染のなかで最も多く，急性期施設から報告されている感染症の30％以上を占めています[1]．

そのうちの多くが，尿道留置カテーテル（経尿道的膀胱内留置カテーテル）などの器具の使用によって引き起こされるカテーテル関連尿路感染症（CAUTI）といわれています．一般的に，CAUTIは尿道留置カテーテルの抜去で改善することが多いですが，重症患者ではCAUTIから生命の危機的状態に陥ることがあり，その予防は重要です．

本稿では，重症患者への尿路感染症の身体への影響とその対策について，エビデンスをおさえながら解説します．

CAUTIの発生要因

CAUTIは，尿道留置カテーテルの内側や外側，尿排液口から細菌が侵入して起こります．

侵入した細菌は尿道留置カテーテル内部に付着し，増殖してバイオフィルム（細菌が固体表面に付着してできる膜）を形成します．このバイオフィルムから細菌が放出され，CAUTIを引き起こすと考えられています．

尿路感染症による敗血症とその予後

尿の流れが妨げられると膀胱内圧が上昇し，細菌尿は膀胱から尿細管を経て，腎実質に達します（腎盂腎炎）．

表1 SIRSの診断基準

以下の項目を2つ以上満たすもの
- 体温 ＞38℃または＜36℃
- 心拍数 ＞90回/分
- 呼吸数 ＞20回/分もしくは$PaCO_2$＜32mmHg
- 白血球数 ＞12,000/μLまたは＜4,000/μL，あるいは未成熟細胞＞10％

腎実質から血中内に細菌が侵入することで，尿性敗血症へと進行します（図1）．

尿性敗血症の致死率は，約10〜30％といわれています[2]．

重症患者への尿路感染症の影響

重症患者は尿道留置カテーテルの留置が必須であり，留置が長期に及ぶこともまれではありません．細菌尿のリスクは1日あたり3〜10％[3]，30日後には，ほぼ100％の割合で細菌尿が検出され[4]，CAUTIのリスクは留置日数に比例して高まります．

さらに，重症患者は宿主自体の免疫力低下が背景にあるため，とくに重篤化しやすいです．糖尿病や高齢者であることも，リスク要因となります．

また，重症患者はすでになんらかの侵襲を受けており，全身性炎症反応症候群（SIRS，表1）の状態であることが多いです．SIRSは炎症性サイトカインが過剰に産生され

CAUTI：catheter-associated urinary tract infection，カテーテル関連尿路感染症

図1 カテーテル関連尿路感染症の感染経路と機序

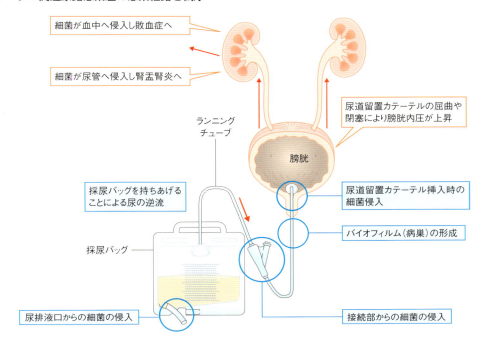

表2 尿道留置カテーテルの適応

A. 尿道留置カテーテルの適切な使用例	患者に急性の尿閉または膀胱出口部閉塞がある
	重篤な患者の尿量の正確な測定が必要である
	特定の外科手技のための周術期使用 ・泌尿生殖器の周辺構造で泌尿器科手術または他の手術を受ける患者 ・長時間の手術が予測される患者(このために挿入されるカテーテルは麻酔後回復室(PACU：post-anesthesia care unit)で抜去する) ・術中に大量の点滴または利尿薬が投与されることが予測される患者 ・尿量の術中モニタリングが必要な患者
	尿失禁患者の仙椎部または会陰部にある開放創の治癒を促すため
	患者を長期に固定する必要がある(例：胸椎または腰椎が潜在的に不安定、骨盤骨折のような多発外傷)
	必要に応じて終末期ケアの快適さを改善するため
B. 尿道留置カテーテルの不適切な使用例	尿失禁のある患者または居住者の看護ケアの代わりとしての使用
	患者が自発排尿できるときに、培養その他の診断検査のために採尿する手段としての使用
	適切な適応が認められない場合の術後長期間の使用(例：尿道または周辺構造の修復、硬膜外麻酔の作用遷延など)

注：これらの適応は主に専門家のコンセンサスに基づく。

文献6)より引用

た状態で、生体の防御反応が高まっている状態です。この状態にさらに次の侵襲(ここでは尿路感染症)が加わると、白血球は自らの臓器を攻撃し、播種性血管内凝固症候群(DIC)や急性呼吸窮迫症候群(ARDS)などに移行し、重篤化していきます。

このように、重症患者にとって尿路感染症は、重篤な状態に陥る引き金になるため、適切な予防対策と早期発見、早期対応が重要です。

SIRS：systemic inflammatory response syndrome，全身性炎症反応症候群
DIC：disseminated intravascular coagulation，播種性血管内凝固症候群
ARDS：acute respiratory distress syndrome，急性呼吸窮迫症候群

図2　閉鎖式尿道留置カテーテルキット「バードI.C.シルバーフォーリートレイ」

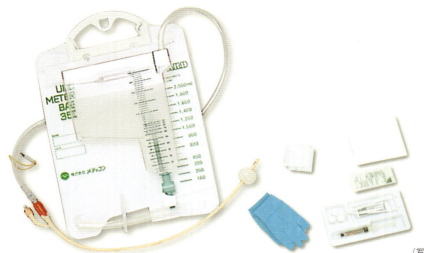

（写真提供：株式会社メディコン）

CAUTIの予防対策

①尿道留置カテーテルの適正な使用（留置日数の短縮）

　全身状態が安定した後も，継続して尿道留置カテーテルが留置されていることがあります．留置日数が長くなればなるほど感染のリスクが高くなるため，尿道留置カテーテルの適応（表2）を理解し，必要がなくなればすみやかに抜去することが最も重要です．

　不必要な留置を防ぐには，日々変化する患者の状態をアセスメントし，尿道留置カテーテルの抜去ができないかを看護師が主体となって検討し，医師に提案しましょう．

②尿道留置カテーテルの閉鎖環境の維持

　尿道留置カテーテルとドレナージチューブの接続部の開放や排液バッグの開閉によって，細菌が尿道留置カテーテル内に侵入します．閉鎖式ドレナージシステムを使用し，尿道留置カテーテルとドレナージチューブの接続は外さずに閉鎖環境を維持します．また，採尿は採尿ポートから行います．

　尿の逆流を防ぐために，採尿バッグの位置は患者の膀胱よりも低い位置で管理します．尿排液口からの細菌の侵入を防ぐため，採尿バッグは床や尿の回収容器に接触させないようにします．

　膀胱洗浄が細菌尿の頻度を減少させるというエビデンスはないため，尿道留置カテーテルの閉塞が予測されない限り，膀胱洗浄はむやみに実施してはいけません．

③留置時の清潔操作の徹底

　尿道留置カテーテルの挿入時に細菌を膀胱内に押し込むことがあります．とくに緊急時の挿入では，清潔操作が不十分になることがあります．そこで，無菌的手技に必要な物品がすべて梱包されている閉鎖式尿道留置カテーテルキット「バードI.C.シルバーフォーリートレイ」（株式会社メディコン，図2）などを使用するのもよいでしょう．

　挿入時には確実に手指衛生を行い，無菌的手技ができるようにトレーニングを行いましょう．

④尿の停滞予防

　尿の流れが妨げられると膀胱内圧が上昇し，細菌が腎実質から血中内に送り込まれます．その結果，尿路感染から尿性敗血症へと悪化します．

　採尿バッグ内に尿の流出がなく，管内の尿液面に呼吸性変動がない場合は，カテーテルの屈曲や閉塞を疑い，早期に対応します．

⑤陰部の清潔

　尿道口周囲の消毒によるCAUTIの予防効果は立証されていません．そのため，尿道口周囲の消毒は必要ありませんが，日々洗浄を実施し，陰部の清潔に努めることは大切です．

⑥尿道留置カテーテルの選択

　現在，バイオフィルムの形成を抑制するためのさまざまなデバイスが開発されています．銀合金被覆カテーテ

ルは標準的な尿道留置カテーテルに比べ，無症候性細菌尿の危険性が低下したとの報告があります[5]．

重症患者など尿道留置カテーテルの留置が避けられないような場合は，このような尿道留置カテーテルを選択することも感染対策の1つになります．

早期発見のポイント

重症患者には，感染経路になりうるチューブやライン（中心静脈カテーテル，気管チューブ，動脈ライン，尿道留置カテーテル，胃管など）が多く挿入され，血流感染や人工呼吸器関連肺炎などのリスクがあります．また，術後であれば手術部位感染のリスクもあります．このように，重症患者はCAUTI以外にも感染の機会が多いため，感染徴候がみられた場合には要因の検索が必要です．

発熱がみられた場合，まずは挿入されているチューブやラインを確認し，刺入部に発赤や腫脹，熱感などの感染徴候がないか，ドレーン類では排液の性状に異常がないか，採血で炎症データの異常がないかなど感染徴候を観察します．重症患者では自覚症状の確認ができないことが多く，CAUTIでは血尿，混濁尿，膿尿，発熱に注意して観察します．

発症時の対応

尿路感染症の徴候があればできるだけすみやかに尿道留置カテーテルを抜去するか，入れ替えをします．尿道留置カテーテルにはバイオフィルムの存在があり，挿入したままでは尿路感染の改善は期待できません．

＊

重症患者のなかには原疾患ではなく，感染が原因で救命が困難になるケースがあります．そのような結末にならないためにも，看護師がエビデンスに基づいた感染予防の知識を得て，徹底したケアの実践が重要です．とくに尿路感染症予防では早期の尿道留置カテーテルの抜去が何よりも重要であり，その評価は看護師だからできることだと思います．

（小田利恵）

引用・参考文献

1) Klevens RM, et al. : Estimating health care-associated infections and deaths in U.S.hospitals, 2002. Public Health Rep, 122(2) : 160-166, 2007.
2) Nicolle LE : Urinary tract infection in the elderly. J Antimicrob Chemother, 33(Suppl A) : 99-109, 1994.
3) Garibaldi RA, et al. : An evaluation of daily bacteriologic monitoring to identify preventable episodes of catheter-associated urinary tract infection. Infect Control, 3(6) : 466-470, 1982.
4) Warren JW, et al. : A prospective microbiologic study of bacteriuria in patients with chronic indwelling urethral catheters. J Infect Dis, 146(6) : 719-723, 1982.
5) Newton T, et al. : A comparison of the effect of early insertion of standard latex and silver-impregnated latex foley catheters on urinary tract infections in burn patients. Infect Control Hosp Epidemiol, 23(4) : 217-218, 2002.
6) 矢野邦夫監訳：カテーテル関連尿路感染の予防のためのCDCガイドライン2009．メディコン，2010．http://www.medicon.co.jp/views/pdf/CDC_guideline2009.pdf
7) 国立大学病院集中治療部協議会 ICU感染制御CPG改訂委員会編：ICU感染防止ガイドライン．改訂第2版，じほう，p.80-85，2013．
8) 日本泌尿器科学会 泌尿器科領域における感染制御ガイドライン作成委員会：泌尿器科領域における感染制御ガイドライン．p.6-8，2009．https://www.urol.or.jp/info/data/200905-1.pdf（2014年12月閲覧）
9) Lederer JW, et al. : Multicenter cohort study to assess the impact of a silver-alloy and hydrogel-coated urinary catheter on symptomatic catheter-associated urinary tract infections. J Wound Ostomy Continence Nurs, 41(5) : 473-480, 2014.
10) YVETTE S.McCARTER, et al, 松本哲哉ほか訳：CUMITECH 2C 尿路感染症検査ガイドライン．医歯薬出版，p.9-15，2010．
11) 道又元裕編著：重症集中ケアシリーズ① 重症患者の全身管理-生体侵襲から病態と看護ケアが見える．日総研出版，p.27-28，2009．
12) 河西貴子：特集 今日からケアが変わる排尿管理の技術Q&A127．第3章 膀胱留置カテーテル 膀胱留置カテーテルQ&A 膀胱留置カテーテルのここがわからない！ 膀胱留置カテーテルの感染対策Q&A．泌尿器ケア（冬季増刊号），115-124，2010．
13) 馬場真子：特集 今日からケアが変わる排尿管理の技術Q&A127．第3章 膀胱留置カテーテル 膀胱留置カテーテルQ&A 膀胱留置カテーテルのここがわからない！ 膀胱留置カテーテルの適応・目的・種類Q&A．泌尿器ケア（冬季増刊号），82-92，2010．
14) 金井明子：認定看護師から学ぶケアの極意 感染管理 第6回 膀胱留置カテーテル使用患者の尿路感染防止ケアと発生時の対応．月刊ナーシング，30(10) : 73-77，2010．
15) 上原慎也ほか：医療従事者が知っておきたい院内感染対策 カテーテル感染防止 尿路カテーテル．月刊臨牀と研究，88(5) : 569-573，2011．
16) 大野博司：集中治療領域における重症感染症と抗菌薬療法の基礎と実践 集中治療領域における発熱患者へのアプローチ．ICUとCCU，37(12) : 869-875，2013．

シビアな状態を悪化させない

尿道留置カテーテル管理のポイント

基本ポイント

- 尿道粘膜の損傷や計画外抜去を防ぐため、尿道留置カテーテルにねじれや屈曲がないよう固定し、テープで固定する場合は毎日固定位置を変えてテープを交換する.
- 尿道留置カテーテルの交換は定期的ではなく、カテーテルの閉塞や汚染時、感染が疑われる場合に交換する.
- 採尿は無菌的に行い、尿道留置カテーテルと採尿バッグの接続部は絶対に外さない.

尿道留置カテーテルの管理

急性の尿閉または膀胱出口部閉塞がある場合、正確な尿量測定が必要な場合、術中・術後など、尿道留置カテーテル（経尿道的膀胱内留置カテーテル）は重症な患者の治療・看護を行ううえで、なくてはならないデバイスです. しかし、管理方法を誤ると、尿路感染症や尿道粘膜損傷など、患者の状態をさらに悪化させる可能性があります.

ここでは、尿道留置カテーテル留置の際に留意すべき管理のポイントをいくつか紹介します.

尿道留置カテーテルの固定

①固定の必要性

尿道留置カテーテルを留置しているときは、必ず固定が必要です. 尿道留置カテーテルの固定については、主要なガイドラインにおいて推奨されています[1)2)].

固定していないと、カテーテルが前後に移動し、尿道粘膜が損傷したり、細菌をはじめとする微生物が無菌状態にある尿路に侵入するおそれがあります（尿道留置カテーテルのような異物となるデバイスを無菌状態にある尿路に挿入することそのものが微生物侵入の機会をつくることになります）. したがって、尿道留置カテーテルの挿入時からの無菌的処理が不可欠であることは言うまでもありません）. また、カテーテルや採尿バッグの重み、体動による計画外抜去のリスクも高くなります.

尿道粘膜の損傷は、痛みをまねくほか、損傷部位に細菌が定着・増殖し、尿路感染症を合併することがあります. 尿道留置カテーテルが移動することによる尿道粘膜の損傷は、尿道の湾曲部分が多い男性でリスクが高くなります（図1）.

②固定部位

男性の場合、足側に固定すると、陰茎陰嚢角部がカテーテルにより圧迫され、びらんや潰瘍、尿道瘻を形成する危険があります. そのため、陰茎を頭側に持ち上げてカテーテルを下腹部に固定します. 腹部手術後などにより、下腹部への固定が困難な場合には、大腿上部に固定することもあります.

女性の場合、カテーテルにねじれや屈曲が生じないように大腿内側に固定します（図2）.

③固定に伴う皮膚トラブル予防

尿道留置カテーテルの固定には医療用テープが用いられます. 医療用テープによる固定時は、皮膚トラブルを予防するため、毎日固定位置を変え、テープ交換する必要があります. また、テープが汚れたり、剥がれたりするたびに交換が必要になります.

医療用テープで固定する際には、皮膚にあらかじめ被膜剤を塗布し、テープを剥がす際には剥離剤を塗布します. これにより、皮膚表面に強い力が連続してかかることでできる緊張性水疱を予防できます. さらに、テープを剥がす際に生じる角質・表皮剥離も予防できます.

被膜剤は、皮膚トラブルの予防のほかに、テープの粘

図1　尿道留置カテーテルと尿道粘膜の間に圧が加わる部位

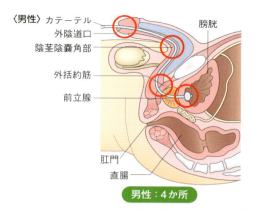

男性の尿道は湾曲している部分が2か所ある．外尿道口部と膀胱頸部を含め，カテーテルが牽引されたときに外圧が加わる部位は4か所あることになり，粘膜が損傷されやすい．

図2　尿道留置カテーテルの固定位置

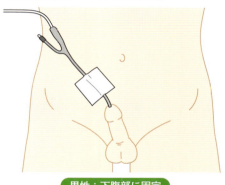

男性は下腹部に，女性は大腿内側に固定する．カテーテルには2～3cmのゆとりをもたせる．

着力を高める効果もあります（図3）．

④尿道留置カテーテル固定具

尿道留置カテーテルの固定具としていくつか使用されていますが，本稿では「スタットロック®フォーリー」（株式会社メディコン）を例にして示します（図4）．この固定具は，プラスチック製のロック式固定により，カテーテルの前後移動を抑制することができます．さらに，ロック部が回転するため，患者の体動に合わせて圧が分散されるように工夫されています．また，接着面が広いため，医療用テープ固定時に生じやすい不用意なテープ剥がれが起きにくく，皮膚保護剤もセットになっています．

尿道留置カテーテル固定具は，コストがかかるイメージがあります．今回紹介したスタットロック®フォーリー

図3　被膜剤の役割

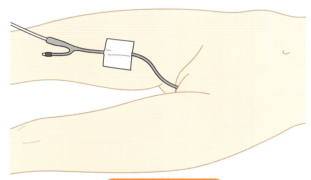

被膜剤を塗布することで皮膚が平滑化する．これにより，テープの接触面積が大きくなり，粘着力が向上する．

は，基本的に1週間に1回の交換でよいため，長期的に考えるとテープ費用や人件費を抑えることができる可能性があります．また，尿路感染症を合併した場合の追加

図4 尿道留置カテーテル固定具「スタットロック®フォーリー」

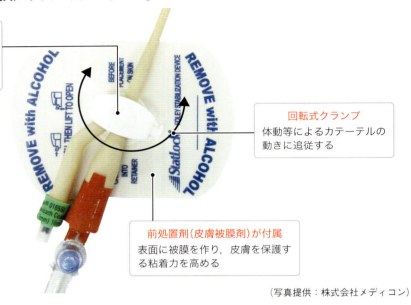

- **ロック式固定システム**: 尿道粘膜の損傷や刺激につながるカテーテルの動きを抑制する
- **回転式クランプ**: 体動等によるカテーテルの動きに追従する
- **前処置剤（皮膚被膜剤）が付属**: 表面に被膜を作り，皮膚を保護する粘着力を高める

（写真提供：株式会社メディコン）

治療費は3,803ドルとの報告もあり[3]，尿道留置カテーテル固定具を効果的に使用することで，費用対効果が高くなる可能性があります（表1）．

尿道留置カテーテルの交換

尿道留置カテーテルの交換時期については，ガイドラインにおいて"2週間おき"や"2か月おき"といった定期的な交換は推奨されていません．当然，不要になった際はすみやかに抜去するべきです．長期的に使用する場合は，カテーテルの閉塞や閉鎖式採尿システムの汚染時，混濁尿や浮遊物などの感染が疑われる場合に交換するようにしましょう．

また，使用している尿道留置カテーテルの耐久性も考慮する必要があり，なかには1か月以内の交換を推奨しているものもあるため，添付文書を確認しましょう．

尿道留置カテーテルが不要になり抜去する際，以前は"膀胱訓練"と称して尿道留置カテーテルをクランプし，尿意が現れるまでそのまま観察するということが行われていました．しかし，現在は尿路感染症予防の観点から，抜去前の尿道留置カテーテルはクランプする必要はないとガイドラインで指摘されています[1]．

採尿時の注意点

尿検体を採尿する際は，無菌的に行います．少量の新鮮尿が検査に必要な場合（検尿や尿培養）は，採尿ポート部をアルコール綿で消毒後，滅菌シリンジで採取します．大量の尿が必要な場合は，採尿バッグの尿排出口から無菌的に採取します．

採尿のためにカテーテルを長時間クランプすると，尿がカテーテル内に停滞・逆流し，尿路感染を合併するリスクを伴います．また，細菌の侵入門戸となる尿道留置カテーテルと採尿バッグの接続部は，絶対に外してはいけません（図5）．

（成田寛治）

引用・参考文献
1) 矢野邦夫監訳：カテーテル関連尿路感染の予防のためのCDCガイドライン2009．メディコン，2010．http://www.medicon.co.jp/views/pdf/CDC_guideline2009.pdf
2) 国立大学病院集中治療部協議会 ICU感染制御CPG改訂委員会編：ICU感染防止ガイドライン．改訂第2版，じほう，p.80-85, 2013.
3) Salgado CD, et al. ：Prevention of catheter associated urinary tract infection. Prevention and Control of Nosocomial Infections. Lippincott Williams & Wilkins, p.297-311, 2002.
4) 三輪好生：特集 今日からケアが変わる排尿管理の技術Q&A127．第3章 膀胱留置カテーテル 膀胱留置カテーテルの基礎知識 カテーテル管理をマスターしよう！．泌尿器ケア（冬季増刊号），72-81, 2010.

図5 採尿時の注意点

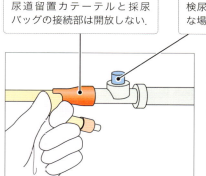

尿道留置カテーテルと採尿バッグの接続部は開放しない．

検尿や尿培養など少量の新鮮尿が必要な場合は，採尿ポートから採尿する．

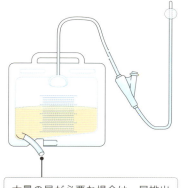

大量の尿が必要な場合は，尿排出口から採尿する．その際，容器に触れないように注意する．

表1 コスト試算

• テープ固定とスタットロック固定の比較

		テープ固定	スタットロック固定	差額
材料費	医療用テープ(円)	36	−	
	皮膚被膜剤(円)	106	−	
	カテーテル固定器具(円)	−	800	
	1回あたりの材料費(円)	142	800	−658
人件費	貼り替え時間(分)	2.8	1.7	
	平均時給(円)	1,916	1,916	
	1回あたりの人件費(円)	89	54	35
貼付回数	1日の回数(回)	1.5		
	6日間の回数(回)	9	1	
6日間の費用	材料費(円)	1,278	800	
	人件費(円)	805	54	
	1患者あたりの合計(円)	2,083	854	1,229

• ランニングコスト(6日間使用の1症例)

	テープ固定	スタットロック固定	差額
Day1	347	854	−507
Day2	694	854	−160
Day3	1,041	854	187
Day4	1,388	854	534
Day5	1,736	854	882
Day6	2,083	854	1,229

• カテーテルを6日間留置された月間症例数50名として試算した合計

	テープ固定	スタットロック固定	差額
月間費用合計	104,136	42,714	61,422

---

5) 大湾知子：特集 今日からケアが変わる排尿管理の技術Q&A‐27．第3章 膀胱留置カテーテル 膀胱留置カテーテルのここがわからない！ 膀胱留置カテーテルの固定，尿漏れ，不快感についてのQ&A．泌尿器ケア(冬季増刊号)，98-106，2010．
6) 吉井忍：ドレーン・チューブ 貼る・巻く＆感染防止 膀胱留置カテーテル．月刊ナーシング，30(13)：44-46，2010．
7) 道又元裕監，尾野敏明編："いまのエビデンス"で学ぶ！ 実習で活きる！ 看護技術・ケアのなぜ？を解決．膀胱留置カテーテル．ナーシング・キャンバス，1(5)：20-21，2013．
8) 馬場真子：高齢者排尿障害のアセスメントと対処〜適切な排尿ケアの普及・啓発のために〜6 尿道カテーテル留置・経皮膀胱瘻の適応と管理．WOC Nursing，2(8)：48-52，2014．
9) 荒川創一：フォーリーカテーテルの材質/コーティングについて：感染管理の視点から押さえておきたいポイント(第2回)．泌尿器ケア，18(4)：382-385，2013．
10) 安藤有子：膀胱留置カテーテル固定器具の有用性についての検討．Emergency Care，26(4)：397-399，2013．
11) 満田年宏：ICU関連合併症‐invasive care unitからless invasive care unitへ‐カテーテル関連尿路感染(Catheter-Associated Urinary Tract Infection：CAUTI)．ICUとCCU，38(1)：41-46，2014．

まとめておさえておきたいポイント！
重症患者に対する「尿」管理の指標とエビデンス

重症患者管理において，尿の管理は，単に水分バランスの指標となるだけではありません．尿を管理することは，腎機能の評価に加え，循環動態や合併症の指標にもなります．

量をみること

尿量が少ない乏尿は，腎前性（血流関連），腎性（内因性腎疾患）または腎後性（膀胱頸部の閉塞）に分類され，重症な患者の急性乏尿の大部分は限られた原因で起こります（表1）．

腎前性乏尿・腎性乏尿の最も多い原因は，腎血液灌流の低下です．これらは，循環血液量の減少・心拍出量の減少，全身血管抵抗の低下（例：敗血症など）が原因となります．これらの状態は，しばしば同時に存在し，尿排泄量は急激に減少します．

このように，尿量減少は腎機能だけでなく，血圧・心拍数・中心静脈圧などと同様に，全身の循環血液量・心機能・臓器灌流量が正常かどうかの指標となります．

「尿量0.5mL/kg/時でドクターコール」はなぜ？

尿量を管理することは，「腎臓に負担をかけずに，安全に溶質を排泄するために必要な量が確保されているかどうか」を評価する点で重要です．

急性腎障害（AKI）の診断基準や敗血症・熱傷・外傷などのガイドラインでは，尿量の指標を0.5～1.0mL/kg/時としています（表2）．

その理由は，①体内から1日に尿中に排出されるべき溶質は，700～800mOsm，②腎の最大濃縮能は，約1,200～1,400mOsm/L，最大希釈能は，50mOsm/L，③溶質除去に必要な尿量は，最大濃縮能で計算すると，最低400mL/日，最大濃縮能と最大希釈能の中間で計算すると，目標尿量は1,000～1,500mL/日となります．④溶質除去のために必要な尿量を一般的な体重（50～60kg）で換算すると，最低必要尿量は，おおむね0.5～1.0mL/kg/時となります．ショックや外傷などの侵襲時には異化が亢進し，排出溶質量は1.5倍（1,200mOsm）となり，必要1日尿量も増加することになります．

しかし，単に尿量を増やそうとすると，輸液を過剰投与することになるかもしれません．また，ループ利尿薬のフロセミドは乏尿患者では予後を悪化させる可能性が指摘されています．腎保護のための低容量ドパミンの使用は，T細胞機能低下や腎髄質の低酸素・虚血をまねくため，推奨されていません．さらに，糸球体濾過量（GFR）は，健常者であっても平均動脈圧（MAP）＜80mmHgになると急速に低下しはじめるため，まずは血圧の維持・循環動態の評価が必要です．

質をみること

血中尿素窒素（BUN）や血清クレアチニン（Cr）の検査値は，病態の鑑別や腎機能の状態を判断する指標となります．また，尿中Naや尿中Cr，尿中BUNも，尿細管での再吸収状態や腎血流の指標とすることができます．

血清Cr値は，尿量とともにAKIの診断基準になっています（表3）．今のところ，血清Cr値と尿量とでは，どちらが優れたマーカーかの結論は出ていません．また，腎臓は血管内容量を維持するために最大Naを保持しようとするため，腎前性病態では尿中Naが20mEq/L未満となり，腎性では尿中Naは通常40mEq/Lを超えることがあり，尿中Naは病態鑑別の指標となります．

感染管理の面から

尿路感染症は院内感染の約40％を占めるといわれ，そのうち約80％は尿道へのカテーテルの留置が原因であるとされています．さらに尿道留置カテーテル管理30日で，ほぼ100％の患者に細菌尿がみられるともいわれています．

尿道留置カテーテル管理となっている患者では，尿路

AKI：acute renal insufficiency，急性腎障害　　GFR：glomerular filtration rate，糸球体濾過量　　MAP：mean arterial pressure，平均動脈圧
BUN：blood urea nitrogen，血中尿素窒素　　Cr：creatinine，クレアチニン

表1 ICUにおける急性乏尿の原因

種類	原因
腎前性 （血流関連）	・脱水　・人工呼吸器管理（陽圧換気） ・心筋収縮力低下　・腎動脈狭窄（大動脈解離，外傷性内膜損傷）
腎性 （内因性腎疾患）	・循環血液量減少　・SIRS（敗血症，熱傷，中毒，手術，急性膵炎，重症外傷）　・腎毒性薬物 ・造影剤　・ヘモグロビン尿（溶血） ・ミオグロビン尿（横紋筋融解症）
腎後性 （膀胱頸部の閉塞）	・尿道留置カテーテルの閉塞　・血尿 ・尿路感染　・外傷（膀胱外傷，尿道外傷，尿管外傷）　・前立腺肥大　など

表2 尿量の指標

伝統的な 定義	正常尿	1,000～1,500mL/日
	乏尿	400mL/日以下
	無尿	50～100mL/日以下
ICUに おける 一般的な 定義	乏尿	0.5mL/kg/時以下
	腎に負担を かけない目 標尿量	1mL/kg/時

表3 KDIGOによるAKIの診断基準

	血清クレアチニン値による分類	尿量による分類
Stage 1	0.3mg/dL以上の増加 （48時間以内）	0.5mL/kg/時が6時間以上継続
Stage 2	2倍以上の上昇	0.5mL/kg/時が12時間以上継続
Stage 3	3倍以上の上昇 または，4.0mg/dL以上の上昇 または，腎代替療法が必要 （18歳未満ではeGFRの35mL/分未満への減少）	0.3mL/kg/時が24時間以上継続 または，無尿が12時間以上継続

文献5）より引用

RIFLE criteria（2004）とAKIN criteria（2007）の2つの定義を継承した新しい診断基準（2012）．このガイドラインでは，血中クレアチニン値と尿量の変化によりステージ分類をしており，"Stage 1"は比較的早期のAKIの診断を可能にしている．

感染症のリスクが高くなり，尿量低下はカテーテル閉塞や発熱の原因にもなるので，十分な尿のwash outを促す必要があるといわれています．

尿管理は「量」だけでなく「流れ」でみることが大切

尿量チェックは，1時間ごとの時間尿や1日トータル尿量だけではなく，「目標以下の尿量が数時間持続している状態」の把握が重要なのです．そのためにも，スポット値ではなく，数時間単位での全体的な「トレンド」を把握し評価することが重要です．

（桑原勇治）

引用・参考文献

1) 田口茂正：尿量．ICU実践ハンドブック―病態ごとの治療・管理の進め方．清水敬樹編，羊土社，p.137-140，2009．
2) 斎藤慎二郎ほか：急性腎傷害と腎代替療法．集中治療医学文献レビュー 2014～2015－総括・文献紹介・展望と課題，武居哲洋監，学研メディカル秀潤社，p.106-123，2014．
3) 寺尾嘉彰：総説 集中治療と尿中微量アルブミン．日本集中治療医学会雑誌，21(6)：595-600，2014．
4) O'Donnell M, et al. : Urinary Sodium and Excretion, Mortality, and Cardiovascular Events. N Engl J Med, 371(7)：612-623, 2014.
5) Kidney Disease : Improving Global Outcomes : KDIGO Clinical Practice Guideline for Acute Kidney Injury. Kidney international Supplements, 2：1-138, 2012. http://www.kdigo.org/clinical_practice_guidelines/pdf/KDIGO%20AKI%20Guideline.pdf
6) Abuelo JG. : Normotensive ischemic acute renal failue. N Engl J Med, 357(8)：797-805, 2007.
7) Mehta RL, et al. : Diuretics, mortality, and nonrecovery of renal function in acute renal failure. JAMA, 288(20)：2547-2553, 2002.
8) Ho KM, et al. : Meta-analysis of frusemide to prevent or treat acute renal failure. BMJ, 333(7565)：420, 2006.
9) Bellomo R, et al. : Acute renal failure-definition, outcome measures, animal models, fluid therapy and information technology needs : the Second international Consensus Conference of the Acute Dialysis Quality Initiative(ADQI)Group. Crit Care, 8(4)：R204-212, 2004.

MEMO

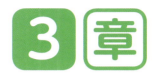

クリティカルケア領域における

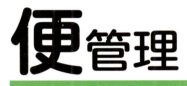

まずはおさえておきたい❶
生体侵襲と下痢発生のメカニズム
侵襲は消化器の機能にどう影響するか

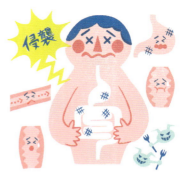

> **基本ポイント**
> - 侵襲はさまざまな生体反応を引き起こすが，消化管への影響として「消化管の血流低下」と「消化管運動の低下」が重要である．
> - 消化管の血流低下や運動低下などにより，食道・胃運動低下，胃粘膜障害，腸管粘膜障害，腸管浮腫，腸内細菌の異常増殖などの変化が引き起こされる．
> - 消化管への血流低下や腸管浮腫は，正常な消化・吸収を阻害する．こうしたさまざまな機序が複合的に作用しあい下痢が発生すると考えられる．

侵襲による生体反応とは

　生体の内部環境の恒常性を乱す可能性のある刺激，いわゆる侵襲が加わると，生体は何とか恒常性を保ち生き延びようとする反応を起こします．これが生体防御反応です．

　生体は侵襲を受けた局所を犠牲にして，病原体や毒素，組織破壊による刺激因子が全身へ拡散するのを防ごうとする炎症反応を起こします．しかし，侵襲が大きい場合などは炎症が局所で完結せず，サイトカインなどのケミカルメディエーターが全身性に拡がりさまざまな生体反応を引き起こします．

　この生体反応は，古典的反応といわれる神経・内分泌系反応と，サイトカインをはじめとした免疫応答反応であり，相互に影響しあい生体に変化をもたらします（図1）．

　さらに，これらの影響を受けてエネルギー代謝が亢進し，生体のエネルギー需要も高い状態になります．そして，臓器の微小循環障害や好中球などさまざまなメディエーターの作用による臓器障害が誘発され，多臓器障害へと進展する危険をはらんでいます．

消化管の構造とはたらき
①消化管の構造

　消化管は中空の管で，口から肛門までその長さは9mに及び，食物の摂取，消化・吸収，排泄，そして運搬という働きを担っています．

　腸管粘膜は絨毛（図2），陰窩，粘膜固有層，粘膜筋板からなり，絨毛を構成する上皮細胞は24時間で新しい細胞に入れ替わります．さらに絨毛の表面はびっしりと微絨毛に覆われ，表面積が飛躍的に広がることでより多くの栄養素や水分の吸収が可能となります．

　通常，消化管には経口摂取した2Lの液体に加えて消化液7L（唾液1.5L，胃液2.5L，膵液1.5L，胆汁0.5L，小腸液1L）の合計9Lが小腸内に入り，小腸で約7L，大腸で約1.9Lが吸収され，残りが糞便中に排泄されます．つまり，99％もの水分が再吸収されます．

　腸管上皮細胞膜にはイオンポンプ，トランスポーター，イオンチャネル等の輸送体が存在し，それらによる電解質の能動輸送に伴い発生した浸透圧差や電気的較差に従って水分が吸収されます．

②消化管のバリア機能

　消化管の内側は，からだの外側とつながっているため，体内ではなく体外といえます．そのため，消化管粘

図1 侵襲に対する生体反応

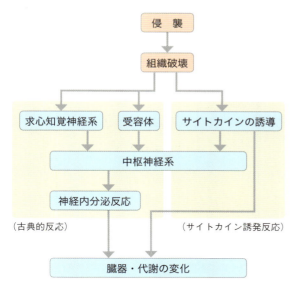

文献1)より転載

図2 絨毛の構造

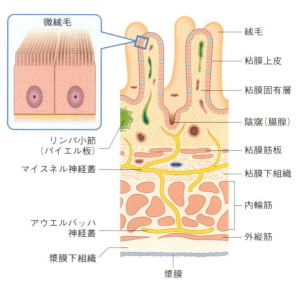

膜はウイルスや細菌，そして寄生虫や異物の侵入口として絶えず曝露され，この防御のために免疫機能を発達させてきました．

腸管粘膜における免疫防御系をGALT（gut-associated lymphoid tissue，消化管免疫防御系）といいます．GALTは，リンパ球の活性化を誘導するM細胞，T細胞・B細胞などのリンパ球の集団であるパイエル板，抗体（分泌型IgA）を産生する細胞で構成されます．

腸管内に抗原が侵入すると，これらの細胞の連携により腸管粘膜上で病原菌を阻止します．また，腸管粘膜表面は粘性の高いムチンで覆われて病原因子が粘膜表面に接するのを妨げ，さらに分泌されたIgAにより感染防御能を増強します．

このように，消化管はGALTや粘液，IgA，さらに腸内細菌叢による物理的，免疫学的なバリア機能を備えています．

腸管免疫と腸内細菌

腸管は生体の免疫の70％をつかさどる最大の免疫維持システムですが，それに大きく貢献しているのが腸内細菌です．

腸管内には400〜500種類，100兆個もの多彩な細菌群が共存しています．この腸内細菌叢と腸管上皮細胞は互いに作用しあいバランスをとって免疫機能を維持しており，腸内細菌叢は腸管免疫にとってきわめて重要です．

また，腸管内における嫌気性菌の常在菌叢は，外部から侵入した細菌増殖を抑える役割があり，重症病態においてとくに重要となります．

さらに，腸内細菌は豊富な食糧をもとに物質代謝を行い，酢酸，酪酸などの短鎖脂肪酸をつくります．主に酪酸は大腸の腸管上皮細胞のエネルギー源として不可欠です．上皮細胞は大量の栄養素と水分吸収のために多くのエネルギーを必要としますが，その約7割を腸内細菌の作り出すエネルギー基質で賄っています．

侵襲による消化管への影響

侵襲に伴う消化管への影響の要因として重要なのが，消化管の血流低下と消化管運動の低下です．

①消化管の血流低下

侵襲に伴う交感神経の興奮や内分泌系の反応により消化管血流は最初に犠牲となり，ほかの重要臓器に血液を譲ります．消化管は最も虚血に陥りやすく，早期に酸素代謝まで障害されます．とくに，腸管粘膜，絨毛はその特徴的な血管走行のために虚血に陥りやすく，虚血再灌流障害が生じやすいという特徴があります．

粘膜内に発生した活性酸素は好中球を活性化させエラスターゼを放出し，腸管粘膜を障害していきます．また，Fas，カスパーゼの発現からアポトーシス（細胞死）が誘導され，腸管上皮細胞は脱落します．

腸管粘膜の血流低下は，酸素障害により消化・吸収

図3 侵襲時における下痢の発生

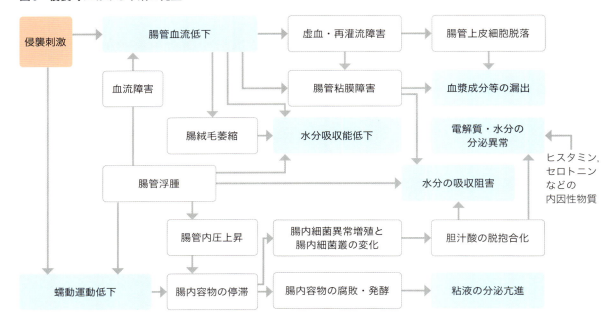

機能を低下させるだけでなく，代謝速度の速い上皮細胞の増殖・分化を阻害するため，新たな細胞に置換されず腸絨毛は萎縮していきます．胃粘膜においても局所の血行障害や塩酸分泌の変化，粘膜細胞の増殖遅延によって潰瘍やびらんが誘発されます．

② 消化管運動の低下

また，交感神経興奮や血圧低下などで使用されるカテコールアミンによって消化管運動が低下します．

本来，消化管運動は腸管神経系に支配され，セロトニンなどのホルモンの影響も受けますが，重症患者における消化管運動障害には種々のメカニズムがあると考えられています．

食道の運動低下は，胃内容物の逆流を起こしやすくし，胃の運動低下は胃内容物の小腸への排出を遅延させます．また，消化管運動低下は腸内容物を停滞させ，腸管内圧は上昇し腸管の拡張や血行障害をきたし腸管浮腫を起こします．

腸管浮腫は血管透過性亢進や大量輸液によっても引き起こされます．そして，腸管浮腫それ自体が蠕動運動を低下させるとともに，血流を阻害し，正常な水分吸収も阻害します．そのためイレウス状態となりやすく，さらに腸管内圧の上昇や腸管拡張が増悪し悪循環となります．

また，腸内容物の停滞は，内容物の腐敗・発酵を起こし，腸内細菌の異常増殖と腸内細菌叢の変化をもたらします．腸内細菌叢の変化は，抗菌薬の使用も原因の1つとなります．

腸管粘膜障害によりGALTは減少しており，さらに腸内細菌叢の変化によっても腸管免疫機能は低下します．さらに，腸管の免疫細胞から分泌されるIgAは不足して腸管のバリア機能は破綻します．

侵襲時には，炎症性サイトカインが誘導されると同時に抗炎症性サイトカインも誘導され，両者がバランスをとっていますが，抗炎症性サイトカインが優位の場合，免疫抑制状態であるCARS(compensatory anti-inflammatory response syndrome)の状態となります．このとき，腸管の免疫機能も抑制されます．

そのため，通常では腸管バリア機能を通過した病原微生物はGALTや肝臓の細網内皮細胞によって貪食されて全身への移行は阻止されますが，免疫抑制状態ではこれらの機能は低下します．

このように，腸管バリア機能の破綻，腸管細菌の異常増殖と細菌叢の変化，CARSに伴う免疫抑制などにより，腸管から細菌や毒素産物が腸管壁を貫通し生体内に侵入するBT (bacterial translocation)という現象が起こります．

③ 腸管バリア機能の破綻へ

このように，侵襲に伴う消化管血流低下や消化管運

表1　重症患者における消化器症状の発生率1

消化器症状	発生率(%)
腸音消失，異常腸音	41
嘔吐	38
胃液逆流，排液量（＞500mL/day）	23
下痢	14
腸の膨満	11
消化管出血	7

文献6）より引用

図4　重症患者における消化器症状の発生率2

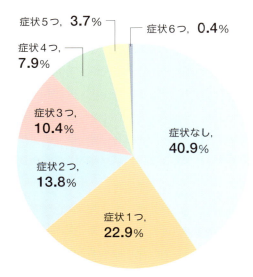

ICUに入室する重症患者の約6割は，異常腸音（腸音消失など），消化管出血，腸の膨満，下痢，多量の胃液逆流量，嘔気/嘔吐などの消化器症状のうち，1つ以上を有している．

文献6）より引用

動低下，サイトカインなどのケミカルメディエーターによって，食道・胃運動低下，胃粘膜障害，腸管粘膜障害，腸管上皮細胞の脱落，腸絨毛の萎縮，蠕動運動低下，腸管浮腫，腸内細菌の異常増殖，腸内細菌叢の変化などが引き起こされます．そして，GALTをはじめとした腸管免疫機能を含む腸管バリア機能の破綻が生じます．

下痢の発生

①下痢とは

下痢とは，便の重量が200〜250g/日以上，もしくは緩いあるいは液状の便が3回/日以上排出する場合とされています．その発生機序による分類としては，浸透圧性，分泌性，腸管運動異常性，滲出性があります．

②下痢の発生機序

消化管への血流低下や腸管浮腫は正常な消化・吸収を阻害します．そして，粘膜障害つまり腸管上皮細胞の障害により，細胞膜に存在する電解質の輸送体も障害されます．また，TNF-αやIL-4,8などの炎症性サイトカインは，間接的にトランスポーターの機能を抑制します．そのため，水分の吸収障害が惹起されます．

また，粘膜障害に伴う腸管壁の透過性亢進や腸管上皮細胞の脱落は，腸管腔内への血漿の漏出や粘液の過剰分泌をきたします．そして，腸内容物の腐敗・発酵による化学刺激は腸管での粘液分泌を亢進させます．さらに，腸内細菌の異常増殖により胆汁酸が脱抱合化し，水分の吸収を阻害するとともに電解質と水分の過剰分泌を起こします．

また，セロトニン，ヒスタミン，プロスタグランジンなどによってイオンチャネルが刺激され，水・電解質の腸管腔内への分泌が促進されます．とくに，侵襲の要因が膵炎や骨盤内臓器の炎症であった場合，炎症刺激そのものが腸管浮腫や水分吸収障害，分泌亢進を惹起して下痢を誘発します．

通常，胃内に食物が入ると，機械的な刺激や栄養素による刺激が腸内神経系などに作用して蠕動運動や消化吸収のための機能が働きます．しかし，侵襲時には空腹時と同じ状態が持続してしまい，蠕動運動や消化・吸収が効果的に行われない状態となります．それは，下痢の発生だけでなく，嘔吐や胃内容物の逆流量の増加を惹起し，経腸栄養などが効果的に進められない要因の1つとなります．

以上のように，侵襲に伴う下痢は，さまざまな機序が複合的に作用しあい発生すると考えられます（図3）．

重症患者の消化管障害

ICUに入室する重症患者の約6割は，腸音消失などの異常腸音，消化管出血，腸の膨満，下痢，多量の胃液逆流量，嘔気/嘔吐などの消化器症状の1つ以上を有しています（表1，図4）．そして，これらの消化器症状の原因である消化管機能障害や機能不全は，患者予後を悪化させることが示唆されています．

重症患者に起こる消化器障害はAGI（acute gastrointestinal injury）とされ，上記の症状以外に，腸管麻痺やイレウス，腹腔内圧上昇（IAH），腹部コンパートメント症候

群(ACS)も含まれます．ACSは腹部外傷，腹腔内出血，膵炎などの腹部・骨盤部の疾患でも発症しますが，骨盤部以外の疾患である敗血症や熱傷などの重症患者でも発症します．現在，AGIを重症度に沿って4つにgrade分けされることが提案されています．それによってAGIへの治療介入がさらに進み，患者予後改善へ寄与することが期待されています．

重症患者は，侵襲によってさまざまな臓器障害を併発する危険に晒されています．肺や腎臓などと違い，消化管は軽視されがちな臓器かもしれません．しかし，消化管はほかの臓器と同様に生体にとって重要な役割を担っており，侵襲時にも多くの悪影響を受けると同時にその機能障害は患者予後に大きく影響を及ぼすことを肝に銘じる必要があります．

(柴 優子)

引用・参考文献

1) 小川道雄ほか：侵襲に対する生体反応とサイトカイン．外科治療，67(5)：574-581，1992．
2) 御手洗玄洋総監訳：ガイトン生理学．原著第11版，エルゼビアジャパン，2010．
3) 坂井建雄ほか総編：人体の正常構造と機能．日本医事新報社，2010．
4) 谷口誠：腸管の水分吸収のメカニズムと下痢の発生機序．medicina，43(13)：1974-1976，2006．
5) 水野慎大：下痢の病態メカニズム．medicina，49(2)：194-196，2012．
6) Reintam A, et al.：Gastrointestinal symptoms in intensive care patients. Acta Anaesthesiol Scand, 53(3)：318-324, 2009.
7) Gerard Fennessy, et al.：Gastrointestinal problems in intensive care. Anaesthesia and Intensive Care Medicine, 13(4)：152-157, 2012.
8) Fruhwald S, et al.：Intestinal motility disturbances in intensive care patients pathogenesis and clinical impact. Intensive Care Med, 33(1)：36-44, 2007.
9) Surawicz CM, et al.：Mechanisms of diarrhea. Curr Gastroenterol Rep, 12(4)：236-241, 2010.
10) Reintam Blaser A, et al.：Gastrointestinal function in intensive care patients: terminology, definitions and management. Recommendations of the ESICM Working Group on Abdominal Problems. Intensive Care Med, 38(3)：384-394, 2012.

基本用語

ケミカルメディエーター
化学伝達物質．サイトカイン，ヒスタミン，プロスタグランジン，NOなど．

イオンポンプ，トランスポーター，イオンチャネル
細胞膜にあり，細胞内外にイオンを移動させるタンパク質．濃度勾配に従って受動的にイオンを透過させるチャネルと，濃度勾配に逆らって能動的にイオンを輸送するトランスポーターがある．トランスポーターは，キャリア(担体)輸送とエネルギー(ATP)を使うポンプに分かれる．

GALT
gut-associated lymphoid tissue，消化管免疫防御系．リンパ球の集団であるパイエル板，抗体(分泌型IgA)を産生する細胞により構成される．

短鎖脂肪酸
腸内細菌によってつくられる酸の一種で，酢酸，酪酸などがある．腸粘膜を増殖させるために必要．

エラスターゼ
好中球が分泌する強力なタンパク質分解酵素．好中球エラスターゼにより血管内皮細胞などが分解され，炎症が生じる．

Fas
細胞表面分子の一種．免疫細胞によるアポトーシス誘導にかかわる．細胞障害性T細胞が活性化しFasリガンドが発現すると，Fasを発現する細胞のFasと結合し，Fasを発現する細胞にアポトーシスが起こる．

カスパーゼ
アポトーシス誘導にかかわるタンパク質分解酵素．

CARS
compensatory anti-inflammatory response syndrome，代償性抗炎症反応症候群．抗炎症性サイトカイン優位の状態で，すべての免疫が抑制的である状態．

TNF-α
tumor necrosis factor-α，腫瘍壊死因子．炎症にかかわるサイトカインの一種．マクロファージなどの免疫担当細胞から産生され，細胞傷害作用，免疫抑制作用がある．

IL
interleukin，インターロイキン．サイトカインの一種で，遺伝子が同定されたもの．IL-4は，B細胞増殖，T細胞・肥満細胞の分化やアレルギー反応に関与する．IL-6は，マクロファージ刺激から急性反応を誘導する．

BT
bacterial translocation，バクテリアルトランスロケーション．腸管内細菌が粘膜バリアを通過して，体内に移行する状態．

AGI
acute gastrointestinal injury，重症患者に起こる消化器障害

IAH
intra abdominal hypertension，腹腔内圧上昇

ACS
abdominal compartment syndrome，腹部コンパートメント症候群

術前・術後ケアと尿・便・体温の疑問解決 **すごく役立つ 周術期の全身管理**

まずはおさえておきたい❷
重症患者の下痢管理における看護のポイント

スキンケア，感染予防，モニタリングにより合併症を予防する

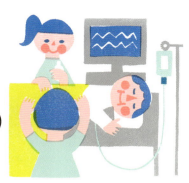

基本ポイント

- 洗浄後の皮脂の保護，オムツでの浸軟予防，洗浄による機械的刺激の除去，下痢便による化学的刺激の除去など，予防的スキンケアを行い皮膚障害を防ぐ．
- カテーテル関連感染や創傷感染，感染伝播のリスクを考慮し，標準予防策や接触予防策を行う必要がある．
- 排便状況の観察だけでなく，電解質異常のチェック，フィジカルアセスメント，バイタルサインチェックにより，合併症の可能性を予測し早期に対応し重症化を防ぐことが重要．

クリティカルケア領域の患者の下痢問題

　クリティカルケア領域における重症患者の多くは，手術などの侵襲に伴う腸管虚血や炎症により，腸管粘膜透過性の亢進や腸内細菌叢の崩壊が引き起こされ，腸管内が不安定であり下痢が生じやすい環境にあります．さらに，治療の一部として用いられる抗菌薬は，腸管内の菌交代現象をまねき，下痢を助長することも知られています．

　一方で，近年のクリティカルケア領域では，腸管の持つ生体防御機能に着目し，バクテリアルトランスロケーション（BT）を予防して腸管機能を生理的に保つための早期経腸栄養療法が推奨されています．しかし，腸管内が不安定である重症患者にとって，そのような状態では経腸栄養を行っても吸収されず，下痢を生じます[1]．

　つまり，重症患者を看護するうえで，下痢は高頻度で直面する問題であり，下痢管理は重要な看護です．こ

こでは，重症患者の下痢に対する看護のポイントを示します．

下痢の原因を考える

　生体機能がぎりぎりの状況で，変化に対する予備力が低い重症患者を看護するうえで重要なのは，起きている現象が何によって引き起こされているのかを考えることです．要因を除去することは容易ではないかもしれません．しかし，要因により対策方法が異なることから，原因検索は重要であるといえます．

　下痢を引き起こす原因にはさまざまなものが考えられます．侵襲に伴うもの，栄養管理によるもの，薬剤性や感染性のもの，手術などによる消化管の器質的な変化によるものなどです．

　原因を検索し，患者の状況をアセスメントするために必要な情報収集は，看護師の重要な役割です．下痢が

BT：bacterial translocation，バクテリアルトランスロケーション

図1 ブリストル排便スケール　　　　　図2 皮膚の構造

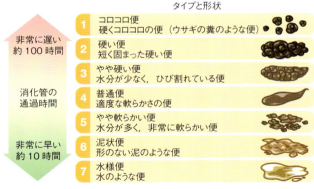

「いつから持続しているのか」「頻度や性状・量は？」「きっかけがあるのか」などを，医師やほかのスタッフと情報共有できるように記録しておくことが大切です．

共通認識できるツールなどを用いて客観的に観察し記載することが必要となります．排便の性状を評価するものとして，「ブリストル排便スケール」（図1）は臨床で多く用いられているスケールです．正確な情報は，原因のアセスメントだけでなく，そのあとに続く対策や予防方法の検討にも不可欠です．

下痢の合併症を予防する

臨床的に問題となる下痢は，一般的に1日300mL程度以上または4回以上の水様便・軟便であると考えます．下痢が持続することで，患者に多くのリスクが生じます．大量の排泄は体内から水分や電解質を喪失させ，ショックや不整脈，代謝性アシドーシスの要因となり得ます．また，便の汚染により皮膚障害や感染を惹起する可能性があります．

下痢の原因を検索し下痢を予防することは，看護を行ううえで重要です．重症患者のように避けることができない下痢の場合，考えなくてはならないことは，下痢に伴う合併症を最小限にとどめるということです．

合併症予防対策として，①スキンケア，②感染予防ケア，③情報取集（モニタリング）によるケア，の3つの視点で考えてみましょう．

①スキンケア

皮膚は，表面から表皮⇒真皮⇒皮下組織の3構造からなり（図2），バリア機能，知覚作用，体温調節を持っています[2]．とくに表皮の角質層は，バリア機能として重要な役割を持っており，この機能を破綻させないことがケアのポイントとなります．

下痢が持続すると，肛門周囲から殿部にかけて皮膚障害が起こることがあります．これは下痢により皮膚のバリア機能が低下するためであり，その原因には，①オムツや排泄物の水分などによる高温多湿な環境⇒皮膚の浸軟，②洗浄などによる機械的刺激の増加，③排泄物中の消化酵素などによる化学的刺激の増加（図3），の3つが挙げられます．

これらを除去，または軽減することが，予防的ケアの中心となります．

1）皮膚の保護と浸軟予防

正常な皮膚は，pHが弱酸性に保たれ，適度な皮脂膜に覆われています．下痢による頻繁な洗浄は，皮脂膜の機能を取り除いてしまうので，洗浄後には，必ず奪われた皮脂を補います．下痢が予測される場合は，予防的に撥水性のある保護オイル（ソフティ保護オイル）や油脂性軟膏（リモイス®バリア，セキューラ®PO，図4）を用いて皮膚を保護することが大切です．

また，下痢の場合は必然的にオムツの使用を余儀なくされます．オムツを使用した環境は皮膚を浸軟させるため，皮膚はさらに脆弱になる可能性があります．安易にオムツとパッドの重ね付けをするのではなく，水様〜泥状便を吸収できるように開発された軟便専用パッド（アテントSケア軟便安心パッド）を用いるなど，排泄物の性状や量に合ったものを選択することが求められます．

2）機械的刺激の除去

洗浄時は，皮膚のpHに近い弱酸性洗浄剤を用い，十

図3　下痢による皮膚障害の発生

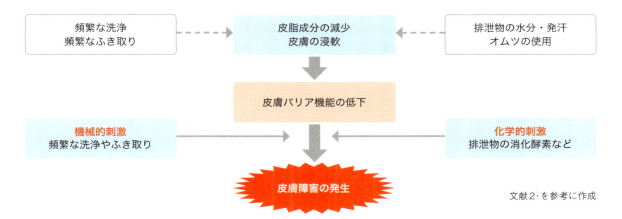

文献2）を参考に作成

分に泡立てて泡で汚れを浮き上がらせるように洗浄します．

回数が多い場合，洗浄剤の使用は1〜2回/日にとどめ，それ以外では微温湯のみの洗浄，もしくは肛門清拭剤（サニーナ スプレー）やベビーオイルなどのオイルを用いた摩擦を加えない愛護的なふき取りをします．

3）化学的刺激の除去

下痢便はアルカリ性に傾き消化酵素を含む場合が多く，弱酸性の皮膚にとって長時間さらされることが化学的刺激となります．そのため，下痢便は除去するとともに直接皮膚への接触を予防することが必要です．

保護オイルや油脂性軟膏を用いて皮膚を保護したり，便との接着を回避しすみやかにオムツ内へ吸収させることを目的とした，非吸収繊維のポリエステル綿を使用すると効果的です．

＊

重症患者では，これらの予防的スキンケアを行っていても，発赤，びらん・潰瘍などの皮膚障害をきたすことがあります．その場合，皮膚障害を悪化させないため，ストーマ用の粉状皮膚保護剤やハイドロコロイドドレッシングを用いて，皮膚障害部（びらんや潰瘍）を保護する必要があります．しかし，ケア時間や医療材料の消耗など負担が増加してしまうため，重症患者の状況をアセスメントし，早期から下痢を予測した予防的スキンケアを行うことが重要です．

下痢の出現があらかじめ予測できる場合，時にオムツ内ではなく直接排泄物を回収できるように，ストーマ製品を肛門周囲に用いたり，直腸内に留置する便失禁管理システムの活用を検討することもクリティカルケア領域では必要となります．

②感染予防ケア

重症患者の下痢の合併症では，感染も重要な問題です．腸管内にはもともと常在菌がいて，下痢便には多数の細菌が存在していると考えなくてはなりません．

重症患者は，治療のために複数のカテーテル類が挿入され，創傷などがあることが多く，下痢ではカテーテル関連感染，創傷の感染リスクが高まります．さらなる感染は患者にダメージを与えるだけでなく，生命を脅かすことにもなります．

また，排泄をケアする看護師を介した感染伝播のリスクがあることを忘れてはなりません．感染予防対策である標準予防策の徹底や，場合によっては接触予防策を行うことが大切です．

③情報収集（モニタリング）によるケア

下痢が持続すると，皮膚や感染以外にどんな身体的影響がみられるでしょうか．下痢便の約80％が水分であることから，下痢が持続することは，体内水分を過剰に排泄することを意味します．

重症患者の多くが，侵襲により交感神経が賦活化され，腸蠕動の低下や，循環不全に伴う腸管虚血から腸管粘膜の絨毛が萎縮し，消化管からの水分吸収が阻害され下痢を生じます．細菌感染や腸管自体の炎症性病変の場合も，腸管粘膜の透過性亢進が起こり下痢となります．また，高浸透圧性の栄養剤を大量投与すると，浸透圧性に腸管内に水分が移動し下痢が発生するともいわれています．

これらのことから，下痢の存在は「体液の喪失の危険」ととらえ，脱水や，ときに循環血液量減少性ショックを

図4 スキンケアで使用する物品の例

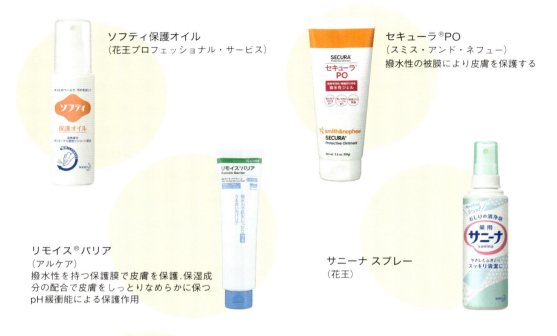

ソフティ保護オイル
（花王プロフェッショナル・サービス）

セキューラ®PO
（スミス・アンド・ネフュー）
撥水性の被膜により皮膚を保護する

リモイス®バリア
（アルケア）
撥水性を持つ保護膜で皮膚を保護．保湿成分の配合で皮膚をしっとりなめらかに保つ
pH緩衝能による保護作用

サニーナ スプレー
（花王）

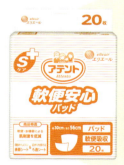

アテントSケア軟便安心パッド
（大王製紙株式会社）
便の残渣による目詰まりを起こしにくく
水様便の拡散防止に効果的

まねく可能性を考えなくてはなりません．

一方で，下痢では腸管からの多くの消化液や電解質を含むため，代謝性アシドーシスの原因になりうることは理解できると思います．下痢が持続すると腸管からのカリウムの喪失により，低カリウム血症となり不整脈を誘発することもあります．とくに重症患者に用いられやすい利尿薬を併用している患者では，腎性のカリウム喪失も加わるため，より注意が必要です．

そのため看護師は，患者に下痢を認めた場合，排便状況の観察だけでなく，水分出納バランスや血液データによる電解質異常のチェック，フィジカルアセスメントやバイタルサイン・モニタ等の把握による合併症出現の可能性を予測した情報収集（モニタリング）と観察を行う必要があります．これにより，合併症にいち早く気づき，早期に対応することで重症化を防ぐことになるのです．

（杉原博子）

引用・参考文献
1) 道又元裕編：クリティカルケア看護技術の実践と根拠．中山書店，p.95-96，2011．
2) 亀井有子：栄養・褥瘡予防とスキンケア．クリティカルケア実践の根拠，道又元裕編，p.250-252，照林社，2012．
3) 清水國代ほか：「便秘」「下痢」対策の根拠Q&A．Expert Nurse，30(2)：42-44，2014．
4) 志村知子：スキンケア．ICUケアメソッド―クリティカルケア領域の治療と看護．道又元裕編，p.303-311，学研メディカル秀潤社，2014．

今はこうする！❶
重症患者の感染リスクと伝播予防のポイント
便汚染を防ぐ環境整備と具体策

基本ポイント

- クリティカルケア領域では，易感染状態，医療器具の挿入，オープンフロアで頻繁に患者に接することなどにより，接触感染・交差感染のリスクが高くなっている．
- 侵襲的医療器具や褥瘡などがある場合，便汚染が予測されるため，フィルムドレッシング材などで被覆し，便汚染を予防する必要がある．
- オムツ交換時は，感染リスクだけでなく医療器具誤抜去や合併症予防などにも気をとられる．"患者・患者周囲環境を汚染させない"よう，手袋などの必要物品をしっかり準備してから行う．

クリティカルケア領域の感染リスク（表1）

①患者の特徴

1）易感染状態
全身状態不良であり，生体防御機構が破綻している可能性があります．重度の熱傷や外傷，毒・劇薬物などによる自傷行為により，皮膚・気道粘膜・消化管粘膜が損傷しています．

2）体内の無菌域と外界との交通
生命維持や集中治療のため，人工呼吸器・中心静脈ライン・動脈ライン・尿道留置カテーテル・体外循環装置などの医療器具が複数挿入されています．使用されているカテーテルは，直径の大きいものが挿入されています．

3）頻繁な観察が必要
数分ごとに患者に接する機会があるため，接触感染のリスクが高くなります．

②施設上の特徴
スタッフの動線を考慮し，オープンフロアでカーテンやパーテーションで仕切られています．そのため，交差感染・空気感染が容易に起こります．

*

このような患者にとって，下痢など感染性のある湿性生体物質が侵襲的医療器具の挿入部や損傷のある皮膚に付着することは，容易に感染する可能性があると考えられます．

また，便処理時に感染対策が破綻し，ベッド柵などの患者環境を汚染することは，周辺の患者に関しても交差感染の可能性が高くなります．

便汚染が予測される部位に，侵襲的医療器具が挿入されていないか

それでは，実際の対策を挙げます．

クリティカルケア領域における患者は，鼠径部からアプローチされている侵襲的医療器具が多くあります．それらの医療器具のほとんどは，血管内に挿入されています．便汚染を受けない部位への変更か，便汚染を受けな

表1　クリティカルケア領域における感染リスク

	患者の特徴	施設上の特徴
易感染状態	全身状態が不良であり，生体防御機構が破綻している可能性がある．重度の熱傷や外傷，毒・劇薬物などによる自傷行為により，皮膚・気道粘膜・消化管粘膜が損傷している．	スタッフの動線を考慮し，オープンフロアでカーテンやパーテーションで仕切られている．交差感染・空気感染が容易に起こりうる．
体内の無菌域と外界との交通	生命維持や集中治療のため，人工呼吸器・中心静脈ライン・動脈ライン・尿道留置カテーテル・体外循環装置などの医療器具が複数挿入されている．使用されているカテーテルは，直径の大きいものが挿入されている．	
頻繁な観察が必要	数分ごとに患者に接する機会があるため，接触感染のリスクが高い．	

写真1　侵襲的医療器具の被覆

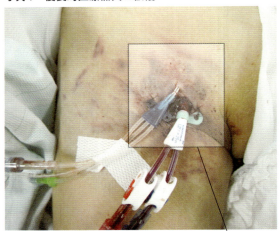

生体内と交通する侵襲的医療器具は，便汚染を受けないように被覆する．

写真2　フィルムドレッシング材での被覆

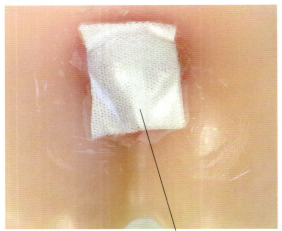

損傷のある皮膚に便が付着しないように被覆する．

いようフィルムドレッシング材などで被覆する必要があります（**写真1**）．

便汚染が予測される部位に，損傷のある皮膚がないか

たとえば仙骨部に褥瘡を有している場合，下腹部に手術創がある場合など，損傷のある皮膚に便が付着すれば，褥瘡感染，創部感染を起こす可能性があります．

損傷のある皮膚に便が付着しないよう，損傷のある皮膚をフィルムドレッシング材で被覆する（**写真2**）か，便失禁ケアシステムを活用し便汚染を予防します．

オムツ交換時に環境を汚染させていないか

①誤抜去や合併症予防に気をとられ汚染が生じる可能性

クリティカルケアが必要な患者の便処理時，医療従事者は患者の両サイドに立ち処置を実施していると思います．その際，体位変換時は，生命維持に直結している医療器具の誤抜去の予防に集中しているでしょう．また，体位変換に伴う血圧低下や頭蓋内圧亢進などの循環・神経系合併症に気をとられることと思います．

便処理時は，誤抜去や合併症予防に加え，医療機器アラーム対応など複数の操作が求められます．そのような場面では，医療従事者の手を介した患者周辺環境の汚染が生じる可能性があり，問題となります（**写真3**）．

②オムツ交換手順の一例

基本的な手順を**表2**に示します．患者の状況により手順は変わることが予測されますが，"患者・患者周囲環境を汚染させない"ように実施することが重要です．

また，オムツ交換の途中で手洗いを実施することは現実的ではないため，いかに汚染させないかも重要なポイントになります．交換時の主なポイントは**表3**のとおりです．

表2 オムツ交換手順の一例

	看護職員A（オムツを触る人）	看護職員B（物品を準備し体を支える人）
準備	手指衛生を行い，個人防護服を着用 ＊健常皮膚であれば袖なしでも可 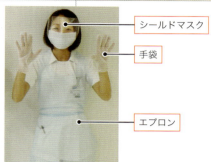 シールドマスク／手袋／エプロン	
便の処理	オムツで汚染部分を包み込み，汚染がないところまでオムツを引っぱる．	オムツ廃棄用ビニール袋を広げ患者の足元に置く．
陰部洗浄〜オムツ交換	Bから受け取ったガーゼを泡立て洗浄する． 水分をとる．汚染部分や患者環境に触れないようオムツを丸める． ＊汚染の程度により途中で手袋交換が必要になった場合は，Bが準備した手袋を受け取り交換する． オムツを小さく丸めてビニール袋の外側を汚染させないよう入れる．手袋もビニール袋に廃棄する．新しいオムツを敷く．	ガーゼなどに液体石けんをつけ，Aに渡す． 陰部洗浄ボトルを持ち，微温湯で流す． ＊Aが手袋の交換が必要になったときにすぐ渡せるよう手袋を準備 水分をとるための乾ガーゼなどを渡す． 新しいオムツが装着しやすいよう，患者の体位を保持する． 患者の体位を戻し手袋を外す．
	寝衣，体位，寝具を整える	
片付け	ビニール袋を密封し廃棄する． エプロン・シールドマスクを外す． 流水下での手洗いを実施する．	エプロン・シールドマスクを外す． 流水下での手洗いを実施する．

写真3　オムツ交換時に汚染する可能性が高い場所

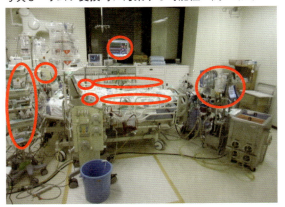

ベッド周囲はもちろん，医療機器のスイッチなども汚染の可能性がある．

表3　オムツ交換のポイント

- 便処理（オムツ交換）は2人で実施
- 陰部洗浄など感染性のある体液処理をする担当，物品・患者の体を支える担当に業務分担する
- あらかじめ必要物品（使用するかもしれない物品も）を十分に準備し，処置中に不足物品を取りに行くことがないようにする☞処置中に物を取りに行くと環境汚染の可能性大！
- 個人防護具はベッドサイドにいつでも使用できるよう環境を整えておく
- 陰部洗浄を実施する場合は，目の防護も怠らない
- 使用後のオムツはビニール袋などに密封し，周囲を汚染することがないよう廃棄する

便や吐物はアルコールでは効果が期待できないことも

最後に，"下痢の排泄ケアはすべてノロウイルスと思って扱う！"ことが大切です．下痢を起こす病原体には，アルコールで失活するものもありますが，クロストリジウム・ディフィシルやノロウイルスなどの病原体は，アルコールでは効果が期待できません．病原体により手指衛生方法を変更する「判断」が必要になります．

それよりも，"便や吐物はすべてアルコールが効かない！"と位置づけて，手指衛生や汚染環境の消毒＊を実施したほうが確実に実践できるでしょう．

（戸塚美愛子）

引用・参考文献

1) 小西明子：排泄ケア・オムツ交換．図解でわかる！みんなの感染対策キホンノート．INFECTION CONTOROL，175-176，(秋季増刊号)，2014．
2) 茂内洋子：患者の日常生活援助(1)－身体の清潔ケア，排泄ケア．INFECTION CONTOROL，21(10)：34-35，2012．
3) 秋田大学医学部附属病院 感染制御部ホームページ．医療者向け情報．マニュアル(感染管理ベストプラクティス)．3.おむつ交換ベストプラクティス．
http://www.hos.akita-u.ac.jp/ict/files/bp03.pdf(2015年12月閲覧)

＊ 1,000ppm（0.1％）次亜塩素酸ナトリウムでの消毒

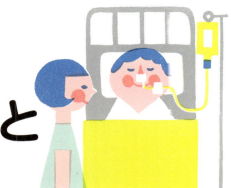

術前・術後ケアと尿・便・体温の疑問解決　周術期の全身管理

今はこうする！❷
重症患者の経腸栄養の意義と下痢への対処法
下痢予防のポイントとガイドラインからの最新情報

基本ポイント

- 早期経腸栄養は，感染性合併症の低下や，消化管浮腫の予防による機能維持などの効果があり，近年栄養投与が重要視されている．

- 下痢の原因に応じて経腸栄養管理法を変更することで，下痢を防ぐことができる．栄養剤の投与方法や種類を変更し，下痢が続くか観察して対処する．

- 下痢だけでなく便秘にも注意して経腸栄養を行う必要がある．下痢より便秘のほうが患者の予後を悪化させる傾向がある．

重症患者における経腸栄養の意義

　重症患者の多くが呼吸や循環が不安定であり，栄養投与があまり重要視されない傾向にありました．ところがここ数年，欧米や欧州，そしてわが国でも，重症患者の栄養管理に関するガイドラインが出されています．

　それほどまでに注目される重症患者への経腸栄養管理（図1）の意義とは，いったい何なのでしょう．

①感染性合併症の低下

　重症患者への栄養管理の意義として最も重要なのは，24～48時間以内に開始される早期経腸栄養の開始による感染性合併症の低下[13]です．経腸栄養と静脈栄養を比較した研究は多数あり，経腸栄養管理による感染性合併症の低下については，エビデンスが確立されているといっても過言ではありません．

　小腸粘膜には，免疫機能として重要な腸管関連リンパ組織（GALT）が存在します．腸管関連リンパ組織は，T細胞，B細胞，マクロファージ，リンパ球などの免疫にかかわり深い細胞の産生や機能維持に重要な役割を担っています．

GALT：gut-associated lymphatic tissue，腸管関連リンパ組織

　早期からの経腸栄養の実施には，GALTの機能を維持し免疫機能を落とさない目的があります．つまり，早期経腸栄養の開始は免疫機能を維持し，感染性合併症を低下させる狙いがあります．

②消化管の浮腫を予防し機能を維持させる

　腸管の蠕動運動を促すのは副交感神経です．交感神経系が優位な状態では蠕動運動は低下します．

　重症患者の場合，侵襲に立ち向かうために交感神経系が優位な状態であることが多く，消化管の蠕動運動は抑えられています．さらに鎮静薬や鎮痛薬の影響も消化管の蠕動運動を抑えます．

　それに加え，侵襲期に特徴的な血管透過性亢進が起きているため，血管外の間質やサードスペースといわれる部分に血漿成分が移行しやすい状態にあります．

　消化管は，この間質やサードスペースとして重要な部分であり，水分を蓄えやすい臓器です．つまり重症患者の消化管は蠕動運動が低下するうえに水分を蓄えやすく，浮腫を起こしやすい特徴を持っているということです．

図1　経腸栄養法の種類

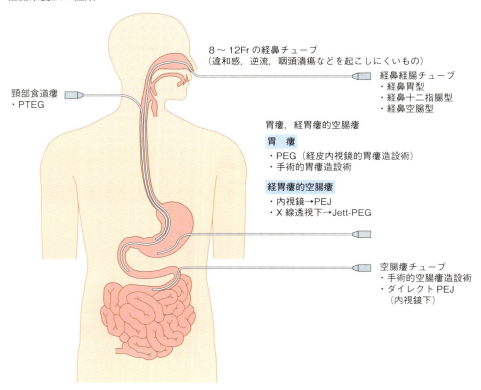

浮腫が長時間続くと，その臓器の機能はだんだんと低下します．機能の低下した消化管は，消化吸収に支障をきたします．たとえば，1か月以上も消化管が使用できなかった患者にいきなり経腸栄養を開始すると，頻繁な下痢が発生することがあります．一度失った機能を回復させるには時間を要し，高齢者であればさらに時間を要します．

重症病態の改善後の栄養管理がスムーズに運ぶようにすることも，重症患者への経腸栄養管理の意義となります．

経腸栄養管理における下痢

①栄養管理による下痢対処

代表的な下痢の原因には，分泌性下痢，浸透圧性下痢，運動亢進性下痢などがあります(**表1**)．このうち浸透圧性下痢と運動亢進性下痢は，栄養剤を持続投与に切り替えることで解決する場合があります．

持続投与に切り替えることで，栄養剤と腸液がゆっくりと混合され浸透圧上昇を予防できると考えられます．また栄養剤がゆっくりと消化管を通過することで，自律神経系への刺激も低く抑えられると考えられます．

経腸栄養管理中の下痢の原因は，このほかにも乳糖不耐症や脂肪の吸収障害，抗菌薬使用による腸内細菌叢の変化やクロストリジウム・ディフィシル(CD)関連腸炎などが考えられます．

乳糖不耐症であれば乳糖を含まない栄養剤を選択することや，脂肪の吸収障害の可能性があれば脂肪含有の少ない栄養剤を選択します．抗菌薬を使用している場合は，乳酸菌製剤や整腸薬を併せて使用する工夫や，CD関連腸炎が疑われる場合にはすみやかに検査し，感染拡大を防ぐ努力をします．

ICU患者の約78％に下痢を認める[4]という報告もあります．つまり，ICUに入室するような重症患者は下痢でないことのほうが少ないと思ったほうがよいのかもしれません．発想を変えるならば，重症患者は下痢をする傾向と認識し，下痢を抑える努力はしても，なんとしてもそれを抑えられるものではないと考えたほうがよいでしょう．

CD：Clostridium difficile，クロストリジウム・ディフィシル

表1 代表的な下痢の特徴と対処

分類	特徴	対処
分泌性・滲出性下痢	細菌感染やアレルギー物質を摂取したために炎症が起こり、腸粘膜の障害を生じ、腸壁の透過性が亢進する。その結果、滲出液が腸管内に流入し、腸管内容が増加する。	下痢は経腸栄養剤の投与量を増やすと増強するので、投与量を減弱または一時的に中止する。炎症の原因としては、感染性腸炎、虚血性腸炎、潰瘍性大腸炎、クローン病、薬剤性腸炎、その他アレルギー物質が考えられるので、それらに相応した治療が必要となる。
浸透圧性下痢	腸管内の浸透圧を上げるような物質が腸管内に存在することで、水分吸収が妨げられ下痢を起こす。浸透圧を上げる物質として、マグネシウム、ソルビトール、キシリトールなどがある。	急激な経腸栄養剤の投与も腸管内の浸透圧を上昇させるので、持続投与に切り替えるなどゆっくり投与することで解決する場合がある。より浸透圧の低い栄養剤を選択することも下痢の予防に有効な場合がある。
運動亢進性下痢	急速的な栄養剤投与により自律神経系のバランスが崩れ下痢を起こす。	経腸栄養剤をゆっくり投与することで運動亢進性下痢が改善する場合がある。腸管内の細菌が増殖していることもあり、その場合には抗菌薬の投与も必要となる。

図2 腹部コンパートメント症候群

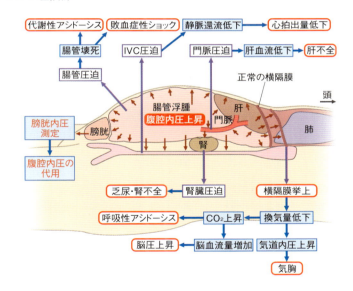

②下痢だけでなく便秘や腹部コンパートメント症候群にも注意

　下痢と便秘どちらかといえば、われわれ看護師は便秘であるほうが看護ケアは楽になります。一方患者の立場になってみると、下痢よりもむしろ便秘のほうが予後を悪化させる傾向にあります[5]。

　便秘の場合、消化管の蠕動運動が低下し、排便が消化管内に停滞することで腹部膨満が起きます。腹部膨満の顕著な状態が、腹部コンパートメント症候群（ACS,

図2）に発展する可能性があります。

　ACSでは、腹腔内圧の上昇により下大静脈が圧迫され、静脈還流の減少、心拍出量の低下、腎血流量の低下による尿量の低下が起こります。さらに腹腔内圧の上昇は横隔膜を頭側に挙上させ、気道内圧の上昇や換気量の低下をまねきます。つまり、ACSは循環と呼吸を含めた全身状態を悪化させる要因になります。

　経腸栄養を行ううえで、下痢がないからと安心するのではなく、毎日排便が出ているかどうか、便秘になっ

ACS：abdominal compartment syndrome，腹部コンパートメント症候群

表2　下痢と便秘の対処

下痢の対処	便秘の対処
□ 間欠投与から持続投与に切り替える □ 半消化態から消化態栄養剤へ変更する □ 消化態栄養剤から成分栄養剤へ変更する □ GFO®やオリゴ糖のみなど一度消化管を休ませた後にゆっくり栄養剤を再開 □ 脂肪含有量の少ない栄養剤に切り替える □ 乳糖不耐症や大豆アレルギーなどの原因検索と原因物質の除去 □ CD関連腸炎の精査	□ 1日排便がなければテレミンソフト®坐薬を使用する □ 2日排便がなければ緩下剤を使用する □ 3日排便がなければグリセリン浣腸の使用を考慮する □ 麻薬や鎮静薬使用中は便秘になりやすいことを認識し、緩下剤を早めに開始する

ていないかどうか，腹部膨満の有無にも注意することが重要です．また下痢や便秘が続くからと安易に経腸栄養をストップすると，先述した感染性合併症を減らす経腸栄養の恩恵を受けられない可能性があります．

重症患者の下痢や便秘に対する対処
①消化管のベストコンディションとは

重症患者のベストな消化管のコンディションとは，いったいどのような状態なのでしょうか．

医療者の立場からすると，1日1回程度の軟便が連日排泄されるくらいがベストな状態と勝手に想像してしまいます．つまり，1日1回は排泄されるので便秘ではなく，下痢でもない状態です．

健康な場合は，覚醒や食事，睡眠のリズムが保たれているため，排便のリズムもおおむね一定ではないでしょうか．また排泄する環境として，トイレにて腹圧をかけることができるのも排便には有利な環境です．

重症患者では，この健康な場合の排泄環境がすべて失われることになります．加えて疾病や薬剤など排便に影響する事柄が数多く存在します．そのため，排便は医療者がコントロールすることとなり，医療者個々の認識が患者の排便環境を左右することになります．

先ほど，1日1回程度の軟便が連日排泄されることがベストコンディションとしました．その理由として，便秘による腹腔内圧上昇やACSを避けるために便秘としないこと，下痢による患者の精神的な苦痛や排泄によるスキントラブル，看護側の排泄業務の軽減などが挙げられます．医療者が考えるベストコンディションに近づけるため，日々の臨床においては下痢や便秘を表2のようにコントロールしています．

②下痢への対処

まず下痢では，間欠投与であれば持続投与に切り替えます．具体的には，持続投与で10～20mL/hの速度から開始し，24時間ごとに下痢が増えていないようであれば10mL/hずつ速度を上げます．

栄養剤は，通常は半消化態栄養剤を選択しますが，下痢が続いている場合は消化態栄養剤を選択します．消化態栄養剤で使用することの多いものに，ペプタメン®AFやツインライン®NFです．消化態栄養剤でも下痢がまったく改善しない場合は，成分栄養剤のエレンタール®に切り替えることや，GFO®またはオリゴ糖のみの投与にするなど，より消化管に負担の少ない栄養投与に切り替えます．

ここで注意すべきことは，完全に経腸栄養を中止しないことです．繰り返しますが，下痢は重症患者にとってあたり前のように発生することであり，便秘よりはむしろ下痢のほうが安全であるとの認識を持つことが大切です．

そのほか，CD関連腸炎の検査は，欠かすことのできない下痢の精査です．入院前の食生活やアレルギーの情報，おなかをこわしやすい食事の情報を聞くことから，乳糖不耐症や大豆アレルギー，脂肪に対して下痢をしやすい患者の情報を得ることができるときもあります．

③便秘への対処

便秘への対処では，1日排便がない場合，ビサコジル（テレミンソフト®坐薬）を使用することで直腸粘膜に刺激を与え，排便を促します．

実際には，夜勤勤務帯の早朝にテレミンソフト®坐薬を挿入し，午前中の排泄ケアの時間に排便を確認します．便の排泄がなければ直腸内を触診し，排便の有無を確認します．

ここで直腸内に排便があるのならば，摘便にて排泄させます．直腸内に排便が確認できない場合は，ピコスルファートナトリウム水和物（ラキソベロン®）などの緩下剤を使用します．3日間排便がない場合は，疾病の状態や循環動態に注意しながらグリセリン浣腸を使用する，といった流れで便秘の予防や改善に努めます．

重症患者は，交感神経系の活動が活発でありかつ鎮静薬や鎮痛薬の影響が重なることで，消化管の蠕動は抑えられやすい状態にあります．便秘は看護ケア回数が少ないためか，あまり注目されず見過ごされがちですので注意が必要です．

重症患者における経腸栄養ガイドラインからの最新情報

重症患者に対する栄養管理，栄養療法のガイドラインは，ヨーロッパ系ではESPEN[6)7)]から，アメリカ系ではASPENとSCCMの合同ガイドライン[8)]が，カナダからはCanadian Clinical Practice Guidelines[1)]が発表されています．

わが国では，日本呼吸療法医学会から急性呼吸不全による人工呼吸患者の栄養管理ガイドライン[9)]が発表され，2015年には日本集中治療医学会から日本版重症患者の栄養療法ガイドラインがパブリックコメントを終え，2016年には正式なガイドラインとして発表されました[10)]．

最近のガイドラインの傾向として，早期経腸栄養は重要という認識は定着し，静脈栄養も早い時期から適切に行うことで十分な効果が得られるとの認識に変化しつつある印象です．どのような患者層に対しどのくらいのエネルギーを補充すべきか，各国のガイドラインで議論されているようですが，ひと昔前のような2,000〜3,000kcalの過剰なエネルギーの補充は避ける傾向にあります．

このうち日本版重症患者の栄養療法ガイドラインは，看護管理の項目に胃管の留置に関することや，便失禁管理システム，胃内残量管理や経腸栄養管理中の体位管理について触れられています．しかし，看護管理のほとんどがガイドラインとしてのエビデンスに耐えられる内容ではなく，また今後の研究結果では大幅に変わる可能性もあることをふまえて，参考にしたほうがよいようです．

しかし本ガイドラインは，まだまだ重症患者の栄養管理，栄養療法が浸透していない施設や栄養管理を得意とする医師が少ない施設には，きっと役立つガイドラインです．

（清水孝宏）

引用・参考文献

1) Heyland DK, et al.：Canadian Critical Care Clinical Practice Guidelines Committee：Canadian clinical practice guidelines for nutrition support in mechanically ventilated, critically ill adult patients. JPEN J Parenter Enteral Nutr, 27(5)：355-373, 2003.
2) Gramlich L, et al.：Does enteral nutrition compared to parenteral nutrition result in better outcomes in critically ill adult patients? A systematic review of the literature. Nutrition, 20(10)：843-848, 2004.
3) Simpson F, et al.：Parenteral vs. enteral nutrition in the critically ill patient: a meta-analysis of trials using the intention to treat principle. Intensive Care Med, 31(1)：12-23, 2005.
4) Jack L, et al.：Diarrhoea risk factors in enterally tube fed critically ill patients: a retrospective audit. Intensive Crit Care Nurs, 26(6)：327-334, 2010.
5) Reintam A, et al.：Gastrointestinal symptoms in intensive care patients. Acta Anaesthesiol Scand, 53(3)：318-324, 2009.
6) Lochs L, et al.：ESPEN Guidelines on adult enteral nutrition. Clinical Nutrition, 25：177-360, 2006.
7) Cano NJM, et al.：ESPEN Guidelines for adult parenteral nutrition. Clinical Nutrition, 28：359-479, 2009.
8) McClave SA, et al.：Guidelines for the provision and assessment of nutrition support therapy in the adult critically ill patient: Society of Critical Care Medicine (SCCM) and American Society for Parenteral and Enteral Nutrition (A.S.P.E.N.). JPEN, 33(3)：277-316, 2009.
9) 氏家良人，海塚安郎，佐藤格夫ほか：急性呼吸不全による人工呼吸患者の栄養管理ガイドライン2011年版．人工呼吸，29(1)：75-120, 2012.
10) 日本集中治療医学会重症患者の栄養管理ガイドライン作成委員会：日本版重症患者の栄養ガイドライン．日本集中治療医学会雑誌，24(5)：569-591, 2017.

ESPEN：The European Society for Clinical Nutrition and Metabolism
SCCM：Society of Critical Care Medicine
ASPEN：American Society for Parenteral and Enteral Nutrition

今はこうする❸
便失禁ケアシステムの有用性と使用・管理のポイント
皮膚障害や感染を予防する
便失禁ケアシステムとは

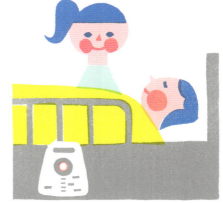

基本ポイント

- 便失禁ケアシステムは，肛門から挿入したチューブを直腸内に留置することにより，水様便や泥状便を閉鎖的にすみやかにバッグ内に回収する．便失禁による皮膚障害や感染を予防する効果が期待できる．

- 導入にあたっては，下痢の原因をアセスメントし，下痢が継続すると判断された時点でアルゴリズムにのっとりすみやかに開始することが望ましい．

- チューブの脱落や便漏れ，臭気などの合併症は，管理方法に起因することもある．安定して使用するための管理も非常に重要．

便失禁ケアシステムとは

便失禁ケアシステムは，排便管理を目的に開発された医療機器です．このシステムは，便をドレナージするシリコン製のチューブと便を貯留するバッグで構成され，肛門から挿入したチューブを直腸内に留置することにより，水様便や泥状便を閉鎖的にすみやかにバッグ内に回収します．

わが国では約10年前から発売が開始され，とくにクリティカルケア領域を中心に汎用されてきました．現在わが国で使用されている便失禁ケアシステムを**写真1，2**に示します．

便失禁ケアシステムの効果

便失禁ケアシステムは，患者に対して低侵襲性で，便を閉鎖的にすみやかにバッグ内に回収することが可能であり，以下に示す効果が期待できます．

①便失禁による皮膚障害を予防する

急性期患者の便失禁率は33％に達し[1]，便失禁患者の42.5％に皮膚損傷がみられるという報告があります[2]．

皮膚のバリア機能が低下している状態では，便中の消化酵素による化学的刺激によって容易に皮膚損傷を起こします．活動性が低下している患者に便失禁が重なると，褥瘡が発生するリスクが37.5倍に増大するとの報告もあり[3]，便失禁による皮膚の汚染を防ぐことは皮膚障害予防にとって最も重要です．

②便と創部を隔離して
創傷感染を予防し創傷治癒の遅延を防ぐ

肛門周囲や会陰部，殿部に熱傷創や褥瘡などの創傷が生じている場合，便失禁によって創が汚染されると創傷感染の機会が助長されます．創傷治癒が遅延する

写真1　フレキシ シール®SIGNAL

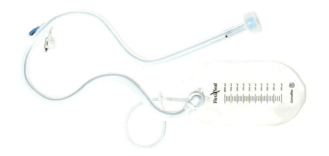

写真提供：コンバテック ジャパン株式会社

写真2　バード® ディグニシールド®

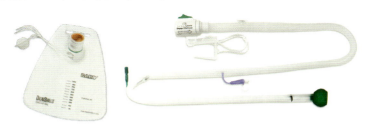

写真提供：株式会社メディコン

だけでなく敗血症を併発し，患者の全身状態を悪化させる要因となります．

そのため，便と創部を確実に隔離して創の汚染を防ぐことが非常に重要です．

③便汚染によるカテーテル関連感染を予防する

クリティカルケア領域の患者の多くは尿道カテーテルが留置され，大腿動静脈から中心静脈カテーテルや透析用カテーテル，経皮的心肺補助装置（PCPS），体外式膜型人工肺（ECMO），大動脈内バルンパンピング（IABP）などのさまざまなカテーテルが挿入されています．

これらの刺入部は陰部に近いため，清潔を保つことがむずかしく，これがカテーテル関連感染の大きな要因となります．

尿路性敗血症の原因菌の約8割は，大腸菌を中心としたグラム陰性桿菌であることが報告されており[4]，可能な限り陰部の清潔性を保つことが重要です．

④病原性細菌の伝播による 院内感染の拡大を防ぐ

クリティカルケア領域で問題となる院内感染菌の1つが，クロストリジウム・ディフィシル（Clostridium difficile，以下C.difficile）です．C.difficileは，抗菌薬関連下痢症の1つとして知られており，腸炎や偽膜性大腸炎の要因となります．また集団感染することが大きな問題で近年その感染率は増加しています[5]．

ベッド上での生活を余儀なくされオムツによる排泄管理をしている患者の場合，ケアを行う看護師の手指を介してC.difficileが伝播します．便失禁ケアシステムによって閉鎖的に便を回収し，菌をバッグ内に封じ込めたままバッグごと密封して廃棄する管理方法は，菌の曝露を最小限にとどめることができるため，感染管理においても有用性が高いと考えられます．

⑤高い費用対効果

便失禁に伴う頻繁な創洗浄やオムツ交換は，患者の心理的・身体的・経済的負担を増大させるだけでなく，ケアを行う医療者の負担も増大させます．便失禁ケアシステムの使用は高い費用対効果があり，患者と医療者双方の負担を軽減させることが報告されています[6,7]．

使用の判断と終了の判断

①下痢の原因についてのアセスメントと評価

急性期患者における下痢の原因は多種多様ですが，抗菌薬の使用に伴う下痢の頻度が最も高く[8,9]，そのに

PCPS：percutaneous cardiopulmonary support，経皮的心肺補助装置
IABP：intra-aortic balloon pumping，大動脈内バルンパンピング
ECMO：extracorporeal membrane oxygenation，体外式膜型人工肺

図2 フレキシ シール®SIGNAL「患者選択のアルゴリズム」

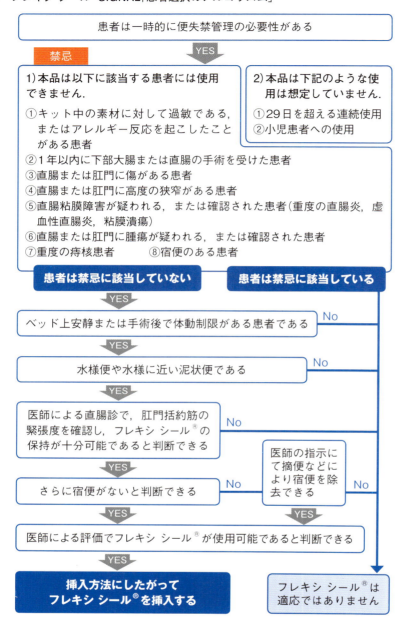

コンバテック ジャパン株式会社

かの原因には，経腸栄養剤の影響，疾患や病態による症状があります．

便失禁ケアシステムの導入は，下痢の臨床評価に基づいた治療を行うとともに，失禁の原因についてアセスメントを行い，下痢が継続すると判断された時点ですみやかに開始することが望ましいです．下痢を評価するためには，便の性状を客観的に評価する指標であるブリストル排便スケール(p.134・図1)などを用います．

②便失禁ケアシステムの導入にあたってのアルゴリズム

便失禁ケアシステムの導入にあたって，販売元各社が製品の添付文書に使用上の注意や禁忌事項を示して

図3 バード® ディグニシールド®/バード® ディグニケア® 「患者選択アルゴリズム」

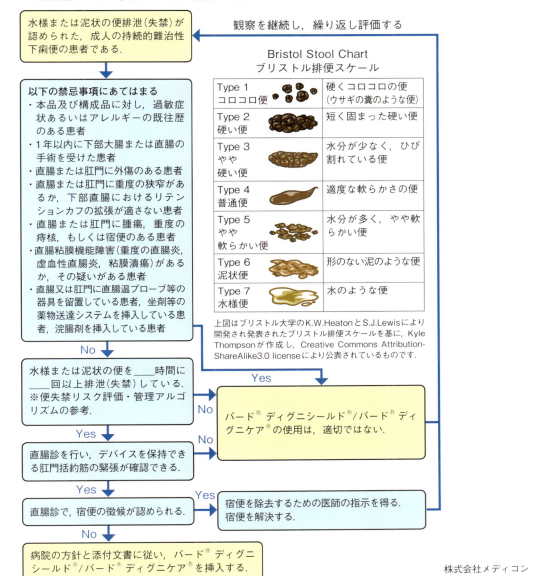

このアルゴリズムはバード® ディグニシールド®/バード® ディグニケア® 便失禁ケアシステムの患者選択のための参考ガイドとして活用いただけます．

株式会社メディコン

おり，アルゴリズムが作成されています（図2，3）．

　いずれも便失禁管理の必要性がある患者で，製品に対するアレルギーや直腸粘膜障害がなく，1年以内の直腸手術や外傷，狭窄，腫瘍，重度の痔核や宿便がない患者を適応の対象と判断します．直腸診による肛門括約筋の緊張度や，ブリストル排便スケールによる評価（タイプ6（泥状便）〜7（水様便）が適応となる）も必要です．

　また，想定していない使用条件として，29日以上の使用，小児患者への使用などが挙げられており，便失禁ケアシステムの導入はこれらの情報をもとに総合的に判断する必要があります．

　便失禁ケアシステムの終了時期は，患者が便意を認

識しコントロールできるようになったときはもちろんですが，便の性状や排泄量の変化を評価したうえで判断します。

合併症

　便失禁ケアシステムの使用に伴う合併症あるいは不具合・有害事象として，肛門部の裂創，チューブの自然脱落，チューブ挿入部と肛門の隙間からの便漏れ，臭気などが報告されています[10)11)12)]。

　肛門部の裂創は，下痢便が継続的に漏れることによる肛門部の皮膚の脆弱化とチューブによる肛門部の圧迫・摩擦が原因であると考えられます。またチューブの自然脱落や便漏れは，便失禁ケアシステムの長期留置などを要因とした肛門括約筋の収縮力の低下などが原因であると考えられます。

　一方で，チューブの自然脱落や便漏れ，臭気は，便失禁ケアシステムの管理方法に起因する事象であるとも考えられます。チューブを直腸内で固定するためにはカフ（バルン）に固定水を注入します。この水量の定期的な確認や，便詰まりの防止を目的としたドレーンのミルキング，臭気の低減を目的としたチューブ内の定期的な洗浄（洗浄用のポートにより可能）など，安定した便失禁ケアシステムの使用を維持するための管理も非常に重要です。

　併せて，肛門周囲の定期的な観察や皮膚損傷を起こさないための予防的スキンケアを提供する必要性は，言うまでもありません。

（志村知子）

引用・参考文献

1) Bliss DZ, et al.：Fecal incontinence in hospitalized patients who are acutely ill. Nurs Res, 49(2)：101-108, 2000.
2) Junkin J, et al.：Prevalence of incontinence and associated skin injury in the acute care inpatient. J Wound Ostomy Continence Nurs, 34(3)：260-269, 2007．
3) Wishin J, et al.：Emerging options for the management of fecal incontinence in hospitalized patients. J Wound Ostomy Continence Nurs, 35(1)：104-110, 2008.
4) 吉村学ほか：尿路感染症に起因する敗血症性ショックの臨床的特徴. 日本集中治療医学会雑誌, 6(1)：61-65，2009.
5) Redelings MD, et al．：Increase in Clostridium difficile-related mortality rates, United States, 1999-2004. Emerg Infect Dis, 13(9)：1417-1419, 2007.
6) Langill M, et al.：A budget impact analysis comparing use of a modern fecal management system to traditional fecal management methods in two Canadian hospitals. Ostomy Wound Manage, 58(12)：25-33, 2012.
7) Popovich-Durmal A, et al.：Budget impact of adopting a fecal management system in a hospital intensive care unit: a single center experience. Poster presented at 22nd Annual Symposium on Advanced Wound Care; September 16-18,2009;Washington, DC.
8) Brown E, et al.：Risk factors Clostridium difficile toxin-associated diarrhea. Infect Control Hosp Epidermiol, 11(6)：283-290, 1990.
9) Guenter PA, et al.：Tube feeding-related diarrhea in acutely ill patients. JPEN J Parenter Enteral Nutr, 15(3)：277-280, 1991.
10) 堀切将ほか：便失禁管理システム使用時に発生した肛門裂傷の1例. 日本創傷・オストミー・失禁管理学会誌, 13(2)：34-37，2009.
11) 栗田昌和ほか：新しい糞便管理器具を用いて周術期管理を行った坐骨部褥瘡の2例. 日本褥瘡学会誌, 8(1)：63-67, 2006.
12) 下総美奈子ほか：新たな便失禁管理システム（フレキシシールConva Tec社製）の使用経験. 埼玉県医学会雑誌, 42(1)：178-181，2007.

4章

実践力が身につく ベスト・プラクティス

体温管理

侵襲と体温管理

1 感染時の体温上昇のしくみ

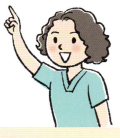

> **基本ポイント**
> - 人間の体温調節の反応には，行動調節反応と自律性調節反応の2つがある．
> - 行動調節反応は，寒いときにコートを羽織るなどの行動で調節すること．自律性調節反応は，アドレナリンの分泌やシバリングなどにより体温を調節すること．
> - 病原体などの影響を受けると，脳がセットポイントを上げ，体はこの温度まで体温を上昇させるように反応を起こす．

人間は恒温動物

私たち人間は赤道付近では40℃を超える高温環境から，極地帯では零下40℃の低温環境まで生存することができます．

しかし人間は，外部の環境温度が変化しても体の中心（中枢温）は37℃程度の一定の範囲内に調整維持することができる恒温動物です．この中枢温は閾値温ともいい，男女ともに日内変動しますが，0.2～0.3℃前後のとても狭い変動幅であり，これを閾値間域といいます．

体温調節のメカニズム

人間は，中枢温が低下するような寒い環境に置かれると，皮膚や粘膜の感覚器官で寒いと感じます．そしてそこから「寒い」という情報を脳まで送り，視床下部などの体温調節中枢で，各自律神経などに体温を上げるような反応を起こすよう指示を出します（図1）．

体温調節の反応には2つあります．行動調節反応と自律性調節反応です．

①行動調節反応

行動調節反応は，寒いときにはコートを羽織るなどして体温を奪われないようにする，または温かいものを飲むなど熱を得る行動を起こします．逆に暑いときは，窓を開けて涼風を入れたり冷たいものを飲んだりして熱を放散し，体温を下げるようにします．

このように，体温を一定に維持する行動を起こすことを行動調節反応といいます．しかし，行動調節反応でも中枢温を維持できないときは，自律性調節反応が発現します．

②自律性調節反応

自律性調節反応は，自律神経系による循環や発汗の調節，内分泌系によるアドレナリン分泌の調節，体性神経系による骨格筋の震え，つまりシバリング（shivering）などを起こします．

自律性調節反応で体温調節を行うとき，一般的にはエネルギーの消費が少ない反応から起こります．低体温時は末梢血管の収縮のような反応がまず起こり，次にアドレナリンの分泌亢進などにより代謝を亢進させ，NST（非ふるえ性熱産生）を行います．それでも中枢温に達しないときは，最大の熱産生反応であるシバリングが起こります（表1）．

一方高体温時は，血管拡張から起こり，次に発汗となります．発汗は1gの汗の蒸発で0.58kcal熱を喪失するため，発汗作用は大変効率のいい熱の放散のしくみといえます．

＊

このように，人間は皮膚や粘膜などの温度受容器で環境の温度変化を体温調節中枢に伝え，行動調節反応，自律性調節反応により体温を閾値間域に維持しているのです．

感染時の体温上昇のしくみ

健常時は37℃前後の狭い範囲に一定に維持されている体温ですが，病原体や毒素などの影響を受けると「発熱」します．病原体が生体内に侵入すると末梢リンパ球

NST：non-shivering thermogenesis：非ふるえ性熱産生

術前・術後ケアと尿・便・体温の疑問解決 周術期の全身管理

図1 体温調節のメカニズム

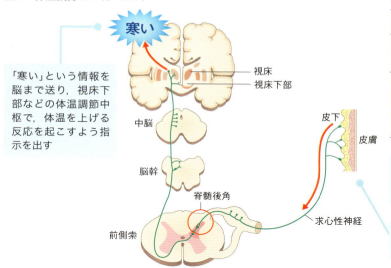

表1 体温低下時の熱産生

1. 末梢血管収縮
2. 非ふるえ熱産生（非骨格筋の収縮）
   交感神経系の刺激にて熱産生をする
3. シバリング（骨格筋の収縮）
   不随意に骨格筋の屈筋と伸筋を同期して収縮させ，エネルギーを活発に消費させ熱を作り出す

自律性調節反応で体温調節を行うときは，エネルギーの少ない反応から起こる（1→2→3の順に起こる）

寒い環境では，皮膚や粘膜の感覚器官で寒いと感じる

図2 セットポイントと発熱

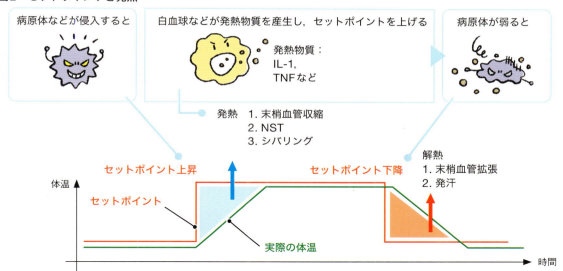

などの白血球が反応して，IL-1（インターロイキン）やTNF-α（腫瘍壊死因子），インターフェロンなどのサイトカインが産生され，発熱物質であるPGE$_2$（プロスタグランジンE$_2$）を作り出し，それが体温中枢である視床下部に作用します．

病原体と戦うときは，脳は体温を高めの温度に設定し体温を高くしようとします．この設定温度をセットポイントといいます．

たとえば，セットポイントが38℃に設定されると，体はこの温度まで体温を上昇させるように反応を起こします．熱が上昇するときには悪寒を伴い，まずは体温を喪失しないように行動調節反応を起こし，次に末梢血管の収縮，NST，シバリングと熱を産生していきます．こうして，セットポイントまで体温が上昇した状態が発熱です．

生体はセットポイントまで体温が達すると，もうそれ以上は上がりません．体温が高い間に白血球は病原体と戦い，戦いに目処がつき発熱が必要ないと脳が判断すると，今度はセットポイントを平熱に戻します．すると，血管拡張し，手足は熱く，顔は赤くなり，発汗が起こり，解熱します（図2）．

（露木菜緒）

IL-1：interleukin-1，インターロイキン　　TNF-α：tumor necrosis factor，腫瘍壊死因子

侵襲と体温管理
2 発熱のメリット・デメリット

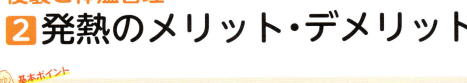

> **基本ポイント**
> - 発熱のメリットは，病原体の増殖抑制，免疫細胞の活性・機能亢進などがある．
> - 発熱は生体にさまざまな変化をもたらし，体温が1℃上昇するごとに10〜13％代謝が亢進する．
> - 発熱のデメリットは，代謝の亢進に伴い，酸素消費量の増大，交感神経系の緊張亢進，意識・呼吸・循環が変動するなどがある．

発熱のメリット

感染時の発熱は，生体に侵入した病原体に対する免疫反応です．

病原体には至適発育温度があるため，生体は発熱することにより，病原体の増殖抑制効果を得ます．また生体では，発熱は感染免疫系のT細胞，IL-1，TNF-αの活性を高めます．さらに，好中球の移動性促進による食作用の亢進など，白血球の機能も促進します（表2）．

発熱に関する研究では，「インフルエンザウイルスを37℃と40℃で培養すると，40℃のほうが増殖抑制された」「敗血症患者を解熱させると死亡率が上昇する」など，発熱の抑制が感染症改善を遷延する報告は多くあります．

発熱の生理[1]
①代謝の亢進

発熱は，生体にさまざまな変化をもたらします．体温は1℃上昇するごとに10〜13％の代謝が亢進します．

熱産成の部位としては，筋肉や肝臓があり，内分泌腺から分泌されるホルモンや自律神経活性などにより糖質代謝に作用し，血糖の上昇をきたします．通常のエネルギー代謝では脂質代謝は20〜30％ですが，発熱が長期化すると糖質が不足し脂質代謝が中心となります．そのため脂質代謝は60〜80％にまで達し，血中コレステロールの減少も起こります．また，貯蓄されたグリコーゲンが不足すると，筋タンパクなどを分解してエネルギーを作り出す異化亢進も起こります．

そのほか，発熱時には発汗を伴わず尿量が低下し，血中のNa，Clは貯留し，Kは低下します．発熱初期には，腎血流量，濾過値も低下します．つまり，発熱時はショック時と似た生体侵襲のような反応を示します．

②循環変動

発熱の時期によって，循環系はダイナミックに変動します．発熱の前駆期には循環系はさほど変動しませんが，悪寒期になると顔面蒼白，皮膚冷感，皮膚の乾燥がみられます．

一般的に，皮膚の血管が収縮して30分前後に寒気を感じ，心拍出量は一時的に減少し，その後増加します．寒気の間に一時的に血圧上昇し，その後末梢血管抵抗は心拍出量の上昇に反して減少します．腎など内臓血管も拡張するため，体温上昇時には血圧は低下します．

心電図では，心拍数の増加によるR-Rの短縮，P波の増高，P-R間隔の短縮，それに伴う2次的なQT延長，T波，ST波の低下などがあります．これらの変化の一因は，発熱に伴う過呼吸，脱水によるアルカローシス，交感神経刺激状態などです．また，発熱時には低カリウム血症も起こりうるため，T波の変化はカリウムとの関係も考慮が必要です．

③呼吸変動

体温上昇時は，呼吸中枢への刺激で過換気をきたし，発熱の極期は，呼吸数は減少します．発熱時の酸塩基平衡は，血中pHの上昇，PCO_2の低下，HCO_3^-の上昇を認めるため，呼吸性アルカローシスと代謝性アルカローシスが起こります．その後，発熱が高度かつ長期に及ぶと，組織の塩基欠乏と酸の増加により，代謝性アシドーシスをきたします．

また，代謝の亢進に伴い酸素消費量も増大し，組織での酸素欠乏となり，酸素投与が必要になることもあります．

表2　発熱のメリット

- 病原体の増殖抑制
- 免疫活性
- 白血球の機能促進
- 好中球の移動性促進，食作用亢進
- 免疫応答の促進

表3　発熱のデメリット

- 代謝量が変化：体温が1℃上昇すると代謝は10〜13％増加
- 心拍数増加，血圧低下，心電図変化
- 酸素消費量の増大：過換気，酸塩基平衡の変調，代謝の亢進に伴い，組織の酸素需要が増す
- 不穏など意識の変調

④意識の変動

　脳循環は代謝の亢進とともに低下するため，発熱時には，不安，興奮，混迷などを伴うことがあります．発熱とともにこのような不穏症状が出現したときは，脳内の低酸素が起こっている可能性があります．

発熱のデメリット

　発熱は，病原体に対する免疫反応というメリットがある一方で，前述したように，代謝の亢進に伴い，意識・呼吸・循環の変動というデメリットもあります（**表3**）．組織の酸素消費量の増大，交感神経系の緊張亢進などは，心拍数増多から心不全を増悪させることもあります．

　小児の熱性痙攣に代表されるように，高体温は痙攣に対する閾値を低下させます．高齢者の発熱は脱水が進行し，分泌物の喀出困難となり2次性肺炎を起こしやすくなり，呼吸不全や心不全などの合併症を惹起しやすくなります．そのほか，内因性および外因性に脳神経障害のある患者においては，発熱が予後を悪化させるという報告は数多くあります．

　さらに，体温は42℃を超える高熱になると，生体のタンパク質も変性します．体温調節機能が失調し，生体で最も高体温に弱い脳の障害をはじめ，多臓器障害をきたします．

　発熱は，精神神経系，循環器系，消化器系など種々の異常をきたしやすく，発熱が持続すれば体力も消耗し，苦痛や不安も生じます．

（露木菜緒）

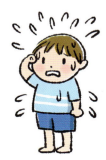

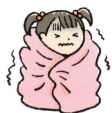

侵襲と体温管理
3 クリティカルケア領域での発熱の原因

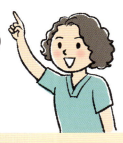

> **基本ポイント**
> - 術後48時間以内の発熱は，外科的侵襲によるものが大半であり，必ずしも発熱＝感染ではない．
> - クリティカルケア領域では，異物挿入に関連するもの，手術創感染，抗菌薬に伴う発熱，下痢などが発熱の原因となることが多い．
> - 高体温は，セットポイントが正常なまま体温が高い状態であり，発熱と区別しなければならない．

全身麻酔と体温

①麻酔は体温調節反応を阻害する

手術時に使用する全身麻酔薬のほとんどは，自律神経経由の体温調節反応を大きく阻害します．

自律神経反応がみられないため，温熱反応に対する閾値温は上昇し，寒冷反応に対する閾値温は低下するため，閾値間域は通常の0.2℃から約4℃まで拡大します（**図3中段**）．

②術中は低体温に

全身麻酔を導入すると，熱産生は約20％低下します．さらに，全身麻酔薬の直接作用として，末梢血管を拡張させ，中枢性の体温調節機能も抑制するため，体温が低下しても末梢血管の収縮は起こりません．

すると，中枢に集中していた血液（熱）が末梢血管拡張とともに末梢へ移動し，熱の再分布が生じます（**図4**）．その結果，中枢温は低下し，術中は低体温になります．これは，体温が通常の閾値間域よりも左方に位置していることになります．

③覚醒時はシバリングに注意

ところが，手術が終了し麻酔薬が切れると，自律神経反応は元に戻り，体温調節中枢の抑制も解除されます．さらに，手術患者は手術侵襲により，サイトカインの影響で閾値間域は右方移動します（**図3下段**）．当然，生体はすこしでも早く閾値間域まで体温を上昇させるために，熱を産生する反応を起こすため，麻酔覚醒時にシバリングはよく観察されるのです．

したがって，手術侵襲は麻酔の影響で一時は低体温になりますが，覚醒とともにサイトカインの影響で閾値間域が右方移動（セットポイントが上昇）するため発熱するのです．とくに，長時間手術，開胸手術，心臓大血管手術などの高侵襲手術ではその程度は顕著になり，中枢温は38℃を超えます．しかし，術後早期の発熱の多くは，有意な感染は意味しません．

クリティカルケア領域での発熱の原因

クリティカルケア領域の患者は臓器障害を伴っていることが多いです．高サイトカイン血症により，感染症でも非感染性疾患によっても発熱が起こる頻度は高く，一般的にクリティカルケア領域の患者はその5割以上が中枢温38.3℃以上の発熱を有するとされています．そのうち，半分は非感染性疾患によるものとされています．

①非感染性疾患による発熱

非感染性疾患では，**表4**（p.158）に示すように，基礎疾患ごとに特徴的なものがあります．

中枢神経系では，術後の化学性髄膜炎や脳血管障害による中枢熱があります．内科系疾患では心筋梗塞，肺血栓塞栓症，下肢静脈血栓症などがあります．多臓器不全や循環不全の患者は胆嚢虚血・胆汁うっ帯などから無石性胆嚢炎は常に考慮が必要です．

また，**表4**以外の原因に薬剤熱があります．クリティカルケア領域では薬剤の使用頻度も高く，代表的な薬剤は，抗菌薬（βラクタム系，ST合剤，キノロン系），硫酸

図3 閾値間域

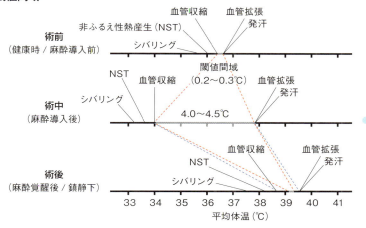

全身麻酔により体温調節反応が限定され，自律神経反応がみられなくなるため，閾値間域が拡大している

赤田隆：基礎から学ぶ麻酔科学ノート 周術期の体温調節性シバリング．Anet1, 3(2)：16, 2009. より転載

図4 手術中の体温変化：熱の再分布

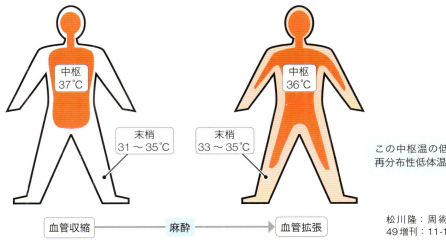

この中枢温の低下を熱の再分布性低体温という

松川隆：周術期体温管理．麻酔，49増刊：11-19, 2000. より転載

アトロピン，利尿薬，抗痙攣薬などです．薬剤熱でもCRP，白血球数は上昇するため，注意が必要です．薬剤熱であれば，薬剤中止後48～72時間程度で軽快します．

②必ずしも発熱＝感染症ではない

重要なことは，必ずしも発熱＝感染症ではないということです．手術後48時間以内の発熱は外科的侵襲によるものが大半です．したがって，術後96時間以降持続する発熱やそれ以降に発熱する場合は感染症の可能性が高くなります．

感染症の場合，無気肺など気道トラブルや静脈炎などもありますが，クリティカルケア領域では表5 (p.158) に示す，チューブおよびライン類など異物挿入に関連するもの，手術創感染，抗菌薬に伴う発熱・下痢などの6つが問題となります．

感染性発熱の原因と予防

①CRBSI（カテーテル関連血流感染）

CRBSIは「血管内留置カテーテルが感染源となっていることが確認された血流感染」と定義されています[2]．カテーテル感染症は中心静脈カテーテル，透析ライン，動脈ライン，末梢静脈ラインなどであり，重症患者はこれらなんらかのカテーテルが挿入されています．

原因は，ガイドワイヤ使用による交換や脂質製剤の使用などがあります．予防のためには，皮膚消毒のための0.5％超のクロルヘキシジンアルコール製剤の使用，カテーテル挿入時のマキシマルバリアプリコーション

CRBSI：catheter related blood stream infection，カテーテル関連血流感染

表4 ICUでよくみられる発熱の臓器別原因疾患

臓器	感染症	非感染性疾患
中枢神経系	髄膜炎，脳炎，脳膿瘍	後頭蓋窩症候群，中枢熱，痙攣，脳梗塞，脳出血
心血管系	中心ライン，ペースメーカ感染，心内膜炎，胸骨骨髄炎，ウイルス性心外膜炎，心筋・弁周囲膿瘍	心筋梗塞，Dressler症候群，IABP症候群，心外膜切除後症候群
呼吸器系：気管・肺	HAP/VAP，縦隔洞炎，気管支炎，膿胸	肺塞栓，ARDS，無気肺，BOOP，気管支原性腫瘍，ループス肺臓炎，間質性肺炎
消化器系	腹腔内膿瘍，胆管炎，胆嚢炎，ウイルス性肝炎，腹膜炎，偽膜性腸炎	膵炎，無石性胆嚢炎，腸管虚血，消化管出血，肝硬変，虚血性腸炎
腎・尿路系	カテーテル関連細菌尿，ウロセプシス，腎盂腎炎，膀胱炎	
皮膚・軟部組織	褥瘡，蜂窩織炎，創部感染	薬疹，Stevens-Johnson症候群
骨・関節	慢性骨髄炎，化膿性関節炎	痛風，偽痛風発作
その他		副腎不全，静脈炎，血栓性静脈炎，腫瘍熱，アルコール・薬物離脱，振戦，せん妄，薬剤熱，脂肪塞栓，深部静脈血栓，術後発熱（＜48時間），輸血後発熱，血腫，造影剤関連（コレステロール塞栓，アレルギー，甲状腺クリーゼ），プロポフォール注入症候群

HAP：Hospital acquired pneumonia　VAP：ventilator associated pneumonia　IABP：Intra-arterial balloon pump
ARDS：acute respiratory distress syndrome　BOOP：bronchial obstruction with organizing pneumonia

大野博司：集中治療における発熱患者へのアプローチ．ICUとCCU，37（12）：869-875，2013．より引用

などが挙げられますが，なにより早期に抜去できないか検討することが重要です．

②VAP（人工呼吸器関連肺炎）

VAPは，気管挿管と人工呼吸開始から48時間以降に発症する肺炎と定義されています．

VAPの診断基準は，胸部X線異常陰影の出現，肺酸素化能の低下，膿性気道分泌物などが含まれています．原因は，誤嚥や仰臥位，過鎮静，気道反射低下などがあります．予防は頭部挙上，口腔ケア，適切な鎮静・1日1回の鎮静解除，手指衛生などVAP予防バンドルとして提唱されています．

ところが近年，VAPの診断は主観に頼りすぎ，感度・特異度が悪いため評価者によってバラつきがあると指摘されたことにより，2013年米国のThe Centers for Disease Control and Prevention（CDC）/ National Healthcare Safety Network（NHSN）は，新しい人工呼吸器関連事象（VAE）としてVAEサーベイランスの診断アルゴリズムを提唱しました（図5）．

このアルゴリズムは，はじめの段階で感染の有無を問わず，胸部X線の評価を削除するなど客観的指標でVAEを評価できるようになりました．VAE予防策は，従来

表5 クリティカルケア領域の発熱の原因

感染性
1. カテーテル関連血流感染症（CRBSI）
2. 人工呼吸器関連肺炎（VAP）
3. 手術部位感染（SSI）
4. カテーテル関連尿路感染症（CAUTI）
5. クロストリジウム・ディフィシル腸炎（CDI）
6. 副鼻腔炎

の頭部挙上や口腔ケアといったVAP予防バンドルだけでは不十分という見解であったため，表6のような予防策が提案されていますが，十分なエビデンスはまだ少ないです．

③SSI（手術部位感染）

SSIは手術中の細菌感染が主な原因で起こり，手術創の感染とともに，腹腔内膿瘍など手術対象部位・臓器の感染も含まれます．米国CDC/NHSNでは，SSIは手術後30日以内に手術操作の直接及ぶ部位に発生する感染と定義されます．

SSIは深さに応じて，表層切開創SSI，深部切開創

VAP：ventilator associated pneumonia，人工呼吸器関連肺炎　CDC：The Centers for Disease Control and Prevention Network
NHSN：National Healthcare Safety Network　VAE：ventilator-associated events，人工呼吸器関連事象

図5　VAE診断サーベイランス

- 人工呼吸器管理下にて，1日の最小のF_IO_2またはPEEP値が，安定・低下していく状態が2日以上持続する『基準時期』があり，酸素化の悪化により，F_IO_2またはPEEPが増加した日の直前に，2日以上の『基準時期』を経過していること．
- 『基準時期』後の酸素化悪化時に，以下の基準のうち1つ以上を有していること．
  ①基準時期における1日の最小F_IO_2を0.20以上増加する状態が2日以上持続する．
  ②基準時期における1日の最小PEEPを3cmH_2O以上増加する状態が2日以上持続する．

▼

人工呼吸器関連状態
（Ventilator-Associated Condition：VAC）

▼

- 患者がVACの診断基準を満たしていること．
- 人工呼吸器管理を開始して3日以上経過しており，酸素化が悪化した日の前後2日間に以下の基準の両方を有していること．
  ①体温が38℃以上または36℃未満，白血球数が12,000/mm^{3}以上，または4,000/mm^{3}以下であること．
  ②新たな抗菌薬が開始され，4日以上継続されていること．

▼

感染関連性人工呼吸器関連合併症
（Infection-Related Ventilator-Associated Complication：IVAC）

▼

- 患者がVACとIVACの診断基準を満たしていること．
- 人工呼吸器換気を開始して3日目あるいはそれ以降で，酸素化が悪化した日の前後2日間に，以下の基準のいずれか1つを有していること．
  ①膿性気管内分泌物（1つ以上の採取検体にて）
    - 低拡大視野（100倍あたり）25個以上の好中球または，10個以下の扁平上皮細胞を含む，肺・気管支・気管からの分泌物として定義される．
    - 検査報告が半定量的結果である場合，その結果は上記の定量的閾値に相当するものでなければならない．
  ②喀痰・気管内吸引物，BAL，PSB，肺組織の培養陽性（定性的，半定量的，定量的）
    ただし，肺組織以外の検体では以下を除く．
    - 正常呼吸器系/口腔内細菌叢，混合呼吸器系/口腔内細菌叢，またはそれに相当するもの
    - カンジダ属や，そのほかに特定されない発酵菌　・コアグラーゼ陰性黄色ブドウ球菌属　・腸内細菌属

▼

VAP可能性例
（possible VAP）

CDC's National Healthcare Safety Network：Ventilator-Associated Event（VAE）for use in adult locations only. 2014. より引用，一部抜粋

SSI，臓器/体腔SSIに分けられます．原因は創部汚染，不適切な抗菌薬の投与，糖尿病などです．予防は適切な予防的抗菌薬投与，無菌的清潔処置，血糖コントロール，輸血制限などです．

④CAUTI（カテーテル関連尿路感染症）

尿道留置カテーテル（経尿道的膀胱内留置カテーテル）に関連したUTIは多く，日本環境感染学会では2009年から2013年までの集中治療室サーベイランスデータの集計結果から，1,000医療器具使用日あたりの発生件数は1.2と報告しています[3]．とくに，尿道留置カテーテルはメタロβ-ラクタマーゼ産生多剤耐性緑膿菌（MDRP）のリザーバーとなりうるとされ注意が必要です．

尿道留置カテーテルは挿入日が増えるごとに確実にUTIのリスクが増加します．原因は，長期挿入，非閉鎖回路などです．予防は，早期尿道留置カテーテルの抜去，尿バッグを膀胱以下の高さに保持，閉鎖回路の維持などです．

⑤CDI（クロストリジウム・ディフィシル関連腸炎）

発熱，白血球増多，血液・粘液の混入した下痢便3回

SSI：surgical site infection，手術部位感染　　CAUTI：catheter-associated urinary tract infection，カテーテル関連尿路感染症
MDRP：multi-drug resistant Pseudomonas aeruginosa，多剤耐性緑膿菌
CDI：Clostridium difficile infection，クロストリジウム・ディフィシル関連腸炎

表6　VAE予防策

1. 鎮静を最小限にする
2. 毎日覚醒と自発呼吸の促進を試みる
3. 早期運動と離床プログラムの実施
4. 低一回換気量
5. 控えめな輸液
6. 控えめな輸血

渡邉都貴子：VAEの疫学　要因及び予防策．環境感染学会誌，31（3）：151-157，2016．より引用，一部改変

表7　高体温の原因

- 熱射病
- 薬物：アンフェタミン，コカイン，抗コリン薬
- 神経遮断薬性悪性症候群：三環抗うつ薬
- セロトニン症候群：選択的セロトニン再取り込み阻害薬，三環抗うつ薬
- 悪性高熱：吸入麻酔薬
- 内分泌疾患：褐色細胞腫
- 中枢神経障害：視床下部の障害

平山幸枝：高齢者に起こりやすい急変とその対応　発熱．Nursing Today，29（2）：29，2014．より引用

図6　発熱と高体温

発熱　中枢温の調節域が正常より上昇した状態

高体温　中枢温が正常の調節域よりも高くなった状態

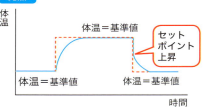

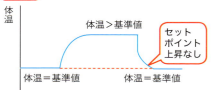

発熱はセットポイントが上昇して体温が上がるが，高体温はセットポイントの上昇がなく体温が上がる

野本宏美：高体温の原因にはどのようなものがありますか？．重症集中ケア，特別編集号（超急性期の体温管理Q&A）：6-8，2010．を参考に作成

/日以上を認めたらCDIを疑います．原因は，キノロン系などの抗菌薬投与，H₂ブロッカー使用などです．

　培養により診断されたら，抗菌薬中止，メトロニダゾール・バンコマイシンの内服をします．予防は，抗菌薬の短期投与，接触感染予防，手指衛生の徹底です．

⑥副鼻腔炎

　経鼻胃管の留置，経口・経鼻挿管チューブの挿入，顔面外傷などにより発生します．発熱，膿性鼻汁などを認めたら副鼻腔炎を疑います．

　原因は経鼻挿管・経鼻胃管などであり，治療は，経鼻胃管の早期抜去と抗菌薬の投与をします．予防も経鼻挿管・経鼻胃管を避け，留置の場合は早期抜去です．

発熱と高体温の違い

　一方，発熱と区別しなければいけないものに「高体温」があります．

　発熱との基本的な相違は，体温調節中枢のセットポイントが正常体温のままであることであり（図6），高温環境に持続的にさらされるなど外的要因や，過剰な内因性の熱産生が体温の放散を超えることで起こります．しかし，「体温が高い」だけでは発熱か高体温かは区別できません．一般的に採血データでは，発熱はCRP上昇，血沈上昇するのに対し，高体温はCRP正常，血沈正常を示します．これで判断できることもありますが，高体温でも炎症データが上昇することもあるため絶対ではありません．

　高体温の原因には，悪性症候群や甲状腺機能亢進症による代謝異常など表7に示すようなものがあります．高体温は熱そのものによる組織のダメージと高体温に起因する全身性炎症反応により短時間で致死的病態となりうることもあります．

　なお，高体温に最も影響される臓器は小脳と肝臓といわれています．そのため，ふらつきやめまいの症状などが出現します．血液検査では肝機能障害の有無も確認しましょう．なお，高体温には解熱薬は効果がないため，冷罨法が主となります．

（露木菜緒）

術前・術後ケアと尿・便・体温の疑問解決 すごく役立つ 周術期の全身管理

侵襲と体温管理
❹ 発熱時の体温管理と看護

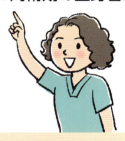

基本ポイント

- 発熱時は，安易に冷罨法をするのではなく，まずは感染か高体温か原因を検索する．
- 感染が疑わしい場合は，SOFAスコアを用いて敗血症を早期に診断する必要がある．
- 発熱は防御反応であり，むやみに解熱すべきでなく，個々の症例できちんと判断することが重要．

発熱の原因検索

クリティカルケア領域の患者の発熱を認めたら，安易に冷罨法をするのではなく，まずは原因を考えます．病歴，バイタルサインとの関連，発熱直前に行われた処置や薬剤内容の確認を行います．さらに，各デバイス，挿管チューブや中心静脈カテーテル，尿道留置カテーテル，経鼻胃管などライン類の刺入部の発赤・腫脹・熱感・痛みの有無の確認をします．また，交換日時，ドレーン類では排液量や性状も確認します．胸部X線や血液ガスデータも確認します．

原因検索の方法を図7に示します．

①主疾患とその合併症から起こっている感染症の可能性はないか，p.158の表4を参照に感染性と非感染性を考えます．感染性の可能性が高ければ血液培養の採取を依頼します．

②感染症の臓器が特定できそうであれば，特異的な検査を行います．たとえば，胆嚢炎が疑わしければ腹部エコーや腹部CT，などです．培養結果で菌が特定されれば，感受性を確認し，適切な抗菌薬を投与します．

③感染症が疑わしいけれど臓器が特定できず，24～48時間発熱が持続する場合は，まずは中心静脈カテーテルを疑います．中心静脈カテーテルが48時間以上留置されていれば，抜去または入れ替えを検討し，カテーテル先端の培養を提出します．胃管，経鼻挿管の場合も抜去の検討と副鼻腔炎を疑い，副鼻腔CTを施行します．血便や粘液便を伴う下痢を認める場合は便培養を採取し，クロストリジウム・ディフィシル関連腸炎を確認し，陽性であれば現在投与している抗菌薬を中止し，メトロニダゾール・バンコマイシンの内服投与をします．

④48時間以上発熱が持続する場合，非感染症が疑わしい場合は，胸腹部CTで肺塞栓やエコーにより下肢血栓症，または薬剤熱を疑います．

また，うつ熱など高体温の場合は冷罨法でなければ解熱しません．このように，発熱時はまずは原因を考えることが重要であり，原因除去に努めなければ発熱を改善することはできません．

発熱と敗血症

①敗血症の診断基準

クリティカルケア領域で発熱を考えるうえで，敗血症の理解は欠かせません．感染症が疑わしいときは，敗血症を疑うことも必要です．

以前は，全身性の炎症反応に焦点を当て，感染による全身性炎症反応症候群(SIRS)が敗血症の診断基準として用いられてきました．しかし，この定義はインフルエンザなどの軽度の侵襲患者でも拾い上げてしまうため，特異度が高くないことが指摘されていました．

そこで，現在の敗血症は「感染に対する宿主生体反応の調節不全で，生命を脅かす臓器障害」と定義され，臓器障害のない敗血症は取り上げず，「感染症が疑われ生命を脅かす臓器障害」とされました．

クリティカルケア領域での診断基準は，「感染症が疑われ，SOFAスコア(表8)が2点以上増加したもの」となっています[4]．したがって，発熱の原因検索で感染症が疑わしいときにはSOFAスコアでスコアリングし，早期に診断，介入する必要があります．

②敗血症の低体温症例の死亡率は高い

一方，敗血症の10%の症例で，35.5℃未満の低体温を呈するといわれており，低体温症例の死亡率は非低体温症例の2倍とされています[5]．敗血症患者における低

SIRS：systemic inflammatory response syndrome，全身性炎症反応症候群

図7 発熱の原因検索

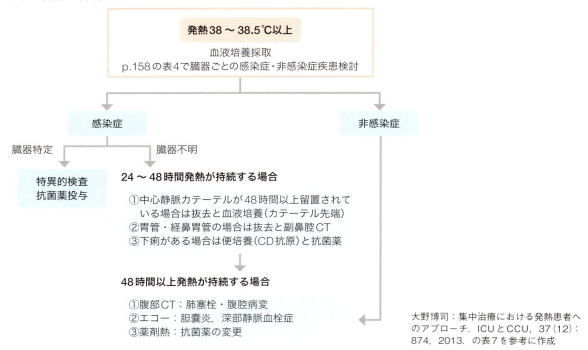

大野博司：集中治療における発熱患者へのアプローチ．ICUとCCU，37(12)：874，2013．の表7を参考に作成

体温は，視床下部の体温調節中枢を刺激する炎症性サイトカインの産生低下，視床下部における体温調節障害，末梢組織における熱産生障害が原因であると考えられています．つまり，恒常性を維持するための調節反応，生体防御反応が働かなくなっているのです．

　発熱時は，感染性か非感染性か考え，感染性が疑わしいときはSOFAスコアで敗血症を診断することが重要です．しかし感染に伴う敗血症が疑わしく，発熱して当然の状況にもかかわらず発熱していないときは「発熱していなくてよかった」ではなく，「おかしい」「より危険だ」と判断しなくてはいけないということです．

発熱時の臨床症状

　発熱時のバイタルサインは，発熱の生理のところで述べたように，体温の上昇とともに脈拍の増加を伴いますが，必ずしも並行しないことも知っておく必要があります．

　細菌性感染，結核，ウイルス疾患などでは頻脈のことが多いですが，脳圧の亢進，心不全，とくにブロックのある場合などで徐脈になることがあります．発熱時のバイタルサインは，頻脈，過換気になるのが通常ですが，そうでないときは，感染以外の要因も疑ったほうがいいかもしれません．

発熱時のケア

　これまで述べてきたように，クリティカルケア領域の発熱は生体防御反応であるため，むやみに解熱すべきではないと考えます．しかし，発熱による代謝の亢進は，重要臓器における酸素需給バランスの破綻や大きな循環変動につながる可能性があります．したがって，呼吸・循環変動につながりうるNSTやシバリングの出現を予防することが重要です．術後の積極的な加温，代謝亢進時の安静，セットポイントが下降し発汗しはじめたときの冷罨法など，患者個々で体温と閾値間域の関係の正常化を図るのです（表9）．

　また痛みも代謝を亢進させる生体侵襲の1つとなりえます．痛みは「ゼロ」を目標にスコアリングするとともに，硬膜外麻酔は寒冷反応の閾値温度を低下させ，寒冷反応の程度を抑制する効果があります．最近は，痛みを自覚したときに自分で投与できるPCAポンプが主流になっているため，使用方法だけでなく，痛みは我慢しないようていねいに説明しましょう．

表8　SOFAスコア

SOFAスコア	1点	2点	3点	4点
呼吸器 PaO_2/F_iO_2 (mmHg)	＜400	＜300	＜200＋補助呼吸	＜100＋補助呼吸
凝固系 血小板数($10^3/\mu L$)	＜150	＜100	＜50	＜20
肝機能 ビリルビン(mg/dL)	1.2～1.9	2.0～5.9	6.0～11.9	＞12.0
心血管系 低血圧	平均血圧＜70mmHg	ドパミン塩酸塩 or ドブタミン塩酸塩≦5	ドパミン塩酸塩＞5 or エピネフリン≦0.1 or ノルエピネフリン≦0.1	ドパミン塩酸塩＞15 or エピネフリン＞0.1 or ノルエピネフリン＞0.1
中枢神経系 GCS	13～14	10～12	6～9	＜6
腎機能 クレアチニン(mg/dL) or 尿量(mL/day)	1.2～1.9	2.0～3.4	3.5～4.9 ＜500mL/day	＞5.0 ＜200mL/day

Vincent JL, et al.：The SOFA (Sepsis-related Organ Failure Assessment) score to describe organ dysfunction/failure. On behalf of the Working Group on Sepsis-Related Problems of the European Society of Intensive Care Medicine. Intensive Care Med, 22(7)：707-710, 1996.より引用，一部改変

表9　発熱時の看護

- 体温だけをみて安易に冷罨法しない
- 熱の原因を考える
- 感染症が疑わしいときはSOFAスコアで敗血症を診断する
- 敗血症など発熱して当然の状況で発熱のないときは危険だと判断する
- 発熱時に頻脈・過換気などバイタルサインに変調を生じないときは感染以外の原因を疑う
- 呼吸循環変動につながりうるNSTやシバリングの出現を予防する
- 解熱薬使用時は事前に輸液や昇圧薬など血圧低下に備える

末梢血管が収縮しているときは，血管内容量は減少しているため，末梢血管収縮が解除されたときや解熱反応（血管拡張）されたときに，急激に血圧が低下します．血圧が下がってから慌てるのではなく，とくに解熱薬投与の際は，事前に十分な輸液や昇圧薬を考慮する必要があります．

最後に，クリティカルケア領域の発熱は生体防御反応でありますが，一方で過剰な免疫応答や炎症反応は有害なときもあります．たとえば移植手術での免疫活性や臓器虚血発生時の体温上昇も有害となりえますから，最終的には，個々の症例できちんと判断することが重要なのです．

〔露木菜緒〕

引用・参考文献
1) 吉植庄平：発熱時の病感生理．臨床と研究，50(10)：2812-2818, 1973.
2) 新岡丈典：カテーテル関連血流感染．薬局，67(2)：35-41, 2016.
3) 藤田烈：実態を知ろう！デバイス感染は世界・日本でどれくらい起きている？．インフェクションコントロール，24(5)：406-408, 2015.
4) 日本版敗血症診療ガイドライン2016.
http://www.jaam.jp/html/info/2016/pdf/J-SSCG2016_ver2.pdf (2017年6月閲覧)
5) 久志本成樹, 赤石敏, 入野田崇ほか：集中治療患者における体温異常-発熱はコントロールすべきか？．ICUとCCU，39(12)：711-719, 2015.

体温管理のベスト・プラクティス

① 体温測定の方法

基本ポイント

- 体温測定には，外殻温と核心温の測定がある．外殻温は，測定は簡便だが正確性に欠ける．核心温は，信頼性が高いが測定するために侵襲的な要素が必要．
- 外殻温測定時は，環境の影響を減らすため，行動差や角度などを安定させる．
- 核心温測定時は，侵襲的な処置が多く，感染や安全などを管理する必要がある．

看護師となり，いちばんはじめに実践するケアの1つが体温管理であると思います．それは，バイタルサインの中でも「体温」が最も簡易に測定でき，寒暖の調整もしやすいためであると思います．

しかし，「体温管理」は看護師個々の主観によりケアが実施されているのが現状です．間違ったケアは，患者への弊害をもたらし，結果として医療コストの増大をきたします．本稿により体温管理についての理解を深め，ベスト・プラクティスの一助となれば幸甚です．

体温測定の意義

① 体温はネガティブフィードバックにより調整されている

人間は恒温動物であり，間脳の視床下部にある体温調節中枢により熱の産生と放散をつかさどり，セットポイントになるよう体温を調整しています．つまり，寒いという情報が視床下部に伝わると，血管を収縮させることで（皮膚色が青白く見えます）熱の放出を防ぎ，栄養をエネルギーに変える代謝を亢進させ筋肉を動かす「震え」により熱を産生させ体温を上昇させます．

一方，暑いという情報が視床下部に伝わると血管を拡張させ（皮膚色が紅潮して見えます），発汗することにより外部環境への熱放散を高め体温を下げます（図1）．

このように，人間の体温は温度変化に対する受動的なネガティブフィードバックにより調節されています

（図2）．

② 酵素が最も効率よく作用する温度に調整

体温は，体内の酵素が最も効率よく作用し主要臓器の働きが維持できるよう核心温のセットポイントが約37℃という狭い範囲で調整されています．恒温動物は，呼吸循環の維持よりも体温の維持が優先されます．

体温上昇時はエネルギー代謝が亢進し，発汗により電解質バランスが崩れ，低体温時は筋肉の震えによるエネルギー（ブドウ糖）使用が増加します．体温の変化は恒常性の破綻につながるため，ほかのバイタルサインと合わせその変化を早期にとらえ，患者の生理学的な異常を発見することが体温測定の意義となります．

外殻温と核心温

体温は，日内変動以外にも個人差や環境，測定する部位により温度が異なります．とくに，外界に接する部位は環境による影響を受けやすいため安定した体温を測定することができません．一般的に体温測定されている腋窩・口腔・耳内などは，体表面の温度を測定している「外殻温」のため，環境因子により測定値に差が生じます．環境による影響を受けにくい「核心温」には，膀胱温・肺動脈温・直腸温・食道温などがあります．

「外殻温」と「核心温」には，それぞれメリットとデメリットがあります．外殻温は，測定は簡便ですが，環境の因子を受けやすいため正確性に欠けます．その一方で，

図1　体温と反応

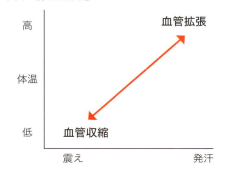

寒いと血管を収縮させ熱の放出を防ぐ．暑いと血管を拡張させ発汗することにより体温を下げる

図2　体温調節のしくみ

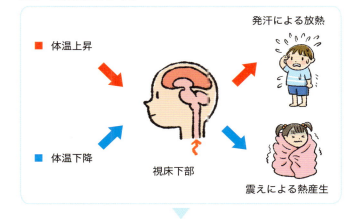

ネガティブフィードバックにより体温は一定に維持される

核心温は，環境による影響を受けがたく信頼性が高い反面，測定するために侵襲的な要素が必要となります．

体温の測定方法は，簡便かつ低侵襲で連続して安定的に測定ができ核心温を反映しているものを選択します．体温測定方法の種類と特徴について図3に示します．

外殻温の測定方法とポイント

①腋窩温

看護師による体温測定で，最も頻繁に使用されている腋窩温の測定方法について述べます．腋窩温は，簡便で安全性が高く患者への負担が少ないというメリットがある一方で，発汗やるい痩などの影響を受けやすく，体表面の温度（外殻温）を測定するため，測定時はしっかりと脇を閉じておく必要があります．

脇を閉じてから核心温に近い平衡温に達するには10分は要します．最近の電子体温計は1分以内で測定できるため，体温測定の10分前に脇を閉じ平衡温に達してから測定することが重要です．また，入浴・運動・発汗など行動差や環境因子によるバイアスを除去することも正確な体温を測定するためのポイントです．

②耳内温

乳幼児など小児領域で使用されている耳式体温計（赤外線鼓膜用体温計）は，鼓膜およびその周辺から放射されている赤外線をセンサーにて検出することにより測定しています．正確に測定するためには，被検者および耳式体温計が動かないようにして，耳輪を上方に上げて外耳道が直線になるようにする必要があります．

また，毎回同じ角度と深さで測定しないと，センサーによる赤外線検知に誤差を生じてしまいます．専用のプローブカバーを患者ごとに消毒するなどの注意も必要です．

③口腔温

外気と触れがたく，腋窩より核心温に近似しているため，月経周期など基礎体温測定法として用いられています．測定の10分前より飲食を避け，口腔温を安定させてから体温計のセンサー部を舌下に入れ測定します．

舌下中央部の周囲は，口腔でも外気の影響を受けがたい部位です．測定時は，舌小帯の左右どちらかに体温計のセンサー部が触れるように測定すると体温計が安定し正確に測定することができます．精神障害や小児，鼻閉や咳嗽があるときなど安全かつ正確に測定できないおそれがある場合はほかの測定方法にて実施します．

核心温の測定方法とポイント

①膀胱温

核心温を測定するうえで，信頼性および再現性が高く安全かつ容易に測定できるのが膀胱温です．温度センサー付き導尿カテーテルのデバイスを使用し，カテーテルの先端に付いているサーミスタにより膀胱温を常時測定できるシステムです．

クリティカルケア領域などでは，ほとんどの患者が膀胱留置カテーテルを挿入されているため，このような

図3 体温測定の種類と特徴

- **膀胱温測定**
  - 膀胱留置カテーテル
  - 正確性が高い
- **肺動脈温測定**
  - スワンガンツカテーテル
  - 侵襲的
- **直腸温測定**
  - 患者の不快感増大
  - 長期留置不可能

→ **核心温（中枢温）**
- 環境温度の影響を受けにくい
- 信頼性が高い

- **耳内温・腋窩温測定**
  - 測定手技による誤差あり
  - 正確性が低い

→ **外殻温（末梢温）**
- 環境温度の影響を受けやすい
- 信頼性が低い

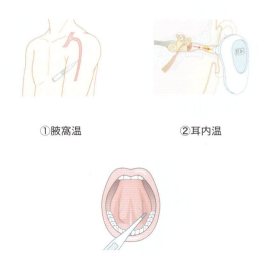

①腋窩温　②耳内温　③口腔温

製品を使用することにより新たな侵襲を加えることなく正確な核心温の測定が可能となります．

②肺動脈温

スワンガンツカテーテルなど血管内にカテーテルを留置し，先端に付いたセンサーにて肺動脈温を測定する方法です．心機能など評価する際に用いられますが，侵襲的な処置を必要とし感染や安全など高い管理能力が求められます．

③直腸温

患者の直腸に温度計を挿入し体温を測定する方法です．患者の不快感や羞恥心を伴うため，手術室など麻酔下において使用されることが多いです．プライバシーの保護および直腸粘膜の損傷に注意しながら体温計を挿入（成人4cm，小児2cm）します．

体位は，直腸損傷のリスクが最小限となる仰臥位かシムス位で，潤滑剤をつけたセンサーを動かないようしっかり固定します．

④食道温

肺動脈や大動脈に近く，血流温を反映するため信頼度は高いです．しかし，体温計を食道の下部まで挿入するためアウェイクでは困難であり，侵襲的で粘膜損傷や穿孔のリスクがあります．

体温観察のポイント

被検者に麻痺などがあり動けない場合は，循環血流が安定している「健側」にて体温測定を実施します．痛みなどなんらかの理由により側臥位にしかなれない場合も，循環血流量の安定している上側で体温測定します．

水銀体温計の回収について

水銀体温計には，金属水銀が使用されています．金属水銀自体には毒性はほとんどなく，間違えて経口摂取した場合でも，消化管からの吸収はきわめてわずかで，自然に排泄されます．

しかし，水銀体温計が破損した場合，金属水銀が大気中に放置されると気化し，その蒸気は高い毒性があります．そのため，地球規模で水銀による汚染を防止する国際条約である「水銀に関する水俣条約」が，2013年のジュネーブにおける国際連合環境計画にて合意（92か国が署名）されました．

日本においても，水銀使用製品を適正回収するために「水銀による環境の汚染の防止に関する法律」が2016年に施行されました．WHO（世界保健機関）では，2020年までに水銀体温計や水銀血圧計の使用を中止する指針を出しています．

このように，環境汚染や健康被害の観点から水銀体温計は現在では製造されておりません．水銀体温計を使用または保管している施設は，各自治体に確認して適切な回収および処理を実施してください．

（勝 博史）

術前・術後ケアと尿・便・体温の疑問解決　すごく役立つ　周術期の全身管理

体温管理のベスト・プラクティス
2 クーリングの是非

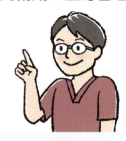

基本ポイント

- クーリングは，寒冷反応により逆に熱放散が妨げられたり，セットポイントの温度差によりシバリングが生じたり，悪影響を及ぼすこともある．
- ウイルスや細菌による感染で発熱している場合は，解熱処置により感染を助長させるおそれがある．
- 発熱が生命予後に影響を及ぼす場合は解熱薬を使用し，発熱による不快感を軽減する場合のみクーリングを実施する．

　クーリングとは，患者が発熱した場合に氷枕などを使用して解熱や苦痛緩和，安楽の効果を期待して行う冷罨法です．しかし，クーリングは看護師個々の主観的な判断にて実施されている場合が多く，現時点において解熱処置に関する適応基準などは明確にされていないのが現状です．
　そこで，発熱からクーリングについての是非について考えてみます．

発熱のメカニズム

　発熱とは，体温調節中枢である視床下部の設定体温（セットポイント）が上昇したことにより体温が上昇する現象です．
　生体は，感染などにより外因性発熱物質が侵入すると，マクロファージなどの免疫活性食細胞は外因性発熱物質を取り込み，IL-1（インターロイキン1）やTNF-αなどサイトカインとよばれる内因性発熱物質を放出します．これらのサイトカインは，血流に乗り感染の状態を脳に伝達しようとしますが，BBB（血液脳関門）を通過することはできません．
　そこで，サイトカインにより情報伝達のケミカルメディエータであるプロスタグランジンE_2（PGE_2）が生産されます．PGE_2が視床下部に情報を伝えることにより，体温調節中枢の設定値を上昇させるよう指令が出され，血管の収縮や発汗の抑制による保温応答や震えなどの熱産生により体温が上昇します．これら発熱のメカニズムを図4に示します．
　発熱には5つの型（熱型）があり，その型によりある程

表1　熱型と特徴

熱型	特徴
周期熱	一定の周期で発熱する
波状熱	発熱と解熱を不規則に繰り返す
間欠熱	発熱と解熱を交互に繰り返す
弛張熱	37℃以上が持続し1℃以上変動する熱
稽留熱	体温の変動が1℃以内の持続する熱

度の疾患を予測したり経過により治療方針を検討したりします．つまり，解熱薬を使用することにより熱型がわからなくなり治療に支障をきたすこともあります．
　発熱のメカニズムと意味を理解し，継続した観察により平時と比較しアセスメントできるようにしておくことがポイントです．熱型およびその特徴について表1にまとめます．

発熱の意味

　発熱とは生体反応であり，意味もなく熱を上げるとは考えられません．では，なぜこのような反応を起こし体温を上昇させるのでしょうか．
　感染の原因となる細菌やウイルスなどは，タンパク質で構成されています．タンパク質は熱に弱い性質があるため，発熱することにより病原菌の増殖を抑制し免疫機能を向上させます．つまり，人間にとっての発熱は，自らの生体防御反応としての意味を持ちます．体温調整ができない変温動物は，感染すると自ら高温の環境に移

BBB：blood brain barrier，血液脳関門　　PGE_2：prostaglandin E_2，プロスタグランジンE_2

図4 発熱のメカニズム

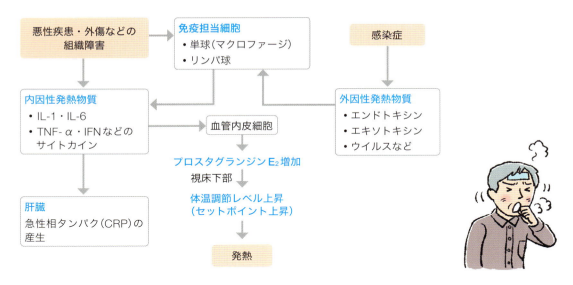

表2 震え（シバリング）の弊害

酸素消費量増加	・酸素消費量が2〜8倍に増加 ・主要臓器への酸素不足 ・ブドウ糖代謝も亢進するため二酸化炭素の産生も増加（約2倍）
震えによる緊張	・頭蓋内圧，眼圧，胸腔内圧，腹腔内圧の上昇 ・皮膚緊張による創痛増強 ・末梢血流障害

動して体温を上昇させ，細菌などから身を守る習性があります．

発熱のデメリット

発熱は生体防御反応としてのメリットだけではありません．体温は1℃上昇することにより，それに伴う代謝は7〜13％亢進します．さらに，代謝が亢進することにより組織の酸素需要が増大し，酸素運搬量を維持するために心拍数が増加します．また，体温の上昇に伴い酸素消費量も増加します．

酸素消費量が増大すると二酸化炭素の産生量も増加するため，二酸化炭素の蓄積によるアシデミアや代謝反応として呼吸回数が増加することもあります．熱産生のための震え（シバリング）は，不随意に骨格筋を収縮させることで多くのエネルギー（ATP）を消費します（表2）．また，熱放散を防ぐため血管が収縮することにより，血

圧の上昇や後負荷の増大が起こります．

発熱による発汗は，脱水やナトリウムの低下をもたらすこともあります．体温が40℃以上に上昇すると細胞内のミトコンドリア機能が低下し，エネルギー（ATP）の産生が低下します．さらに，体温が42℃を超えた場合，細胞の機能停止による臓器障害に陥ることもあります．

クーリングの是非

①クーリングの弊害

クーリングは簡便であり，汎用されている処置の1つです．ゆえに，目的や効果を考えることなく安易に実施してしまいがちです．

クーリングは物理的に体表から冷却して体温を下げようとします．その結果，寒冷反応により血管が収縮することで逆に熱の放散が妨げられることがあります．

また，クーリングを実施したことによる冷感のため

ATP：adenosine triphosphate，アデノシン三リン酸

図5 クーリングと解熱薬の判断フロー

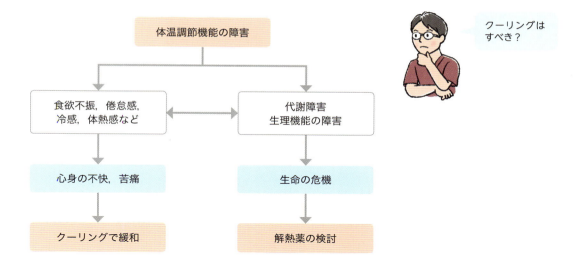

布団をかぶり，結果として熱がこもり体温が上昇してしまうこともあります．クーリングにより皮膚受容体が冷感を感じ取り，セットポイントとの温度差が生じることによりシバリングを起こし，酸素消費量やエネルギー消費量を増大させ呼吸循環にも悪影響をきたすこともあります．

②ではいつクーリングすればよい？

これらのことをふまえ，クーリングの是非について考察します．

そもそも，発熱の多くは感染の原因となる細菌と戦うための反応として体温を上昇させています．不用意にクーリングを実施することは，細菌にとって増殖しやすい環境を作り出し，感染を助長させるおそれがあります．

熱中症は，セットポイントの上昇がないため解熱薬の効果がなく，体表面の動脈（頸部，腋窩，鼠径部）に対するクーリングに加え，熱を放散するケアを実施します．

発熱という生体反応の意味や目的を考え，クーリングが生体にとって有益か不利益かをアセスメントすることが重要となります．つまり，予備力のない全身状態で，発熱が生命予後に影響を及ぼすおそれのある場合は解熱薬を使用し，発熱により頭痛や倦怠感などの不快感を軽減できる場合のみクーリングを実施します（図5）．クーリングによる凍傷などの皮膚損傷のリスクに注意し，適応と効果を考え実施することがポイントとなります．

効果的なクーリング

脳出血や脳腫瘍など脳自体の器質的変化による物理的な刺激による発熱は，体温調節中枢が破綻したことによる異常な状態のため，視床下部がコントロールできない高体温の状態となることがあります．このような原因の高体温は生命予後に支障をきたすおそれがあるため，解熱薬の使用や物理的なクーリングを実施します．

一方で，細菌やウイルス感染による発熱や，化学療法・外科的手術などによる外因性発熱物質に起因した反応熱の場合は，解熱処置をすることにより，患者の予後を悪化させるおそれがあります．発熱という現象だけに目を奪われるのではなく，その原因が何によるものか（感染徴候の有無など）を考え，セットポイントの移行による生体防御反応を支えるためにクーリングというケアが患者にとり有益なものか有害となるのか，バイタルサインや検査データと身体症状からその影響をアセスメントしたうえで実施することが大切です．

クーリングが，疾患に対する治癒効果をもたらすCureや，患者の身体的精神的安楽をもたらすCareとなるよう実施する必要があります．意味や効果を考えず，ただ冷やすだけのChillerにならないよう実施しましょう．

（勝 博史）

体温管理のベスト・プラクティス
❸ 解熱薬のしくみと選択

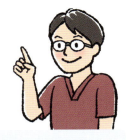

> **基本ポイント**
> - 発熱時に使用されるNSAIDsは，腎障害，消化性潰瘍，免疫抑制などの副作用に注意する．
> - NSAIDs使用時はまずアレルギーや副作用について確認し，初期の発熱やインフルエンザ罹患時は避ける．
> - アセトアミノフェンは腎障害，消化性潰瘍，易出血性，アスピリン喘息など副作用は起きにくいが，単体では効果が弱い．

　発熱時に使用される解熱薬には，NSAIDsとよばれている，アスピリンやインドメタシンなどの非ステロイド性抗炎症薬が使用されています．これは，解熱・鎮痛・抗炎症の作用を有する薬剤の総称で，広義では文字通りステロイドでない抗炎症薬のすべての薬剤のことをさします．

　NSAIDsは，シクロオキシゲナーゼ（COX）の活性を阻害することによりプロスタグランジン（PG）合成酵素の産生を抑制します．PGは痛み発熱物質であるため，これを阻害する薬剤は「解熱・鎮痛薬」とよばれています．

NSAIDsの作用機序

　局所の血流増加や血管透過性の亢進など痛みを生じさせる炎症の増強や，ブラジキニンなどの発痛物質の痛みの閾値を低下させるプロスタグランジン（PG）に対し，NSAIDsはシクロオキシゲナーゼ（COX）の活性を阻害し，PGの合成を抑制することにより鎮痛効果を発揮します．また，体温を上昇させるように視床下部に働きかけるプロスタグランジンE_2（PGE_2）を合成するCOXを阻害し，セットポイントの上昇を抑制することにより解熱作用をもたらします（図6）．

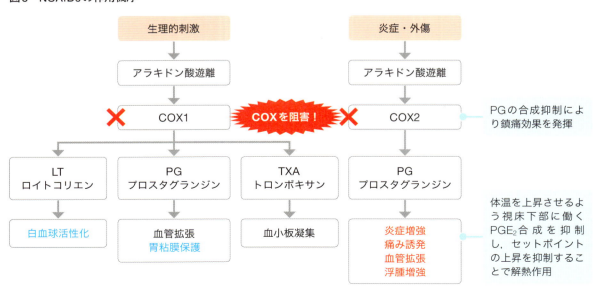

図6　NSAIDsの作用機序

NSAIDs：non-steroidal anti-inflammatory drugs，非ステロイド性抗炎症薬　　COX：cycloxygenase，シクロオキシゲナーゼ
PG：prostaglandin，プロスタグランジン

術前・術後ケアと尿・便・体温の疑問解決 すごく役立つ 周術期の全身管理

表3 NSAIDsの種類

分類	特徴	一般名	商品名
サリチル酸系	解熱・鎮痛・消炎作用・血小板凝集阻害作用	アセチルサリチル酸	アスピリン
フェナム酸系	鎮痛効果が強いが副作用も強い	メフェナム酸	ポンタール®
フェニル系	解熱・鎮痛・消炎作用が強力で即効性あり	ジクロフェナク	ボルタレン®
		スリンダク	クリノリル
		インドメタシン	インダシン®
		フェルビナク	フェルビナク
		エトドラク	ハイペン®
		トルメチンNa	トレクチン
		ナブメトン	レリフェン®
プロピオン酸系	胃腸障害などの副作用が少ない	イブプロフェン	ブルフェン®
		オキサプロジン	アルボ®
		チアプロフェン酸	スルガム®
		ナプロキセン	ナイキサン®
		フルルビプロフェンアキセチル	ロピオン®
		ロキソプロフェンナトリウム	ロキソニン®
オキシカム系	高齢者や腎肝機能障害患者には注意が必要	ピロキシカム	フェルデン®
		アンピロキシカム	フルカム®
		ロルノキシカム	ロルカム®
		メロキシカム	モービック®
コキシブ系	COX2選択性が一番高い	セレコキシブ	セレコックス®
		パレコキシブナトリウム	ダイナスタット
塩基性	効果は弱いが副作用も少ない	チアラミド塩酸塩	ソランタール®
		ブコローム	パラミヂン®
ピリン系	解熱効果はあるが抗炎症作用はない	イソプロピルアンチピリン	セデス®・ハイ
		スルピリン	スルピリン
非ピリン系（アリニン系）	ピリン系より副作用が少ない 小児や妊婦にも比較的安全 解熱効果はあるが抗炎症作用はない	アセトアミノフェン	タイレノール®
		エテンザミド	エテンザミド

NSAIDsの種類と副作用

①分類

NSAIDsとは，その名前のとおり非ステロイド系の抗炎症薬で，臨床でよく使用される酸性や作用の弱い塩基性など化学構造による分類があります．NSAIDsの大まかな種類を表3に示します．

PGには血小板凝集作用もあります．NSAIDs使用はシクロオキシゲナーゼ1（COX1）の活性を阻害し，PGの合成が抑制されるため，血小板凝集作用も抑制されます．狭心症や脳梗塞予防，川崎病などに少量のアスピリンが使用されるのはこの作用を用いた治療です．

4 体温管理

171

表4 選択的COX2阻害薬

分類	一般名	商品名
プロピオン酸系	ザルトプロフェン	ペオン®・ソレトン®
フェニル酸系	エトドラク	ハイペン®
オキシカム系	メロキシカム	モービック®
	ロルノキシカム	ロルカム®
コキシブ系	セレコキシブ	セレコックス®

炎症細胞やがん細胞に働くCOXのみ選択的に阻害できる！

②NSAIDsの副作用：腎障害

NSAIDsの多くは半減期が長いため，副作用には腎障害があり，薬剤の副作用における腎障害の中で抗菌薬の次に多くみられます．

NSAIDsが阻害するシクロオキシゲナーゼ（COX）には，シクロオキシゲナーゼ1（COX1）とシクロオキシゲナーゼ2（COX2）の2種類があります．COX1は正常な細胞に作用し，COX2はサイトカインの刺激により血管内皮細胞や炎症細胞，がん細胞に作用します．

③NSAIDsの副作用：胃潰瘍や消化管穿孔

COX1は，胃や腸などの消化管や血小板などに存在し，胃液分泌や血小板凝集などの生理的な役割を担います．NSAIDsの投与によりこれらの正常細胞の働きも抑制してしまいます．

つまり，NSAIDsを長期間使用すると，COX1を阻害することによりプロスタグランジン（PG）による胃粘膜保護作用がなくなり，胃潰瘍や消化管穿孔を発症するおそれがあります．

④NSAIDsの副作用：免疫抑制

NSAIDsがCOX2を阻害することにより，PGの産生を抑制し炎症を緩和させます．「炎症」というと悪者の印象ですが，炎症は病原菌が局所以外に広がることを物理的に抑え，白血球を呼び寄せるなど免疫反応に重要な役割を担っています．つまり，NSAIDsは免疫反応を抑制することにもなるため，必要な炎症まで抑えてしまうことにより病状の悪化をきたすおそれがあります．

近年では，炎症細胞やがん細胞に働くCOX2のみ選択的に阻害できるNSAIDsも開発されており，副作用が少ないだけでなくがん治療にも効果が期待されています（表4）．高度侵襲の手術後やがん性の痛みなどに対しては，オピオイド（麻薬性鎮痛薬：opioid）とNSAIDsを併用し，相互作用により投与量を減らすことで副作用を軽減させるようにします．

NSAIDsの使い分け

NSAIDsを使用する際は，まず第一に，アレルギーや副作用について確認することが大切です．使用目的の多くが，痛みや発熱時の指示と思います．「医師の指示だから」ということだけで安易に使用すると，急激な血圧の低下など予期せぬ事態を招くおそれもあります．

NSAIDsを使用することにより「患者の安楽」が図られ，「回復への予備能力を高める」ことにつながるなど，使用するリスクとベネフィットを考え，現在の状態がNSAIDsを使用しなくてはいけない状況なのかをアセスメントします．使用を避ける場面は，発熱の初期（熱により細菌やウイルスと戦っているため），苦痛を伴わない軽度の発熱時，インフルエンザに罹患時（インフルエンザ脳症のおそれがある）です．

対象患者の基礎疾患や現在の状態（出血傾向や心血管系の状態）をよく把握し，可能な限りリスクが回避できるように薬剤を選択する必要があります．

NSAIDsとインフルエンザ

小児領域において，インフルエンザや水疱瘡による発熱に対する解熱薬としてNSAIDsを使用すると，副作用の項で述べたとおり，解熱鎮痛作用を示す一方で血管内皮細胞を障害し免疫反応も抑制されます．その結果，ライ症候群のリスクが高まり，脳障害などの後遺症が残ることがあります．

メカニズムなど詳細は解明されておりませんが，これを回避するために，小児の解熱鎮痛薬には，アセトアミノフェン（カロナール®，アンヒバ®，アルピニー®など）またはイブプロフェン（ブルフェン®など）の使用が世界で共通した認識です．

表5　アセトアミノフェン

分類	特徴	一般名	製品例
非オピオイド系 非ピリン系	COX阻害作用が弱く抗炎症作用はない 血圧低下がない	アセトアミノフェン	カロナール® アンヒバ® アルピニー® アセリオ® トラムセット®

アセトアミノフェンの作用機序は明確でない部分も多い

アセトアミノフェン

　視床下部の体温中枢や中枢神経に働きかけ，NSAIDsと同等の解熱鎮痛作用があります．抗炎症作用はほとんどなく末梢神経への作用も弱いため，胃粘膜や消化管粘膜障害や血液凝集異常などの副作用もないとされており，小児のインフルエンザや水疱瘡などの解熱薬として脳症のリスクがないため使用されています．

　アセトアミノフェンの作用機序は，プロスタグランジン（PG）の合成を阻害するわけではないため，NSAIDsの代表的な副作用である腎障害，消化性潰瘍，易出血性，アスピリン喘息は起きにくいです．大量投与により肝毒性が示されていますが，作用機序は明らかになっていない部分が多いです（表5）.

　アセトアミノフェンは単体では効果が弱いため，エテンザミドとカフェインを加えたACE処方（A：アセトアミノフェン，C：カフェイン，E：エテンザミド）として使用されることもあります．

＊

　解熱薬は，根本的に感染症を治療するものではなく，発熱や痛みなどの症状を一時的に緩和する対症療法の1つです．NSAIDsは解熱鎮痛薬として高い作用を得られますが，副作用として胃粘膜や消化管粘膜へのダメージも与えます．急性の痛みを緩和するため一時的に使用することはありますが，慢性の痛みに対する長期使用は侵襲をさらに増悪させるおそれがあります．

　NSAIDsの作用機序を理解することにより，薬剤が生体に与える影響のリスクとベネフィットを考え，人体に備わっている生体防御の機能を最大限に発揮するための一助として解熱薬を使用することが大切です．

（勝　博史）

体温管理のベスト・プラクティス
④ 低体温と低体温療法

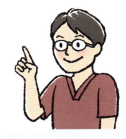

基本ポイント
- 心停止で脳血流が途絶えたとき，体温を低下させ脳の血流量や酸素消費量を減らし脳を保護する目的で低体温療法が実施される．
- 呼吸・循環不全，耐糖能変化，after drop現象など合併症を予防する必要がある．
- 復温時は体温上昇に伴い多くの生体反応が起こるため，復温はゆっくり行う．

低体温とは

恒温動物である人間は，核心温が約37℃で維持されています．この核心温が，35℃以下に低下した状態を「低体温」とよびます．

体温は，脳下垂体視床下部にある体温調節中枢でコントロールされています．しかし，なんらかの影響により体温調節中枢での制御を超えた場合に低体温症となります．具体的には，体温の喪失（雪山での遭難や水難事故など）よりも，体温の産生（エネルギー代謝，骨格筋による震え）が下回る状態や，脳の器質的障害による体温調節の障害（腫瘍，外傷，感染など）などが低体温症の要因となります．

低体温の分類を表6に示します．

低体温療法とは

低体温療法は，心肺停止の状態から蘇生された患者に対し，心停止の状態時に脳血流が途絶えたことによる脳を保護する目的にて実施される治療です．体温の低下により脳の血流量や酸素消費量を減少させ脳の代謝が低下することにより，カルシウムイオン濃度の上昇を防止しフリーラジカルなど活性酸素の産生と神経障害物質の増加を抑制し2次的な脳細胞への侵襲を予防する効果があります．

低体温療法時の看護
①導入期

低体温療法の実施が決定したら，すみやかに目標体温へ到達させることがポイントです．安全かつ迅速に準備を行い，核心温や血圧および心電図などモニタリングできるよう準備し，適正温度で管理できるよう各パラメータのアラームを確認し異常の早期発見に努めます．

また，家族へのケアも低体温療法時に必要なケアです．低体温療法はICUなどの重症系ユニットにて鎮静下で実施されるため，医療機器に囲まれた患者を見て少なからず不安を感じると思います．患者に触れたとき，その冷たさに驚きさらに不安は増強します．<u>低体温療法における患者の状態や経過についてわかりやすく説明し，家族の不安軽減に努めることも必要な看護ケア</u>です．

②維持期

低体温療法が必要な患者においては，少なくとも全身状態がよいとはいえない状況です．以下の低体温療法実施時における生体反応について理解し，厳密な体温管理を維持しながら合併症を予防することがポイントです（表7）．

①呼吸不全

低体温時は，全身の代謝が低下することにより酸素需要が低下し低換気となります．低体温療法を実施する場合，鎮静薬や筋弛緩薬の使用による呼吸抑制や嚥下咳嗽反射の低下が起こり，無気肺や肺炎に注意が必要です．また，高度侵襲に伴うSIRS（全身性炎症反応症候群）による血管透過性の亢進から，非心原性の肺水腫にも注意が必要です．

②循環不全

低体温時には，徐脈や心収縮力の低下により心拍出量は低下します．また，抗利尿ホルモンの分泌が抑制されることによる寒冷利尿などにより血圧が低下します．

寒冷利尿による影響として，カリウムの尿中排泄が増加します．これに加え，低体温時にはカリウムが細胞内に移動することから低カリウム血症をきたし，重症不整脈が誘発されやすくなるため，モニタによる観察が必

SIRS：systemic inflammatory response syndrome，全身性炎症反応症候群

表6 低体温の分類

分類	体温
軽度	32～35℃
中等度	28～32℃
高度	28℃以下

表7 低体温時の生体反応と合併症状

生体反応	合併症状
低カリウム	重症不整脈
心機能低下	血圧低下
免疫機能低下	易感染
長期臥床	褥瘡
凝固機能低下	出血傾向
消化管機能低下	イレウス

図7 J波(オズボーン波)

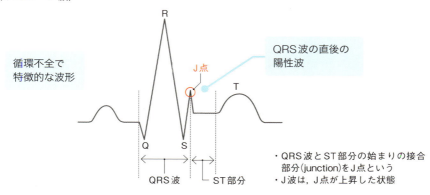

要です．

心電図波形の特徴として，QRS波直後にJ波(オズボーン波)とよばれる陽性波の出現があります(**図7**)．

③凝固障害

低体温の状態では，血小板機能の低下や凝固能の抑制が生じます．さらに，血小板自体が変形してしまい，肝臓のマクロファージによる貪食や脾臓による破壊が進行することや，フィブリノーゲン産生の抑制も加わり，凝固障害が起きます．

④二次的侵襲

低体温療法が実施される状態の患者は高度侵襲下の状態でもあります．このような状況で消化管を使用しない期間が続くと，腸粘膜が萎縮しバリア機能が低下することにより腸内細菌が腸管外へ移行するBT(バクテリアルトランスロケーション)を惹起します．

⑤耐糖能変化

低体温時は，インスリンの分泌が阻害され耐糖能が低下することにより高血糖となります．そのため，インスリンを使用した血糖コントロールが行われます．

低体温療法時に，インスリンを使用したまま復温すると，耐糖能の回復に伴い低血糖となることがあります．復温

BT：bacterial translocation，バクテリアルトランスロケーション

の血糖測定により，耐糖能の変化に注意しながら観察する必要があります．

⑥after drop現象

低体温時に体表面から加温を実施しても，核心温の低下が続くことがあります．これは，末梢に貯留していた冷たい血液が再灌流することで核心温が上昇しない現象で，after drop現象とよばれています．

呼吸循環の項目のように，末梢に貯留していた血液はアシデミアのため，再灌流によるアシドーシスにも注意が必要です．

③復温期

低体温時の復温時は，体温上昇に伴い多くの生体反応が生じます．復温に伴う生体侵襲を予防するためにも，復温は緩徐に(時間0.5℃以下)実施します．復温時の体温上昇に伴い，末梢の容量血管が拡張することで血液の分布が変化する「相対的循環血液量減少性ショック(rewarming shock)」に注意しながら復温を実施します．

加温の方法について以下にまとめます．

①受動的加温法(passive rewarming)

被服や毛布などで外環境から絶縁し，患者の内因性熱産生を促します．体温の上昇は緩徐で，30℃以下で

表8　低体温療法適応外

- 妊婦
- 出血傾向
- 重症不整脈
- 重症呼吸不全
- 脳の器質的病変
- 心機能低下（CI 2.5以下）
- 平均血圧60mmHg以下

> 低体温療法は，脳を保護することで神経学的な予後の改善に寄与しますが，万能ではありません．
> 低体温療法の適応外は把握しておきましょう．

は代謝率が低く無効です．

②積極的外部再加温法（active external rewarming）

外部から電気毛布や温風式加温器などにより積極的に体表面に熱を与えます．加温する部位に手を当て温度を確認し，皮膚の状態を観察しながら熱傷に注意して実施します．

加温により末梢の血管が拡張するとショックを引き起こすおそれもあるため，加温輸液によるボリューム負荷を実施するなど，循環動態を観察しながら実施します．

③能動的中心再加温法（active internal rewarming）

熱を身体内部に与える方法で，人工呼吸器による加温吸入，人工透析装置による加温腹膜灌流，人工心臓による体外血液加温などにより実施します．

低体温療法の限界と今後の課題

低体温療法は，脳を保護することで神経学的な予後の改善に寄与しますが，脳出血や妊婦には実施することができず，万能ではない現状にあります．低体温療法の適応外について表8に示します．

低体温療法施行は，日本蘇生協議会（JRC）蘇生ガイドライン2010では，Class Iと強い推奨度で明記されていますが，同ガイドライン2015では，医療機関で行われる体温管理療法(低体温療法を含む)など集中治療の重要性が強調されています．アメリカ心臓協会（AHA）のガイドライン2010では，低体温療法について32℃から34℃で12時間から24時間冷却するべきとありましたが，同ガイドライン2015では，32℃から36℃の目標体温を設定し24時間持続する目標体温管理（TTM）を行うとされています．

理論的に低体温に脳の保護作用があることは解明されていますが，適正な温度管理のプロトコルや予後に関することなど多くの議論がなされています．臨床におけるデータを蓄積し，治療に関するエビデンスを高めていくことが今後の課題であると思います．

低体温療法は，合併症を予防しながら目標体温の早期到達と維持調整など，適正に管理することで患者の予後に大きく貢献します．看護師が重要な役割を担っているため，低体温時の生体反応と侵襲について理解を深めておくことが大切です．

＊

体温管理とは，「医師の指示だから薬剤投与する」ということでなく，「発熱したからクーリング」という対症看護でもありません．看護の専門職として，発熱という生理学的反応を正しく理解することにより，自ら提供するケアが患者にどのような影響を及ぼすのか考え，状態を悪化させない予防看護を実践することが体温管理のベスト・プラクティスであると考えます．

（勝 博史）

引用・参考文献

1) 工藤由紀子，武田利明：複数クーリングが患者の深部温と血圧ならびに心拍変動に及ぼす影響．日本看護技術学会誌，12(2)：64-71，2013．
2) Gozzoli V, Treggiari MM, Kleger GR, et al.：Randomized trial of the effect of antipyresis by metamizol, propacetamol or external cooling on metabolism, hemodynamics and inflammatory response. Intensive Care Med, 30(3)：401-407, 2004.
3) 江木盛時，森田潔：重症患者に対する解熱処置．日本集中治療医学会雑誌，19(1)：17-25，2012．
4) Nielsen N, et al.：Targeted temperature management at 33℃ versus 36℃ after cardiac arrest. N Engl J Med, 69：2197-2206, 2013.
5) JRC蘇生ガイドライン2015．http://www.japanresuscitationcouncil.org/wp-content/uploads/2016/04/f67a990fec0f1abc94aeaf1b4bd45068.pdf

JRC：Japan Resuscitation Council，日本蘇生協議会　　AHA：American Heart Association，アメリカ心臓協会
TTM：targeted temperature management，目標体温管理

周術期の全身管理

実践力が身につく・事例検討

高齢者の発熱，クーリングするべきか？しないべきか？

体温管理をするうえで，冷罨法の選択を迫られる場面があると思います．
ここでは，事例をもとに冷罨法をするべきか，しないべきか考えていきます．
最初の事例は，高齢者の特徴をふまえて考えてみましょう．

患者	82歳，女性，身長150cm，体重51kg
主訴	呼吸困難
既往歴	糖尿病，高血圧あり内服している．不整脈なし．
生活歴	飲酒歴なし，喫煙歴なし
現病歴	2日前より呼吸困難感を訴えはじめたが改善なく，食事摂取も困難になったため家族に付き添われ来院した．
来院時バイタルサイン	血圧94/58mmHg，脈拍110回/分，体温37.7℃，呼吸数25回/分．室内気でSpO₂ 88％だったため，酸素流量3L/分カニューラにて開始したところ，SpO₂ 96％へ上昇した．
検査データ	白血球数8,300/μL，CRP2.1g/dL，
胸部X線	右下肺野に浸潤影あり，肺炎の診断で入院となった．
臨床経過	入院時は，肩呼吸があり胸鎖乳突筋の緊張もみられていたが，ベッドへ臥床し，酸素投与開始後は努力呼吸の徴候も改善し，呼吸数は20回/分となった．呼吸困難感も改善した．禁食，細胞外液による輸液開始となった．喀痰培養後に抗菌薬開始の指示が出るが，咳嗽がほとんどなく採取できていない．四肢末梢の冷感が軽度あるが，シバリングは起こしていない．
入院後の場面	室温は28℃，患者は布団をかぶっているため，看護師が「寒いですか？」と尋ねたところ，「寒くも暑くもなくちょうどいいです」と答えた．患者は「私は肺炎になってしまいました．体温を測ってもらったら37.7℃だと言われました．熱があるので氷枕をいただけますか？」と依頼された．

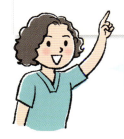

さあ，皆さんはどうしますか？
以下の4つの中から1つ答えてください．

① 氷枕を作って渡す
② 氷枕だけでなく，額のアイスノンも渡す
③ 氷枕，額のアイスノン，腋窩のアイスノンも渡す
④ 氷枕は渡さない

表1　SIRS（全身性炎症反応症候群）の診断基準

1. 体温	<36℃，>38℃
2. 脈拍	>90回/分
3. 呼吸数	>20回/分，$PaCO_2$ <32Torr
4. WBC	>12,000/μL，<4,000/μL または>10％の未成熟細胞

上記のうち，2つ以上を満たす場合，SIRSと診断する

Bone RC, et al.: Definitions for sepsis and organ failure and guidelines for the use of innovative therapies in sepsis. The ACCP/SCCM Consensus Conference Committee. American College of Chest Physicians/Society of Critical Care Medicine. Chest, 101 (6): 1644-1655, 1992. より引用

表2　体温調節機能を失調させる病態

中枢神経機能抑制	意識障害，脳血管障害 泥酔状態，麻酔・鎮静状態
熱産生低下	低栄養，内分泌障害 末梢循環不全，過剰侵襲 全身状態不良，重症感染症 重症外傷
熱喪失増加	血管拡張，自律神経失調

赤坂威史：高齢者の体温管理．ICUとCCU，31（10）：771-778，2007．より引用

このあと患者がどうなるかを考える

　氷枕をはじめとした冷罨法を渡すと，患者はどうなるのか考えてみましょう．

　患者は，肺炎と診断され肺に炎症を起こして入院しました．肺炎といっても，体温も38℃を超えず，白血球やCRPもさほど上がっていないから軽症なのでは，と判断するかもしれませんが，ここに急変の可能性が潜んでいます．

　感染症に対する生体防御反応は，熱の閾値間域を右方移動させます．平熱から体温を37.7℃まで上昇させるために，すでに寒冷反応が起きていることが，バイタルサインなどから読み取れますか？

　末梢冷感がある，つまり末梢血管を収縮させる反応が起こっています．そして脈拍が110回/分と頻脈になっていますね．これはアドレナリンを分泌亢進させるなど代謝を亢進させてNST（非ふるえ性熱産生）反応を起こしているのです．おそらく今は体温のセットポイントを37.7℃程度に設定されているのでしょう．患者は28℃の室温で布団をかぶっているのは，末梢血管収縮，NSTと自律神経性調節反応を起こしセットポイントまで上昇させた体温を下げないように，無意識のうちに行動調節反応を起こし体温を保持していると考えられます．

冷罨法で体温を奪うとショックになる！？

　このような反応を起こしているところに，冷罨法をして体温を奪うとどうなるでしょうか．生体はせっかく上げた体温を下げられてしまうため，今の調整では熱の産生が足りないと判断し，セットポイントをもっと高くセットします．すると，シバリングを起こしさらに体温が上昇する可能性が高くなります．シバリングは最も代謝を高め酸素消費量を増大させる反応なので，呼吸状態の悪化につながります．

　そしてシバリングがおさまったらどうなるでしょうか．患者は高血圧の既往があるのにもかかわらず，入院時すでに血圧は94/58mmHgと低下しています．シバリングでさらに心拍数を増加させ，シバリングがおさまったら次は血管拡張です．さらなる血圧低下です．これがウォームショックといわれる状態です．

　こうなると，輸液と血管収縮作用のある昇圧薬（ノルアドレナリン）を投与する，ショック対応をすることになります．それまで呼吸循環は安定していたのに，急に血圧が低下し呼吸状態が悪くなり，見た目には「急変」となりますが，これは，起こるべくして起こった結果ともいえます．

　こうなることをあらかじめ考えられれば，患者に氷枕を依頼されても冷やさないことが重要な旨を患者に説明することができます．これが「できるナース」ではないでしょうか．皆さんも友人や家族が「風邪をひいた．熱がありそう……」と言われたら，「冷やして休んでね」と言いますか？「温かくして休んでね」と言いませんか？

SIRSに注目する

　さて，入院時のバイタルサインをみて，SIRSに気づいた方はいますか？

　SIRS（全身性炎症反応症候群）は，たった4つの項目のうち2つ以上を満たせば，侵襲によって全身的な炎症反応が惹起されている状態であることがわかるのです（表1）．

NST：non-shivering thermogenesis，非ふるえ性熱産生　　SIRS：systemic inflammatory response syndrome，全身性炎症反応症候群

本事例は，入院時脈拍110回/分，呼吸数25回/分と2項目満たしており，SIRS状態，つまり急変を起こすリスクの高い患者だったのです．

一般的に頻呼吸は26回/分以上と定義されるため，25回/分は頻呼吸には分類されませんが，SIRSの診断基準では，20回/分を超えた時点で生体は変化を起こしはじめている，炎症反応が始まっていると注意喚起しているのです．

また，この基準の中には血圧が含まれていません．生体は血圧を低下させないために頻脈にするなど変化させるため，その調整が破綻して初めて血圧が低下するのです．つまり血圧が低下してからでは遅く，血圧が低下する前に気づくことが重要なのです．

さらに，本事例はCRP 2.1g/dLとあまり上昇していませんでしたが，CRPというのは炎症反応の結果産生されるため，白血球より反応時間が遅く，2〜3日でピークに達するという特徴があります．本事例は2日前から呼吸困難感を自覚しているため，今後上昇する可能性が高いのです．

高齢者の体温の特徴

高齢者は，「熱い」と感じる皮膚の温点や「冷たい」と感じる冷点が減少し，温度の識別能力が低下しています[1]．また，高齢者は，身体活動の低下，筋肉量の減少，甲状腺機能低下など熱産生の基礎となる基礎代謝が低下しているため，寒冷時の熱産生が十分ではありません．暑熱環境でも皮膚血管拡張が鈍く，発汗量も少ないため，熱放散の開始が遅く放散量も少ないです．つまり，温度受容器，熱の産生・放散をする効果器すべての機能低下がみられます．

さらに，体温調節機能を失調させる病態として，**表2**のようなものがありますが，これらはいずれも高齢者で発生しやすいものです．したがって，高齢者は加齢による機能低下だけでなく，合併疾患によっても体温調節機能が失調されやすい状態にあるのです．

高齢者は感染症などに罹患しても，効果器など熱産生能が低下しているため発熱が軽度であったり，発熱の自覚がなかったりすることもあるため，診断が遅れることも多くあります．いったん体温異常をきたすと，全身の予備能力も低下しているため，シバリングなど臓器への相対的酸素供給量不足をきたし，臓器障害にもつながります．

このように，高齢者は体温調節機能が低下しており，反応性が低下していること，全身の予備力の低下から危機的状況にもつながりやすいことなどをふまえて，慎重に体温管理を考える必要があります．

（露木菜緒）

引用・参考文献
1) 赤坂威史：高齢者の体温管理．ICUとCCU，31(10)：771-778，2007．

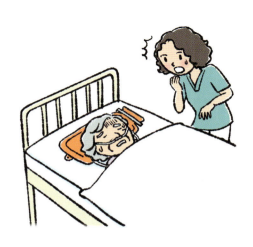

実践力が身につく・事例検討

重症患者の発熱，冷やすべきか？温めるべきか？

次は，集中治療室などでの重症患者の体温管理を考えてみましょう．

症例2

患者	68歳，男性，身長165cm，体重63kg
主訴	胸痛，嘔吐
既往歴	なし
生活歴	飲酒1合/日，喫煙歴20本/日（40年）
現病歴	2日前に昼食後食物残渣の嘔吐があった．昨日嘔吐はなかったが悪心は持続していた．今朝になり胸痛も自覚したため受診した．
検査データ	CK780IU/L，CK-MB281IU/L，高感度トロポニンI30
胸部X線	異常なし
心電図	$V_1 \sim V_4$でST上昇
心エコー	前壁中隔〜心尖部で壁運動低下
カテーテル検査	左前下行枝の高度石灰化あり．冠動脈バイパス術を施行し術後ICUに入室した．
臨床経過	入室後血圧90/60mmHg，脈拍100回/分（ペーシング）．尿路カテーテルを挿入しており膀胱温38.9℃．経口挿管による人工呼吸器管理中．未覚醒で人工呼吸器に完全同調している．四肢末梢の冷感があり，爪色蒼白している．シバリングは起こしていない．

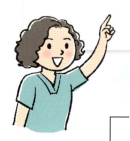

さあ，皆さんはどうしますか？
以下の4つの中から1つ答えてください．

① 氷枕だけ使用する
② 氷枕，額のアイスノン，腋窩のアイスノンも使用する
③ 保温する
④ 保温も冷罨法もしない

発熱の原因を考える

では，氷枕をはじめとした冷罨法を渡すと患者はどうなるのでしょうか．

患者は末梢冷感があり，すでに末梢血管は収縮しています．体表に近い血管は収縮しているため，冷罨法をしても皮膚末梢温は低下しますが，中枢温の解熱効果は低いと考えます．

それよりも，現在は中枢温が高く末梢が冷たいという中枢末梢温度較差が生じており，これはLOS（低心拍出量症候群）を示す重篤な所見です．ほかにも，収縮期血圧と拡張期血圧の差は一回拍出量を示しているため，この差が小さいこともLOSを疑わせます．

LOS：low output syndrome，低心拍出量症候群

図1 フォレスター分類

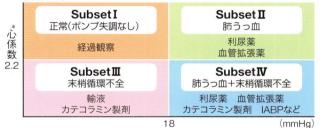

＊心係数：1分間あたりの心拍出量（L/分）を体表面積で割ったもの

つまり、本事例の発熱の原因は、手術侵襲だけでなく、LOSも原因にあると考えられます．

循環動態はどうなる？

①術後は循環血液量を維持したい

冠動脈バイパス術患者は、術前の心機能低下に加え、術中の心停止操作やバイパスによる心臓への負担が加わり、医原性心不全を作り出している状態であるため、容易に循環変動をきたします．とくに、手術侵襲により術中に内因性カテコールアミンが分泌亢進するため、術後は濃度低下してしまい、血圧低下をきたしやすくなります．

また、冠動脈は心筋へ酸素や栄養を供給している血管ですが、心拡張期に循環されるという特徴があるため、拡張期血圧を維持することが重要です．一般的に70～80mmHg以上の拡張期血圧が目標とされます．さらに、術後は冠動脈血流不全防止のために循環血液量の維持につとめることも必要です．

②心拍出量の確保のため、輸血や強心薬投与も

現在、拡張期血圧60mmHgと低く、中枢末梢温度較差といったLOSの徴候があるため、まずは心拍出量の確保が必要です．LOSの原因はさまざまありますが、術中出血量が多く循環血液量が減少しているのであれば輸液や輸血による容量負荷が必要です．

ただし、輸血を行う場合はHt（ヘマトクリット）の確認が必要です．Htが高いと、血液の粘稠度が高まり血栓形成しやすく血管攣縮の原因にもなるため、Ht＜35％を目標にします．心機能が低下してLOSになっている状態では強心薬の投与が必要になります．

③脈拍の管理、血管拡張薬の投与も検討

脈拍の管理も重要です．脈拍80＜回/分では心臓が拍出するときの心仕事量が増大するし、脈拍120＞回/分では一回の拍出量が減り、冠血管の血流量が減少します．そのため、脈拍は100回/分前後を目標とします[1]．現在はペーシングで100回/分で維持できています．

さらに、末梢血管の収縮は後負荷（血管抵抗）が増大している状態であり、より心負荷がかかるため、血管拡張薬の投与も検討する必要があります．当然、血管拡張薬投与の際には血圧低下に注意しなくてはいけないため、慎重な輸液管理が求められます．

図1に心不全の評価と治療の指標となるフォレスター分類を示します．PAWP（肺動脈楔入圧）は心充満圧、つまり前負荷を意味します．PAWP値は、Swan-Ganzカテーテルが挿入されていないと測定できませんが、このフォレスター分類で現在の状況がどこに位置し、何をすればSubset I に近づけるかがわかります．

重症患者の発熱時に考えること

術後は、まず何が原因で発熱しているか検討する必要があります．今回の発熱の原因であるLOSを改善させるためには、輸液などで前負荷を保ち、拡張期血圧を上げ、一回拍出量を増加させ、後負荷を減少させることが必要です．これにより末梢血管の収縮が改善され、熱の放散により解熱する可能性があります．

したがって、冷罨法するか、しないかに関しては、「何もしない」または、するのであれば、血圧の低下に注意しながら保温して末梢血管の拡張を促すことが解熱につながり、病態管理としては適切ではないかと考えます．

（露木菜緒）

PAWP：pulmonary artery wedge pressure，肺動脈楔入圧

引用・参考文献
1) 聖路加国際病院循環器疾患ケアグループ編：かみくだいて教える心臓血管外科マニュアル（上巻）術前・術後編，p.127-128，日総研出版，2009．

実践力が身につく・事例検討

一般病棟でもよくある発熱, どうすればいい？

肺炎などで発熱して入院, または入院中の発熱は, 一般病棟でもよくあることではないでしょうか. 発熱をしているから, 何℃以上だからという理由でクーリングを実施するのではなく, クーリングが患者にとって有益か不利益かを見極める必要があります.

症例3

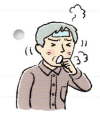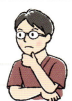

患者C氏	50代, 男性
既往歴	高血圧症, 脂質異常症
診断	細菌性肺炎
生活歴	輝石関係の仕事をしているが, 現場での仕事はない. アスベスト曝露なし, 粉塵曝露なし, ペットの飼育なし. 加湿器の使用や24時間風呂の使用なし. 鳥類との接触機会なし. 半年以内に海外渡航, 国内旅行(温泉含む)なし.
臨床経過	3日前より, 咳嗽あり. 風邪だと思い市販の風邪薬を内服していた. しかし, 咳嗽は治まらず黄色痰を認めるようになった. 23時頃から呼吸困難と倦怠感が増強し, 体温を測定すると38℃であったため, 冷却シートを額に貼付して受診する. 胸部X線写真にて肺炎像あり. 聴診にて, 両側上葉の呼吸音が減弱しており, 水泡音を聴取した. また, 酸素マスク6L/分にてSpO₂は90％前後であり, 補助呼吸筋を使用していることからNPPVにて呼吸管理が必要であると判断され, 緊急入院となる(図1).
来院時バイタルサイン	GCS E4・V5・M6, 血圧150/86mmHg, 心拍数120bpm, 体温38.1℃, 呼吸回数30回/分, SpO₂ 89％(マスク6L/分), 咳嗽あり, 膿性痰喀出あり, 頸静脈怒張なし, 浮腫なし, 末梢冷感あり.
採血データ	WBC 12,000/μL, RBC 325万/μL, HGB 10.5g/dL, HCT 30.6 %, PLT 14.9×10⁴/μL, TP 6.8g/dL, アルブミン2.8g/dL, UN 22.7mg/dL, Cr 1.00mg/dL, 総ビリルビン 0.4mg/dL, Na 136mEq/L, Cl 103 mEq/L, K 4.1 mEq/L, Ca 7.7 mEq/L, AST 34U/L, ALT 13U/L, LDH 287U/L, CRP 23.08mg/dL, 血糖126mg/dL
入院時から1病日目の経過	入室後より, NPPV (S/Tモード, F$_i$O$_2$：0.6, IPAP：8, EPAP：4)が開始され, ソルデム® 3A 80mL/時間, セフトリアキソン2g/日およびアジスロマイシン500mg/日が開始となる. 入室から約14時間後, C氏よりナースコールがあり「まだすこし寒気がするけどだいぶ, 楽になりました. 熱が下がってないみたいなので氷枕をいただけますか」と訴えがあった. この時点でのバイタルサインは血圧132/64mmHg, 心拍数105bpm, 体温：38.0℃, 呼吸回数：25回/分, SpO₂：99％, 末梢冷感あり.

さあ, 皆さんはどうしますか？
以下の4つの中から1つ答えてください.

①C氏の希望通り氷枕を渡す
②冷やさないほうがよいことを伝える
③氷枕ではなく冷却シートを額にあてる
④寒気がするので温める

NPPV：non-invasive positive pressure ventilation, 非侵襲的陽圧換気　　HR：heart rate, 心拍数　　NIBP：non-invasive blood pressure, 非観血的血圧測定　　WBC：white blood cell, 白血球　　RBC：red blood cell, 赤血球　　HGB：hemoglobin, ヘモグロビン

術前・術後ケアと尿・便・体温の疑問解決 **すごく役立つ 周術期の全身管理**

図1　1病日目の熱型表

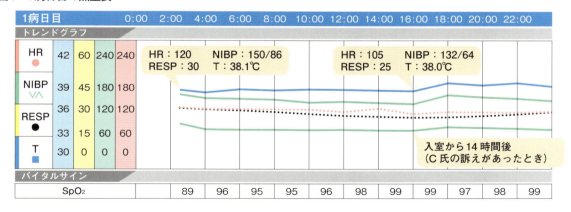

図2　発熱のしくみ

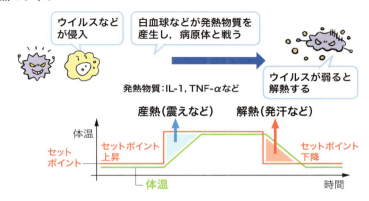

文献1)のp.236より引用，一部改変

体温が上昇する現象には，発熱と高体温があります．発熱は，体温調節中枢のセットポイントが上昇することによる体温の異常です．一方，体温調節中枢のセットポイントは正常にもかかわらず，熱産生の増加と熱放散の低下により体温に異常をきたした状態を高体温といいます．

C氏の場合，入院までの経過や胸部X線写真，採血データ，熱型，フィジカルイグザミネーションから得られた情報から勘案すると，感染に伴う発熱が最も考えられます．ここで重要なのは，発熱の原因が感染性によるものなのか，非感染性によるものなのかです．

感染性の場合は，細菌やウイルスなどが生体内に侵入すると，白血球などが反応して，IL-1やTNF-αなどサイトカインとよばれる内因性発熱物質を産生します．サイトカインはプロスタグランジンE_2（PGE_2）の産生を促し，PGE_2が視床下部に情報を伝達することによりセットポイントが上昇します．これらの反応を受けて生体は熱産生反応を起こし，設定温度まで体温を上昇させます（図2）．

感染に伴う発熱は，細菌やウイルスなど病原体の増殖抑制，白血球の機能促進，好中球の移動性促進，免疫応答反応を促進させます．一方，発熱は代謝亢進，酸素消費量の増大，心拍数増加，タンパク異化亢進など生体にとって不利益となる場合もあります．

クーリングは効果がある？

①クーリングで熱は下がる？

C氏の受診時の行動を振り返ると，額に冷却シートを貼付していることから，発熱したら冷却するという習慣があったと考えられます．

発熱は，セットポイントにより調節されており設定温度まで体温を上昇させようとします．一般家庭などでも実施されているクーリングは，高くなった体温を体表から冷却することにより，物理的に熱を奪おうとする行

HCT：hematocrit，ヘマトクリット　　PLT：platelets，血小板　　TP：total protein，総タンパク質　　UN：urea nitrogen，尿素窒素
AST：aspartate aminotransferase，アスパラギン酸アミノ基転移酵素　　ALT：alanine transaminase，アラニンアミノ基転移酵素
LDH：lactate dehydrogenase，乳酸脱水素酵素　　CRP：C reactive protein，C反応性タンパク

図3　3日目の熱型表

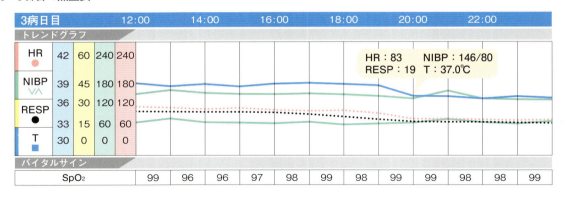

為です．しかし，頭部は頭蓋骨で覆われており，頭部表面を走行している血管は細いため，体表からの冷却では体温は低下しません．また，腋窩や鼠径部など太い血管が走行している部位にクーリングを実施しても解熱は一過性であり，クーリングによる寒冷刺激はかえって，体温上昇の妨げになる可能性やシバリングを誘発するおそれがあります．

②クーリングは不利益を及ぼす可能性がある

入室から約14時間後（C氏の訴えがあったとき）のバイタルサインをもう一度みると，入室時と比較して血圧は低下し，SpO₂は基準値を示しています．しかし，呼吸回数は25回/分と促拍しており頻脈も継続しています．また，体温や末梢冷感に大きな変化はなく，「まだすこし寒気がするけど……」というC氏の訴えなどから勘案すると，セットポイントが設定した体温まで上昇していないと考えられます．

したがって，先述したことをふまえると，解熱を目的としたクーリングはC氏に不利益を及ぼす可能性が高いと考え，C氏に発熱の利点やクーリングの効果を説明する必要があると考えます．

クーリングのタイミング

本事例の場合は，感染に伴う発熱が最も考えられるためセットポイントが上昇していると推測されます．図2のように体温はセットポイントまで上昇し，解熱期となるまで発熱は継続します．

C氏の3病日目の20時以降の熱型表を見ると，解熱期となったことがわかります．この時期は，血管の拡張により末梢は温かくなり皮膚には紅潮や発汗などが認められます．解熱期に太い血管が走行している部位へのクーリングは，熱放散の一助となり効果的であるといえます．

また，解熱を目的としない，不快感の緩和や安楽のためのクーリングは，患者が希望する場合は解熱期に限らず実施してよいと考えます．ただし，先述したように，太い血管が走行している部位へのクーリングは避けることが望ましいです．

＊

適切なタイミングでクーリングを実施するためには，なぜ患者が発熱しているのかを考える必要があります．さらに，発熱やクーリングによるメリットとデメリットを考えます．バイタルサインとフィジカルイグザミネーションから得られた情報を統合してアセスメントをすることにより，患者に最善のケアを提供することができます．

（植木伸之介）

引用・参考文献

1) 露木菜緒：体温管理のアプローチ．ICUディジーズ，道又元裕編，p.235-242．学研メディカル秀潤社，2013．
2) 山田亨：「クーリングの是非」は今の理解で十分か？．ICNR，2(2)：58-65，2015．
3) 勝博史：重症患者の尿管理と並行して行う体温管理．月刊ナーシング，36(4)：138-142，2016．
4) 中村明美：体温管理．ICUケアメソッド，道又元裕編，p.240-245．学研メディカル秀潤社，2014．

IPAP：inspiratory positive airway pressure，吸気気道陽圧　　EPAP：expiratory positive airway pressure，呼気気道陽圧

術前・術後ケアと尿・便・体温の疑問解決　すごく役立つ　**周術期の全身管理**

実践力が身につく・事例検討
小児患者の発熱，成人とは何が異なる？

先天性心疾患術後は，侵襲に加えて人工心肺による影響からさまざまな合併症を予防する必要があり，LOS（低心拍出量症候群）の状態となります．その際，カテコールアミンや循環血漿量が重要なのはもちろんですが，看護ケアの点からは，後負荷に対する体温管理が非常に重要であるため，先天性心疾患術後に重要な指標の1つである体温管理に主眼を置いて解説します．

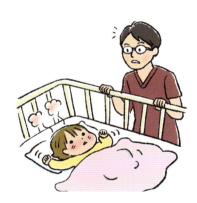

症例4

患者Aちゃん　1歳4か月，女児

臨床経過　在胎週数39週6日，体重2,700g，Apgar 9/10，正常分娩で出生．出生直後より心雑音を指摘され，日齢7に近医を受診．受診時，径7mmのVSD（心室中隔欠損症）と診断され，利尿薬の内服を開始した．その後，手術治療を含め評価目的で当院に紹介され，1歳1か月で心臓カテーテル検査を施行した結果，QP/QS 3で手術適応となる．1歳4か月でVSDのパッチ閉鎖術を行った．

術後の経過　挿管された状態で帰室．循環サポートとしてDOA（ドパミン）3γ，DOB（ドブタミン）5γ，ミルリノン0.5γで投与下．心拍数166回／分，血圧88/48mmHg，SpO₂ 100％，中枢温37.4℃，末梢温32.0℃，CRT 2秒程度，四肢の末梢冷感を認めた．帰室後10分後には，中枢温38.3℃まで上昇，末梢温は32.9℃．
術後18時間で抜管．酸素化がやや悪いことと，胸部X線上にうっ血像を認めたため，利尿薬増量マイナスバランス強化の方針とした．術後3日目にカテコールアミンを終了し，術後5日目にPICU退室となった（図1）．

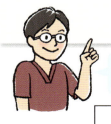

さあ，皆さんはどうしますか？
以下の4つの中から1つ答えてください．

①体温が高いので冷罨法を行う
②末梢血管抵抗を下げるため温罨法を行う
③末梢をマイルドに保温する
④保温も冷罨法もしない

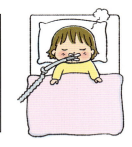

術後発熱の原因を考えて体温管理を

術後は，全身麻酔の影響，ベッド移動・洗浄などの外的因子により，多くは熱喪失が大きく低体温になりやすいと考えられます．しかし，麻酔薬による発汗抑制作用やドレープによる蒸発，対流，伝導，放射の影響で熱の喪失がなく熱がこもり，体温が上昇する場合もあります．

Aちゃんの場合，①ドレープに覆われていたことによる体温上昇，②人工心肺の影響からくるLOS状態から皮膚の血流減少が起こり，熱放散が阻害され体温が上昇，③麻酔からの覚醒に伴う熱の産生など非感染性の発熱が考えられました．

VSD：ventricular septal defect，心室中隔欠損症　　CRT：capillary refilling time，毛細血管再充満時間
LOS：low output syndrome，低心拍出量症候群

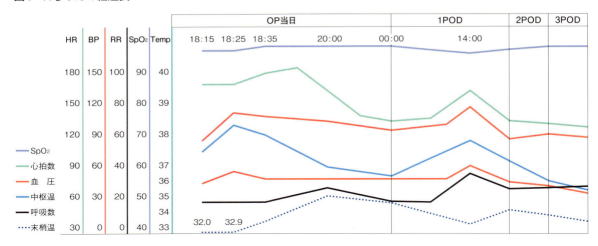

図1　Aちゃんの経過表

体温測定の方法

　体温測定には，核心温（中枢温）と外殻温（末梢温）があります．一般的に体温測定は腋窩温を測定しますが，ICUに入室する重症患者は，信頼性が高い核心温を連続モニタリングすることが重要です．小児の中枢温の測定部位は，各施設で異なりますが，Aちゃんの中枢温は，大動脈，肺動脈の位置に近いという理由から食道温を選択し測定していました．体温測定部位を表1に示します．

　一般的に，中枢温と末梢温が7℃以上で末梢循環不全を疑います．Aちゃんは，術前から肺血管抵抗が高いことや侵襲を受けることにより術後にLOSを起こす可能性があります．さらなる悪化を防ぐために体温管理は重要です．中枢温と末梢温の較差が3℃以内の場合，末梢循環が良好に保たれているという指標になります．

安易に末梢を温めると血圧低下のリスクがある!?

　Aちゃんの中枢温を食道，末梢温は足背や足底にそれぞれ温度計を装着することでモニタリングを行い，これらの較差が広がらないように管理しました．

　Aちゃんは，帰室時に末梢温と中枢温に5.4℃の較差を認めていました．末梢温の低下は，末梢の血管をしめることで後負荷を増大させ血圧を維持する生体反応でもあります．Aちゃんは，心拍数の上昇を認めましたが，血圧は問題なかったため，後負荷をとる目的で，人肌程度のマイルドな末梢の保温に努めました．

　Aちゃんのように末梢温が低下し，中枢温との較差が広がる場合，末梢血管抵抗を下げるために温罨法を使用することがあります．しかし，血圧の値，CVP，心エコーの評価を含め，心機能の状態を把握しながら現時点で末梢を温めてよいかどうか，温罨法使用の是非を検討する必要があります．

　末梢温だけをみて安易に末梢を温めると血圧低下のリスクがあるので注意が必要です．また，温罨法を当てる位置が適切でないと，体温測定時に温罨法の温度を拾ってしまうので要注意です．また，食道温は，挿管チューブや胃管と近接しているため，人工呼吸器の加温の温度に影響されることや吸痰時のバギングで一時的に温度が下がることがあります．

表1　体温測定部位

部位	説明
腋窩温	末梢温は，環境による影響を受けやすい．皮膚温は足底や下肢末端に近い位置に装着し，末梢循環不全の指標とする．
皮膚温	
直腸温	骨盤内臓器の温度を反映するが，腸内ガスや便の影響を受ける．
食道温	左心房の高いところに位置し，肺動脈の温度に近いと考えられている．
膀胱温	尿量が保たれていれば信頼性が高い．
肺動脈温	肺動脈カテーテルを挿入し，右心室温を直接測定．

写真1　クーリングの方法の1例

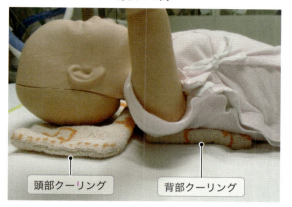

頭部クーリング　　背部クーリング

写真2　四肢の温罨法（ホットパック貼用）の1例

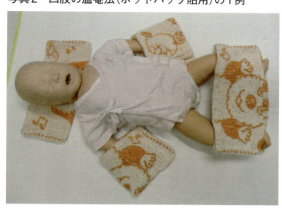

小児のクーリング時の注意点

　一般に小児は，体表面積が大きく，かつ体重も小さいことから，クーリングの効果は大きく，予想以上に早いスピードで体温が低下することに注意が必要です．このため，クーリングを行う際は頻繁に観察し，継続か要否や当て方の工夫などを児の状態を見ながら適宜判断することが非常に重要です．

　また，低体温に陥ることでシバリングを起こし，酸素消費量が上昇することでアシドーシスに傾く原因となったり，凝固系にも影響を及ぼすなど，術直後から数時間はとくに注意が必要です．

　氷枕などを当てる部位は，太い血管が走行している部分がよいなどといわれていますが，Aちゃんのような乳幼児では，生理学的特徴から考えると接触面が大きい位置に当てるほうが効果的です．小児の体格をみて適切な位置を選択します．クーリングを当てる際は，シバリングがないか，クーリングが快ではなく不快となり，機嫌が悪くなる原因となっていないかなど観察することが重要です．

小児の覚醒に伴う発熱

　Aちゃんは，薬剤とクーリングの効果により術後1時間で38.3℃まで上昇した熱が，36℃台まで下降し，末梢温と中枢温の較差も2.3℃まで縮まり，心拍数も170回/分から100回/分台まで低下しました．しかし，再び，覚醒とともに中枢温は37.8℃まで上昇を認め，末梢温も33.5℃，心拍数は一時的に160回/分まで上昇しました．

　小児は，成人と比べ基礎代謝が活発であり，多少の興奮で体温上昇を招きやすいです．Aちゃんの体温上昇は覚醒に伴うものであるとアセスメントし，クーリング（**写真1**），末梢循環不全を伴わないよう四肢の保温（**写真2**），鎮静の評価と安静を目的に鎮静薬の一時的ボーラス投与を行いました．

小児の体温の特徴

　本事例は先天性心疾患術後の体温管理ですが，小児の体温の特徴として，成人と比べて体重に対して体表面積が大きく，環境の影響を受けやすいため，高体温，低体温になりやすく，同時に循環血漿量への影響が起こりやすいです．そのため，腋窩温だけを指標にするのではなく，信頼できる中枢温も測定する必要があります．

　さらに，末梢循環不全を観察する指標として，末梢温を測定し，較差を観察することは重要です．児の体温の特徴を理解し，熱の原因や発熱が病状に与える影響を考え，細かく頻繁に観察，的確にアセスメントをしたうえで必要なケアを行うことが重要です．

（新井朋子）

引用・参考文献

1) 山蔭道明編：II周術期の体温管理．周術期の体温管理．克誠堂出版，2011．
2) 並木昭義監：事例で学ぶ周術期体温管理．真興交易医書出版部，2007．
3) 馬場一雄監：新版 小児生理学．へるす出版，2009．
4) 道又元裕編：エキスパートナースが答える！超急性期の体温管理 Q&A．重症集中ケア，9(7)，2010．

何℃になったら発熱？

　一般に，平熱の体温は35～37℃未満をさします．発熱によって37～38℃になった状態を微熱，38℃以上を高熱としています．

　しかし，体温は個人差もあるため一概に定義することはむずかしいのかもしれません．たとえば，「平熱より約1℃程度高いと身体になんらかの異変を認めることが多いので，それが異常な発熱」という方もいます．

　米国集中治療医学会（SCCM）や米国感染症学会（IDSA）の発熱に関するガイドラインによると，体温が38.3℃以上であることを発熱と定義しています．しかし，それもストロングエビデンスがあるわけではありません．

TRPM2が体温を感じると，マクロファージの働きを調節する

体温に反応する免疫細胞を応援しよう！
マクロファージとTRPM2（温度センサー）の関係を明らかにした研究の紹介

　近年，発熱に対する解熱療法についての議論が高まっています．しかし，急性脳障害と高体温症候群を除きその意義は定まっていません．現在のところ，臨床状態を勘案して発熱の閾値を考えるべきというのが現状です．

　解熱療法を考えるうえで，興味深い研究を紹介します．それは，白血球の仲間である免疫細胞のマクロファージ（単球）と体温を感じる温度センサー（TRPM2：トリップ・エムツー）の関係を明らかにした研究です[1]．

　マクロファージは，細菌，ウイルス，死滅した細胞，体内の異物，捕食（貪食）して消化・分解，さらにその情報をほかの免疫細胞に伝達する役割を担っています．マクロファージは，対象物と出会うとその対象物を貪食します．その際，マクロファージは殺菌のために活性酸素を産生します．その免疫反応によって産生される過酸化水素（活性酸素の一種）によって温度センサーであるTRPM2が体温で活性化するようになるしくみがあり，そしてTRPM2が体温を感じてマクロファージの働きを調節するしくみがあるということです．

TRPM2センサーが活性化すると免疫機能が増強される

　体温を感じる温度センサーであるTRPM2は，活性化物質が存在しない状態では，ふだんは体温では活性化しませんが，過酸化水素が産生されると平熱域（37℃）でも活性化するようになることが確認されました．つまり，過酸化水素がTRPM2の働きを調節する「スイッチ」として働くことを発見しました．

　さらに，スイッチ・オンされたTRPM2の働きによって，異物を食べるマクロファージの働きが，発熱域（38.5℃）で，より増強することがあきらかとなりました．これは「感作」とよばれる現象です．細菌や病原体に接して発熱すると，TRPM2センサーが活性化して免疫機能を増強するシステムと考えることができます．

　ちなみにTRPM2温度センサーをなくしたマクロファージでは，平熱域と発熱域においてなんら変化はなかったとしています．

＊

　この研究結果は，感染や異物に対する生体の炎症反応である発熱反応が，免疫力を増強する生体のメカニズムであることを示してくれたのではないでしょうか．

　つまり，発熱に対する解熱療法は，体温調節そのものの異常，悪性高熱，熱中症以外の発熱は別として，上記のような免疫細胞が活躍する環境条件を考慮したうえで，行っていくことが必要であるといえますね．

CRPはサイトカインが肝細胞に作用することで産生される

　感染や炎症などの内的要因によって起こる発熱のメカニズムは，それぞれの各論に解説されているように，内因性発熱物質(endogenous pyrogen)とよばれるサイトカインが血液脳関門を通り抜けることができないので，視床下部の体温調節中枢に作用しプロスタグランジンE_2産生を促して発熱を誘導します．

　サイトカインは骨髄内に作用し白血球の増殖，分化を起こします．その結果，好中球増多，核の左方移動*が起こります．

　感染や炎症が起こると，マクロファージ(単球)がサイトカインを産生し，それに好中球が反応し，好中球もサイトカインを産生します．それ以外には，血管内皮細胞からも産生されます．そのサイトカインが肝細胞に作用し，炎症の程度の指標となっている急性炎症タンパクのCRP(C反応性タンパク)を産生誘導します．

CRPは炎症を反映するが，上昇に半日を要する

　急性炎症タンパクの産生誘導をする物質は，炎症性サイトカイン(IL-1，TNF-α，IL-6など)が知られており，炎症時に産生されることから，炎症性サイトカインとよんでいます．これらは，肝細胞に作用しCRPを産生誘導し，また，フィブリノゲンやハプトグロビンなどを産生誘導します．

　感染や炎症を認識すると，数時間以内に白血球数の上昇が始まります．その後，白血球が産生したサイトカインが肝細胞に作用してCRPを産生します．6～12時間で血中量が上昇し，2～3日間でピークに達します．

　CRPは炎症以外で上昇することはなく，炎症の程度を反映します．しかし，血中濃度の上昇が明確になるのに半日を要するため，この間は白血球数が参考になります．

白血球が増加してからCRPが増える

　ここでおさえておくべきポイントは，白血球よりCRPが先行して増加することはないということです．

　臨床では，白血球が増加しているのに感染や炎症を起こしている部位に多く集まっているので末梢血から検査した結果ではあまり増えておらず，どちらかというとCRPが上昇している場合もあります．また，肝機能低下時は，肝臓でCRPが産生されないため低値の可能性もあります．ステロイド使用時や免疫抑制薬使用時も低値の可能性があることも知っておきましょう．

（道又元裕）

---

*左方移動：体内では白血球(好中球)の需要が高まると，骨髄での好中球を増産させるサイトカインの作用によって骨髄から若い好中球(桿状核球)が通常よりも多く産生され，白血球全体に占める割合が増える．成熟した好中球(分葉核球)が多い状態から若い好中球が増える現象を「核の左方移動(左方偏位)」という．つまり，左方移動は好中球の成熟度を横軸，好中球の数を縦軸に取ったときのグラフが感染や炎症などによって左に移動すること．

引用・参考文献
1) Kashio M, Sokabe T, Shintaku K, et al.: Redox signal-mediated sensitization of Transient Receptor Potential Melastatin 2 (TRPM2) to temperature affects macrophage functions. Proc Natl Acad Sci USA, 109(17): 6745-6750, 2012.

SCCM：Society of Critical Care Medicine，米国集中治療医学会　　IDSA：Infectious Diseases Society of America，米国感染症学会
TRPM2：Transient Receptor Potential Melastatin 2　　CRP：C reactive protein，C反応性タンパク

索引

数字・欧文

A, B, C
- 3 辺テーピング法 ... 74
- 4-2-1 ルール ... 29, 52
- ABCDE バンドル ... 82
- ACS ... 132, 143
- ADH ... 112
- after drop 現象 ... 175
- AGI ... 131
- AKI ... 124
- BT ... 130, 133, 175
- C.difficile ... 147
- CAM-ICU ... 104
- CARS ... 130
- CAUTI ... 116, 159
- CD ... 142
- CDI ... 159
- COX ... 172
- CRBSI ... 157
- CRP ... 189
- CVP ... 14

D, E, F, G
- da Vinci ... 10
- day surgery ... 10
- de-escalation ... 92
- DRS-R-98 ... 104
- DST ... 104
- DTI ... 50
- DVT ... 35, 95
- ERAS ... 26, 28, 45
  - ――プロトコル ... 101
- FRC ... 61
- FRS ... 72
- GALT ... 129, 141
- GCS ... 85

H, I, J
- HES ... 52
- ICDSC ... 104
- ICU-AW ... 82, 84
- IIT ... 22
- IPC ... 95
- IV-PCA ... 65
- JCS ... 85
- J-PAD ガイドライン ... 18

L, M, N, O, P
- LOS ... 180, 185
- MDRPU ... 50
- NOAC ... 36
- NPWT ... 109
- NRS ... 72
- NSAIDs ... 170
- NST ... 152, 178
- ODA ... 109
- PAWP ... 181
- PCA ... 18, 65
  - ――ポンプ ... 47
- PCEA ... 18, 65
- PE ... 35, 97
- PG ... 170
- PICS ... 82
- PONV ... 100
- PPE ... 78
- PTSD ... 55

R, S, T, V
- refilling ... 14
- SGA ... 109
- SIRS ... 14, 116, 161, 178
- SOFA スコア ... 161
- SQiD ... 104
- SSI ... 34, 40, 91, 158
- TRPM2 ... 188
- TTM ... 176

VAE	158
VAP	158
——予防バンドル	158
VAS	72
VRS	72
VTE	35, 95

あ行

● あ

アウトカム	11, 89
アカシジア	105
アスピリン喘息	173
アセトアミノフェン	173
アレルギー	47
アンダーソン改訂基準	26
罨法	70

● い

胃潰瘍	172
異化亢進	54, 154
閾値温	156
閾値間域	152, 156
意識障害	85
維持輸液	29, 52
移植手術	10
痛み	16, 67
——のコントロール	54, 61
——のスケール	72
逸脱	88
医療関連機器圧迫創傷	50
医療者用パス	11
陰圧式ドレナージ	24
インサートデイ方式	90
インスリン	22
——拮抗ホルモン	59
——療法	60
インセンティブスパイロメトリー	34
インフォームド・コンセント	11, 46
インフルエンザ脳症	172

● う

ウォームショック	178
運動亢進性下痢	142

● え

栄養障害	28
腋窩温	165
易感染状態	137
易出血性	173
嚥下機能評価	100
炎症	20
炎症性サイトカイン	189

● お

オーバードレナージ	80
オーバービューパス	11
オズボーン波	175
オピオイド	18
オムツ交換手順	138
温罨法	186
温風加温装置	49

か行

● か

カーフタイポンプ	95
カーフポンプ	95
外殻温	164, 186
回復期	14
開放式ドレーン	24
加温	49
化学熱傷	50
過活動型せん妄	103, 105
過換気	162
核心温	164, 186
獲得免疫	20
過酸化水素	188

過鎮静 105
合併症 47
カテーテル関連感染 147
カテーテル関連血流感染 157
カテーテル関連尿路感染症 116, 159
簡易血糖測定法 60
緩下剤 45
間欠的空気圧迫法 95
感作 188
間質液 52, 58
患者自己調節鎮痛法 65
患者調節硬膜外鎮痛法 18
患者調節鎮痛法 18
患者用パス 11
関節可動域訓練 26
感染 20
　　──伝播 135
浣腸 45

● き
機械的腸管前処置 45
機能的残気量 61
客観的スケール 16, 72
逆行性感染 78, 80
急性腎障害 124
吸入麻酔 13
強化インスリン療法 22
凝固障害 175
局所陰圧閉鎖療法 109
局所麻酔 13
起立性低血圧 26, 86
禁煙指導 34

● く
空気感染 137
クーリング 57, 167, 168, 183
クランプ 80
クリニカルパス 10
クロストリジウム・ディフィシル関連腸炎
　　　142, 159

● け
経腸栄養管理 141
外科的血栓摘除術 97
外科的糖尿病 22, 60
血管拡張薬 181
血管透過性 58, 63
血管内ボリューム 63
血漿 52
血小板凝集作用 171
血清クレアチニン 124
血中尿素窒素 124
血糖管理 60
血糖コントロール 22
血尿 119
解熱期 184
解熱薬 57, 169, 170
ケミカルメディエーター 128
下痢 131
　　──の原因 133

● こ
広域スペクトル 92
恒温動物 152
抗凝固薬 36
抗菌薬 91
　　──投与のタイミング 91
口腔温 165
抗血小板薬 36
高血糖 22
　　──状態 60
高サイトカイン血症 156
交差感染 137
膠質液 30
抗精神病薬 105
高体温 160, 169, 183
行動調節反応 152
高熱 188
硬膜外麻酔 13
肛門部の裂創 150
コーピング 31

193

呼吸器合併症	34	主観的スケール	72
呼吸訓練	34	手指衛生	20
呼吸不全	174	手術体位	47
呼吸抑制	105	手術部位感染	34, 40, 91, 158
固形食	42	術後出血	34
固定糸	76	術後の悪心・嘔吐	100
混合型せん妄	103	術前訪問	46
混濁尿	119	術前輸液	29
		受動的加温法	175
		循環血液量	52
		——減少	14, 112
		——減少性ショック	58, 135

さ行

● さ

サードスペース	14, 29, 52, 58, 63, 141
在院日数の短縮	10
細菌尿	116
臍処置	40
サイトカイン	20, 63, 130, 167, 183, 189
採尿	122
再分布性低体温	157
細胞外液	52, 58
——製剤	30
細胞内液	52, 58
左方移動	189
酸素消費	86
——量増加	168

● し

シクロオキシゲナーゼ	172
事故抜去	74, 80
ジストニア	105
自然免疫	20
持続投与	144
耳内温	165
シバリング	56, 152, 156, 168, 178, 184, 187
弱酸性洗浄剤	134
臭気	150
周術期感染症	91
集中治療後症候群	82
絨毛	128

循環式温冷水マット	49
循環不全	174
消化管	128
——穿孔	172
——免疫防御系	129
消化態栄養剤	144
晶質液	52
消毒薬	93
上皮化	93
静脈血栓症後遺症	97
静脈血栓塞栓症	35, 95
静脈麻酔	13
食事開始時期	100
褥瘡	50
食道温	166
除毛	40
自律神経性調節反応	178
自律性調節反応	152
心因性疼痛	16, 69
侵害受容性疼痛	16, 68
新規経口抗凝固薬	36
神経因性疼痛	16
神経障害性疼痛	68
人工呼吸器関連肺炎	158
侵襲	14, 28
滲出液	76
腎障害	172
新鮮凍結血漿	36

身体的苦痛	70
浸透圧性下痢	142
浸軟予防	134
深部損傷褥瘡疑い	50
心理的・社会的・霊的苦痛	71

● す

水銀体温計	166
錐体外路症状	105
睡眠援助	107
睡眠薬	43, 105
スキンケア	134
スタンダードプリコーション	20
ストレス性高血糖	60
スライディングスケール	22, 60

● せ

精神的ケア	31
清澄水摂取	41
成分栄養剤	144
セカンドアタック	20
脊髄くも膜下麻酔	13
絶飲食	41
積極的外部再加温法	176
接触感染	137
接触予防策	135
セットポイント	56, 153, 156, 167, 183
全身性炎症反応症候群	14, 116, 161, 178
全人的苦痛	71
全身麻酔	13
せん妄	32, 64, 102

● そ

騒音	107
早期経口摂取	28
早期経腸栄養療法	133
早期離床	26, 82
創傷治癒遅延	93
相対的循環血液量減少性ショック	175
挿入長	76

| 組織間液 | 58 |

た行

● た

体位変換	70
体液バランス	112
体温管理	164
体温調節	152
体温調節機能	179
体温調節中枢	169
体温低下	48
対極板	50
代謝性アシドーシス	61, 136, 154
体重変化	114
代償反応	62
耐性菌	91
体性痛	69
タイトレーション	66
脱水	155
脱落	88
弾性ストッキング	95, 97
弾性包帯	99

● ち

中枢温	156, 186
中枢末梢温度較差	181
チューブの自然脱落	150
腸管	129
腸管関連リンパ組織	101, 141
腸管浮腫	130
腸管免疫	129
腸内細菌	129
直腸温	166
治療的抗菌薬	91
鎮静	12
——薬	105
鎮痛	12
——薬	68

● て

低活動型せん妄 ………………………… 103
低カリウム血症 ……………………… 23, 174
低侵襲 …………………………………… 10
低心拍出量症候群 ………………… 180, 185
低体温 ………………………………… 174
　　──症 ……………………………… 174
　　──療法 …………………………… 174
剃毛 …………………………………… 40
摘便 …………………………………… 145
テープ固定 …………………………… 76
電解質異常 ………………………… 45, 136

● と

等張アルブミン製剤 …………………… 52
トータルペイン …………………… 69, 70
ドレーン ………………………………… 24
ドレッシング材 ………………… 76, 93, 138

な行

● な

内臓痛 …………………………………… 69
ナチュラルキラー（NK）細胞活性 …… 54

● に

ニーチャム混乱・錯乱スケール ……… 104
乳酸値 …………………………………… 63
乳糖不耐症 …………………………… 142
尿浸透圧 ……………………………… 113
尿性敗血症 …………………………… 116
尿道留置カテーテル ……………… 113, 120
　　──交換時期 …………………… 122
　　──の固定 ……………………… 120
尿の色調 ……………………………… 113
尿比重 ………………………………… 113
尿閉 …………………………………… 120
尿量 …………………………………… 113
尿量の減少 …………………………… 58

尿量変化 ……………………………… 114
尿路感染症 …………………………… 116
尿路性敗血症 ………………………… 147
尿路閉塞 ……………………………… 114

● ね

熱型 …………………………………… 167
熱喪失 ………………………………… 48
熱の再分布 …………………………… 156
熱放散 …………………………… 168, 184

● の

脳室ドレーン ………………………… 80
能動的中心再加温法 ………………… 176
膿尿 …………………………………… 119

は行

● は

パーキンソン様症状 ………………… 105
排液バッグ ……………………… 25, 78, 80
排液ボトル …………………………… 78
バイオフィルム ……………………… 116
敗血症性ショック …………………… 114
敗血症の診断基準 …………………… 161
肺塞栓症 ……………………………… 97
肺動脈温 ……………………………… 166
肺動脈楔入圧 ………………………… 181
ハイブリッド手術 …………………… 10
廃用症候群 ……………………… 26, 82
バクテリアルトランスロケーション … 45, 133, 175
パス …………………………………… 10
バソプレシン ………………………… 112
発汗 …………………………………… 168
発熱 …………………… 56, 153, 167, 183, 188
発熱の原因検索 ……………………… 161
バリアンス ……………………… 11, 88, 89
反跳性不眠 …………………………… 43
反応熱 ………………………………… 169

● ひ

日帰り手術 10
非感染性疾患 156
非ステロイド性抗炎症薬 170
必要エネルギー量 28
ヒドロキシエチルデンプン 52
微熱 188
皮膚損傷 47
皮膚トラブル 50
皮膚末梢温 180
非ふるえ性熱産生 152, 178
日めくりパス 11
非薬物的アプローチ 68
標準的な治療ケア計画 11
標準予防策 20, 135
頻呼吸 61
頻脈 162

● ふ

フォレスター分類 181
不穏症状 155
不穏状態 102
不感蒸泄 14, 30, 52
復温期 175
副鼻腔炎 160
腹部コンパートメント症候群 131, 143
浮腫 114, 142
不整脈 14
フットカーフポンプ 95
フットポンプ 95
不動化 12
不眠 43, 107
ブリストル排便スケール 134, 148
震え 168
プロスタグランジン 170
プロトロンビン複合体 36
分泌性下痢 142

● へ

平衡温 165
閉鎖式採尿システム 122
閉鎖式ドレーン 24
閉鎖式ドレナージシステム 118
閉鎖式尿道留置カテーテルキット 118
平熱 188
ヘパリン置換 36
ヘマトクリット 181
　――値 62
ヘモグロビン 62
便失禁 146
　――ケアシステム 135, 138, 146
変動 88
便秘 143
便漏れ 150

● ほ

膀胱温 165
膀胱洗浄 118
乏尿 114, 124
ホーマンズ徴候 47
ボーラス投与量 66
保温 48
保護オイル 134

ま行

● ま

マーキング 76
マクロファージ 188
麻酔 12
末梢温 186
末梢循環不全 186

● む

無気肺 34, 61
無尿 114

● も

目標血糖値 22

目標指向型輸液 ························· 53
目標体温管理 ··························· 176

や行

● や
薬剤熱 ································· 156

● ゆ
有害反射の抑制 ························· 12
輸液管理目標 ··························· 115
油脂性軟膏 ····························· 134

● よ
予定外抜去 ····························· 74
予防抗菌薬 ····························· 91

ら行

● ら
ライ症候群 ····························· 172
ラテックスアレルギー ··················· 48

● り
リハビリ開始のスクリーニングアルゴリズム ······· 84
リハビリ中止基準 ······················· 84
リフィリング ··························· 58
　──期 ······························· 62

● れ
冷罨法 ······················· 160, 178

● ろ
ローディング ··························· 66
ロックアウト時間 ······················· 66
ロボット支援手術 ······················· 10